발로 뛰어 찾은

한방의
명의20

발로 뛰어 찾은
한방의 명의 20

지은이_ 김중호 외
펴낸이_ 조현석
펴낸곳_ 북인
책임 진행 · 교정_ 홍서여
디자인_ 김왕기

1판 1쇄_ 2011년 9월30일
출판등록번호_ 313-2004-000111
주소_ 121-842 서울 마포구 서교동 467-4, 301호
전화_ 02-323-7767
팩스_ 02-323-7845

ISBN 978-89-97150-51 - 9 03510

발로 뛰어 찾은

한방의
명의 20

김중호 외 지음

book*in*

불치 · 난치병 치료할 한의학의
더 큰 발전을 고대하며

이종수/ 대한한의학회 회장

중국의 명의로 손꼽히는 편작에게는 역시 의술을 펼치는 두 형이 있었다. 편작을 비롯하여 당시 명의라 불리는 세 형제 중 누가 가장 명의인가를 묻는 위나라 임금에게 편작은 이렇게 대답하였다.

"큰형은 환자의 표정과 음색만 보고도 병을 짐작하여 미리 치료를 해줌으로써 환자가 큰병에 걸리지 않도록 하고, 둘째형은 아직 병이 깊지 않은 단계에서 병이 심해지지 않도록 치료해주는 데에 비해 저는 병이 커진 다음에야 병을 알아보고 고치며 그 와중에서 침을 놓고 독을 뽑고 큰 수술을 하는 걸 사람들이 보게 되기 때문에 명의라고 하는 것입니다."

그러면서 사실은 큰병이 될 것을 미리 알아 고쳐주는 두 형이 진정한 명의이며, 그 중에서도 가장 으뜸은 큰형이라고 말하였다. 자신을 낮추고 두 형을 높여주는 그런 배려와 겸양이야말로 편작이 명의일 수밖에 없음을 보여주는 대목이기도 하다.

큰병이든 작은병이든 명의는 모든 환자에게 최선과 진심을 다하는 의사이다. 그렇기 때문에 자신을 낮출 줄 모르는 의사는 환자에게 최선과 진심을 가질 수가 없다. 옛날과 달리 오늘날엔 몸이 아픈 사람 못지않게 마음(정신)이 아프고 그로 인해 다시 몸에 병이 생긴 사람들이 많아지고 있다. 그런데 오장육부의 건강과 조화가 심신의 기능과 건강에 긴밀하게 영향을 미친다고 여기는 한의학에서 서양의학과 마찬가지로 기술적인 처방에만 집중한다면 그는 이미 인술(仁術)을 포기한 사람이라고 보아야 할 것이다.

나 자신에게도 가끔 묻는 말이기도 하지만 명의란 과연 어떤 사람인가를 생각하게 된다. 그것은 아마도 환자를 대하는 태도의 문제이기도 할 것이다. 훌륭한 의사는 환자와의 소통을 중요하게 생각한다. 환자의 아픔을 어떻게 대하느냐에서부터 치료는 시작된다고 할 수 있다. 환자의 아픔과 고통을 의술 이전에 마음으로 먼저 어루만져주려는 진심은 오늘날의 각박한 세태에서 의사가 지켜야 할 권위보다 더 중요한 덕목이자 의무라고 생각한다.

이 책『발로 뛰어 찾은 한방의 명의 20』에는 각기 다른 분야에서 탁월한 치료 효과를 보여주고 있는 의사들이 자신들의 특화 진료 이야기를 풀어내고 있다. 많은 사람들이 아직도 여전히 한의학이나 한의원을 단순히 보약과 관련한 영역으로만 오해하고 있다. 그러나 한의학은 치료의 학문으로서 꾸준히 발전해왔으며 앞으로는 한방 전문의 제도를 통해서 놀랄 만한 치료 성과를 보여주게 될 것이다. 그런 점에서 이 책이 그 동안 불치와 난치로 알려져 왔던 질환들에 있어서 한방 치료가 얼마나 훌륭한 전문적인 의술과 인술을 펼쳐 왔는지를 소개해주는 단초가 되기를 바란다.

한방 특화 진료의
지표가 되기를 바라며

신준식/ 자생한방병원 이사장

1990년에 처음 자생 한의원을 열고 비수술 척추관절 치료요법을 내세운 한방 특화 진료를 시작했을 때 사람들의 시선이 곱지만은 않았다. 그때까지만 해도 한의원에서 특화 진료를 내세우는 일이 흔하지 않았기 때문이다. 기껏해야 어느 한의원이 불임이나 중풍 치료에 탁월하다는 정도의 유명세가 있었을 뿐 한의원은 치료기관이라는 인식이 여전히 미미했다. 특히 척추 치료는 서양 의학의 영역이라는 편견이 팽배해 있었다.

그렇지만 한방적 방법으로서의 척추관절 치료에 확신이 있었으므로 1991년에는 대한추나학회를 설립하였고 꾸준히 이 방면의 연구와 치료에 에너지를 쏟았다. 사실 추나요법은 지금은 국내 대부분의 한의학 대학에서 정식 과목으로 채택하고 있지만 그 당시만 해도 미개척 분야였다. 그래서 치료 학문으로 정착시키기 위하여 논문과 임상자료를 정리하고 데이터베이스화하는 작업에 많은 공을 들였다. 나 개인의 활용도 차원을 넘어 추나요법을 학문화시키기 위해서 반드시 필요한 과정이라고 생각했기 때문이다. 지금은 각 대학에서 추나요법이 학문적 근거를 가진 과목으로 후학들에게 교육되는 걸 보면서 그때 흘린 땀과 고생이 헛되지 않았음에 보람을 느낀다. 척추질환 특화 진료 병원으로서 한길을 걸어 온 결과 지금은 15개의 네트워크에서 30여 개의 클리닉을 포함하고 280여 명의 의료진을 거느린 척추질환 전문병원인 자생한방병원으로 발전하게 되었다.

서양의학 못지않게 한방에서도 특화 진료는 매우 중요한 치료 결과를 보여주고 있고 특화 진료 한의원도 계속 늘어나고 있는 추세이다. 한 가지 아쉬운 점이 있다면 어느 한 분야가 주목을 받는다 싶으면 너도나도 그 분야를 표방한다는 사실이다. 특화 진료는 결코 상업적 마인드로 결정할 문제도 아니고, 시류에 따라 자주 변경되어서도 안 된다. 한방 치료에서 특화 진료는 그야말로 의사로서의 신념과 양심과 전문성의 결정체라고 할 수 있다. 그런 점에서 나는 한방의 특화 진료를 지지하면서도 한편으론 우려와 경계심을 갖고 있다.

이 책에 실린 20분의 한의원장님들은 특화 진료로 이미 남다른 경지에 오르신 분도 있고 자기 영역을 열심히 개척해 가고 있는 분도 있다. 어느 한 분야를 고집한다는 건 매우 고단하고 힘겨운 과정이다. 더욱이 전문의 과정이 있는 서양의학과 달리 한의학은 훨씬 더 엄격한 검증과 치료 결과를 요구하는 사회적 정서와 대중의 심리가 있다. 거기에서 인정받고 살아남기 위해서는 다른 뛰어난 의사들과 비슷한 실력을 갖추는 것만으로는 안 된다. 의심할 여지없이 탁월해야 한다. 그러려면 자신이 가고자 하는 그 방향을 향해 전력질주하지 않으면 안 된다. 많은 후배들에게서 나를 롤모델로 삼고 있다는 이야기를 듣곤 한다. 그런 후배들에게, 나를 목표로 하지 말고 나를 뛰어넘으라는 말을 하고 싶다.

한의학은 계속 발전하고 진화하고 있는 학문이다. 그런 점에서 많은 후배들이 내가 이룬 것 이상의 특화 진료의 새 장을 열어주기를 바란다. 이 책은 그런 점에서 현재 대한민국의 한방 분야의 특화 진료가 어느 지점을 지나고 있는지를 보여주는 지표가 될 수 있을 거라고 생각한다.

차례

몸의 균형과 조화를 통한 탈모 치료

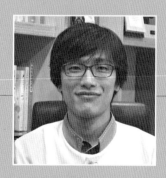

강여름 _ 발머스 한의원 원장

http://www.balmers.co.kr

한의학에서 머리카락은 혈여(血餘), 즉 몸에 쓰이고 남은 피라고 표현하고 있다. 그런 점에서 혈액 공급이 원활하면 머리카락에 윤기가 흐르게 되고, 영양이 고르지 않거나 스트레스를 많이 받거나 신장 기능이 약해지거나 등등의 이유로 몸의 기능이 원활하지 않으면 탈모가 일어나는 것이다. 특히 스트레스는 탈모의 가장 큰 원인이기도 하다. 현대인은 몸이든 정신이든 항상 과중한 업무와 스트레스에 놓여 있다. 이런 과부하는 머리에 화(火)가 쏠리는 현상으로 이어져서 머리에 지나치게 열기가 많아지면 사막화가 되면서 머리카락이 잘 자랄 수 없는 환경을 만들게 되는 것이다.

몸의 균형과 조화를 통한 탈모 치료

몸은 머리카락으로 말한다

예로부터 우리나라에선 미인의 조건으로 피부, 손, 치아가 희어야 하는 삼백(三白), 입술, 손톱, 양 볼이 붉어야 하는 삼홍(三紅), 눈동자, 눈썹, 머리카락이 검어야 하는 삼흑(三黑)을 꼽았다. 미인의 조건은 지금도 크게 바뀌지 않아서 이 조건을 충족시키기 위한 다양한 성형술과 미용술이 발달하고 있다.

이 중에서 삼흑의 내용을 자세히 살펴보면 눈동자는 까맣고 반짝반짝 빛나서 그 안에 지혜와 영민함이 담겨 있어야 하고, 숱이 많은 까만 눈썹은 굳은 의지와 절개를 가리키고, 풍성하고 윤기가 흐르는 검은 머리카락은 건강함을 뜻한다. 그래서 아름답고 건강한 여성을 가리키는 말로 "삼단 같은 머리카락"이라는 표현을 쓰기도 한다. 그런데 중요한 건 건강하지 않다면 아름다운 머리카락도 가질 수 없다는 사실이다.

머리카락은 몸의 건강 상태를 읽을 수 있는 중요한 척도이다. 행복하고 건강한 삶을 누리는 사람의 머리카락은 윤기가 흐르고 매끄럽지만, 어딘가 불편하고 힘든 생활을 하고 있는 사람의 머리카락은 거칠고 상해 있으며 탈모도 나타난다. 가끔 세상을 놀라게 한 범죄자들이 체포되어 매스컴에 공개될 때가

12

있다. 그들의 공통점은 잘 생기거나 못 생기거나를 떠나서 모발 상태가 매우 안 좋다는 것이다. 죄를 짓고 쫓기거나 죄의식에 사로잡혀 살다 보니 심신의 건강 상태에 불균형이 초래되고 그 영향이 모발에 그대로 발현되기 때문이다.

머리카락에 대해 전해지는 재미있는 속설 중에는 중국의 천자문을 만든 주홍사가 하룻밤 만에 천자문을 만들어내고는 머리가 하얗게 새었다는 이야기와, 프랑스 국왕 루이 16세의 아내였던 마리 앙투아네트가 혁명군들에게 잡혀 처형당하기 직전에 머리가 하얗게 변했다는 이야기가 있다. 천자문을 만들어내느라 밤새 머리를 쥐어짜며 고심했을 주홍사나, 날이 밝으면 사형을 당할 거라는 공포로 밤새 떨었을 앙투아네트 왕비나 그 하룻밤은 상상 이상의 고통과 스트레스를 주는 하룻밤이었을 것이다. 그러니 하룻밤 사이에 백발이 되어버렸다 한들 그다지 이상한 일도 아니다.

하지만 하룻밤 사이에 검은 머리가 백발이 되는 일은 현실적으로는 가능하지 않다. 일부러 탈색을 하지 않는 한 까만 머리의 멜라닌이 순식간에 하얗게 변해버리지는 않기 때문이다. 그러나 스트레스가 원인으로 흰머리가 늘어나는 건 자연스런 결과이다. 모발을 만들어내는 모모세포는 스트레스의 영향을 받기 쉬워서, 신체가 스트레스를 받으면 모세혈관이 수축하기 때문에 모모세포의 움직임이 약해져서 멜라노사이트를 감소시키기 때문에 흰머리가 나오게 된다. 머리카락은 이처럼 사람의 건강 상태와 심리 상태를 그대로 반영한다.

오래 전에 이미연과 박신양이 주연했던 〈인디언 섬머〉라는 영화가 있었다. 여주인공인 이미연이 의사인 남편으로부터 결혼생활 6년 동안 폭력과 감금생활을 당하다가, 견디다 못한 이미연이 남편의 자살 성향을 자극하기 위해 둘째 아이를 일부러 유산한 뒤 남편을 자살하도록 한다. 그 후 남편에 대한 살인 혐의를 받게 되자 삶을 포기한 채 변호사인 박신양의 설득에도 불구하고 살인죄를 인정해 결국엔 사형을 당하게 되는 내용이다. 여기에서 여주인공은 '차라리 죽는 것이 더 나을' 정도로 고통스러운 결혼생활을 하였다. 툭하면 가두고 때리는 남편 때문에 여주인공은 잠도 제대로 잘 수 없었고, 남편의 감금으로 폐

소공포증을 앓고 있었고, 잦은 폭력으로 첫째아이까지 유산이 될 정도로 건강 상태도 최악이었다. 신경안정제를 먹어야만 겨우 잠을 잘 수 있을 만큼 여주인공은 지옥 같은 삶을 살았던 것이다.

그런데 재미있는 사실은 스크린 속의 여주인공의 모발 상태는 이런 지독한 현실과는 상관없이 윤기가 자르르 흐르고 찰랑거릴 정도로 모발이 탄력 있고 숱 또한 많았다는 것이다. 내용을 모르고 여주인공의 머리카락 상태만 본다면 심신이 매우 안정되고 생활환경도 좋고 영양 상태와 건강 상태가 매우 좋은 '행복한 여자'의 모발이다. 그런데 영화 속 여주인공의 현실대로라면 모발 상태가 그렇게 좋을 수는 없다. 오랫동안 충분하고 안정된 잠을 취하지 못하게 되면 부교감 신경의 기능이 저하돼 모근에 충분한 영양을 공급할 수 없으므로 모발 상태도 안 좋아지고 탈모도 생길 수 있다. 그런 상황에서 고른 영양 섭취가 이루어질 리 없으니 모발과 두피의 주성분인 단백질이 결핍되면서 이 역시 모발의 건강을 해치게 된다. 신경안정제 또한 탈모를 부추긴다.

따라서 영화에서의 일이 실제로 일어났다면 그 여자의 머리카락은 푸석하고 끝이 갈라지고 거칠고 탈모에 흰머리까지 많았을 것이다. 그러나 여주인공은 일주일에 1회 이상 헤어 관리를 꾸준히 받은 사람처럼 아름답고 건강한 머리카락을 하고 있다. 영화가 현실을 정확하게 반영하는 것보다는, 모든 영화의 여주인공은 예쁘게 보이는 게 더 중요하기 때문이다.

하지만 현실은 영화가 아니다. 그러므로 세상의 모든 머리카락은 매우 현실적이다. 자기가 뿌리내리고 있는 주인의 몸 상태와 심리 상태를 고스란히 반영하여 머리카락 전체로 표현한다. 찰랑거리면서 빛나는 윤기를 머금은 채 "아, 나는 쾌적해요. 모든 것이 다 좋아요"라고 말하기도 하고, 거칠고 건조한 몸이 시도 때도 없이 뿌리째 뽑혀 떨어져나가면서 "여기에선 도무지 제대로 살아나갈 수가 없어요. 여긴 너무 척박해요"라고 말하기도 한다.

사람들은 모두 아름답고 건강하고 풍성한 머리카락을 원한다. 그러나 그런 머리카락은 고가의 영양 에센스나 헤어 컨디셔닝만으로는 해결할 수 없는 부분이 있다. 몸과 마음이 쾌적하고 평안하지 않는 한 머리카락의 안녕도 보장할 수 없기 때문이다. 어떤 고통이나 시련 앞에서도 찰랑찰랑 윤기나는 머리카락을 가지는 건 TV 드라마와 영화에서나 가능한 일이라는 걸 잊지 말아야 한다.

탈모를 만드는 원인은 생활 습관에 있다

모발의 역할은 외부로부터의 공격에서 충격을 완화해주는 쿠션과 같은 역할을 하며, 직사광선과 같은 뜨거운 햇빛으로부터 두피를 보호하고, 더위와 추위로부터 머리를 보호하는 것이다. 또한 모발은 신체에서 필요로 하지 않는 수은, 비소, 아연 등의 중금속을 모발 내의 모모세포에서 흡수하여 체외로 배출하는 기능도 가지고 있다. 그리고 그런 유능한 기능 외에도 헤어스타일로 남성성과 여성성을 부각시켜 주는 동시에 개성과 아름다움을 표현하는 중요한 역할을 한다.

머리카락의 상태와 헤어스타일은 그 사람의 인상을 좌우할 정도로 이미지에 많은 영향을 미친다. 흔히 세계적인 미인이라고 하는 여성들은 탄력 있고 풍성한 머리카락과 멋진 헤어스타일을 하고 있다. 특히 여성에게 머리카락은 젊음과 아름다움, 성적 매력을 표현하는 중요한 수단이다. 세계적인 섹시스타 스칼렛 요한슨이나 안젤리나 졸리일지라도 심각한 원형탈모를 가지고 있다면 '섹시'란 수식어는 아마 붙지 못했을 것이다. 간혹 브루스 윌리스처럼 탈모 여부에 상관없이 섹시스타로 불리는 배우도 있지만 이런 경우는 차라리 행운에 속한다고 봐야 할 정도로 탈모는 많은 사람들에게 반감을 주는 요소로 작용한다. 그래서 많은 미혼의 여성들은 '배 나오고 대머리인 남자'를 연애(혹은 남편) 기피대상 1호로 꼽는다.

그야말로 배도 나오고 대머리이기도 한 남자들 입장에선 서럽기 짝이 없는 이야기이다. 특히 대머리 남자들 입장에선 "누가 대머리 되고 싶어서 되었냐?" 하면서 항의를 하고 싶을 것이다.

그렇다면 탈모는 정말 불가항력인 걸까? 젊어서부터 가발을 착용하며 살아온 연기자 이덕화나 가수 설운도의 경우를 보더라도 탈모가 그들의 삶을 얼마나 불편하게 만들고 있는지를 알 수 있다. 그럼에도 불구하고 탈모는 고칠 수 없는 일이어서 어쩔 수 없이 받아들여야 한다고 생각하는 사람들이 대부분이다. 대머리인 아버지를 둔 자식의 경우엔 더 그렇다. 그러나 대부분의 탈모는 충분히 치료가 가능하다. 대개의 탈모는 탈모 자체의 문제만이 아니기 때문이다. 탈모로까지 이어지게 된 몸과 심리적인 상황이 반드시 있게 마련이다. 즉 머리카락은 그 '사연'을 고스란히 머리카락에 담아내는 것일 뿐이다. 그러므로 탈모의 원인에 맞는 치료를 해주면 탈모는 자연스럽게 해결된다.

한의학에서 머리카락은 혈여(血餘), 즉 몸에 쓰이고 남은 피라고 표현하고 있다. 그런 점에서 혈액 공급이 원활하면 머리카락에 윤기가 흐르게 되고, 영양이 고르지 않거나 스트레스를 많이 받거나 신장 기능이 약해지거나 등등의 이유로 몸의 기능이 원활하지 않으면 탈모가 일어나는 것이다. 특히 스트레스는 탈모의 가장 큰 원인이기도 하다. 현대인은 몸이든 정신이든 항상 과중한 업무와 스트레스에 놓여 있다. 이런 과부하는 머리에 화(火)가 쏠리는 현상으로 이어져서 머리에 지나치게 열기가 많아지면 사막화가 되면서 머리카락이 잘 자랄 수 없는 환경을 만들게 되는 것이다. 탈모 치료를 주로 하는 한의사로서 다행인 점은, 탈모에 관한 이런 한의학적 관점을 증명하는 의학적 연구들이 점차 늘어나고 있다는 사실이다.

UCLA의 '스트레스 및 소화기 질환 연구' 교수인 밀리온 박사의 연구진은, 최근에 스트레스 발생 경로의 주요 수용체 억제가 탈모 치료에 효과가 있다는 사실을 발표하였다. 밀리온 박사는 이 실험을 통하여 우리 몸에서 스트레스 반응시 중요한 작용을 하는 코티코트로핀 분비인자(CRF)가 증가되고, 이 결과

탈모 유발을 초래한다는 사실을 확인하였다고 밝혔다. CRF를 억제하는 물질을 지속적으로 주사한 결과, 연구에 사용된 생쥐의 털이 재생되었고 재생된 털이 4개월간 지속되었다는 것이다.

캐나다 웨스턴온타리오 대학교의 연구진은 미국 과학논문 사이트인 〈유레칼러트〉에 머리카락을 통해 과거 일정 기간 스트레스를 얼마나 받아왔는지 정확히 알 수 있다는 연구 결과를 발표하였다. 스트레스 호르몬이라고 불리는 코르티졸의 양을 머리카락에서 측정하는 방법을 개발함으로써 지난 수개월간 받은 스트레스 정도를 알아낼 수 있게 되었다는 것이다. 이로써 머리카락이 몸의 스트레스를 그대로 발현한다는 사실은 물론이고 머리카락이 스트레스 정보를 그대로 담고 있다는 사실이 과학적으로 증명된 셈이다. 이런 환경들이 그대로 머리카락에 나타나 머리카락의 상태나 탈모에 영향을 미치는 것이다.

무엇보다도 탈모에는 남성의 경우 유전적인 요인이 중요하게 작용한다. 그 외에 생활환경적 요인이 복합적으로 작용한다. 예전에 비해 생활 패턴이 점점 복잡해지고 다양해지면서 신경을 써야 할 부분이 많아지고 그로 인해 만성적인 스트레스와 함께 신경·면역, 내분비 호르몬 계통에 복잡한 변화를 일으키고, 그 결과로 두피에 탈모를 촉진하는 환경이 조성되어 탈모를 일으키게 되는 것이다. 혈액순환 장애, 영양공급 장애로 모근이 산소와 영양을 제때 공급받지 못하게 되고, 호르몬 불균형으로 과분비된 피지가 모공을 막거나 모근을 약화시키며 특히 5-a 리덕타아제에 의하여 Dihydro-testosterone(DHT)가 과다 생성되면 모발의 노화가 촉진되어 탈모에 이르게 된다. 우리 몸은 외부 온도의 변화에 관계없이 항상 체온을 일정하게 지켜 몸을 정상적인 상태로 유지하려는 경향이 있다. 만약 열을 만들고 순환시키고 배출하는 열 조절 기능에 이상이 생기면 여러 가지 질병이 발생하게 되는데 90% 이상의 탈모가 열 조절 이상에서 온 것이라고 할 수 있다.

❋ 체열 이상으로 인한 탈모의 세 가지 패턴

1 체온 상승에 의한 열성 탈모 : 남성 열성 탈모, 지루성 탈모

선천적(유전적)으로 남성 호르몬이 과다 분비되고 생활 습관에 의해 신체 균형이 깨지게 되면 신체의 열이 과다하게 발생된다. 한방에서는 신장을 화기를 조절하는 장부로 보는데, 지나친 열 발생은 신장의 무리를 가져와 신장 기능이 저하되고 결국 신장의 열 조절 기능에 문제가 생겨 두피의 열의 상승을 막을 수 없게 된다. 열은 세포 내의 미토콘드리아에서 ATP 합성 과정을 통해 발생하는데, 여러 가지 원인들로 인해 세포 대사활동이 비효율적이 되면 열은 더 많이 발생하게 되고 발생한 열을 처리하는데도 어려움을 겪게 된다. 이렇게 발생한 열은 체온을 상승시키고 머리 위로 올라가게 된다. 특히 두피에 열이 모이면 $5-\alpha$ 리덕타아제 효소의 활성화로 인하여 DHT가 과잉 생성된다. DHT는 모발 생장을 가속화시키는 작용을 하는데, 지나친 가속화는 모모세포를 퇴화시키고 모발이 다 자라기 전에 늙어 탈모가 되는 것이다. 두피의 열은 곧 열을 배출하는 모공을 넓혀 모근을 붙잡는 힘을 약화시킨다. 넓어진 모공으로는 피지, 세균 등이 침입하여 지루성 피부염 또는 지루성 탈모를 일으킬 수 있다.

치료 사례 **지루성 탈모** 남, 27세, 직장인

이 환자는 평소 열이 많고 땀을 많이 흘리던 체질로 직장을 다니면서 업무상 스트레스를 많이 받았고, 바쁘다 보니 인스턴트 음식을 자주 먹게 되었다. 그러다 보니 소화불량에도 자주 걸렸다. 내원할 때엔 지루성 탈모가 상당히 진행 중이었고 모발이 몹시 가렵고 두피의 통증을 호소하였다. 두세 달의 치료 과정을 통하여 체열이 조금씩 정상화되면서 두피 가려움증이 상당히 호전되었고 통증도 개선되었다. 소화 기능도 좋아졌다.

② 체온 하락에 의한 탈모 : 여성 탈모, 원형 탈모

중심 체온이 낮아지면 저체온이 되어 몸의 기능이 떨어지는데 이는 자율신경계, 호르몬계, 면역계의 안정에 직·간접적인 영향을 준다. 체온이 1℃ 낮아지면 면역력이 30%나 감소한다는 연구 결과가 있다. 스트레스에 지속적으로 노출되면 교감신경이 항진되고 혈관이 위축되어 혈액순환 장애가 일어나 체온이 저하된다. 이 상태가 지속되면 중심 체온이 낮아지고 장부의 기능과 활동성이 떨어지게 되며, 특히 여성들의 경우 난소, 부신의 기능 저하로 탈모의 원인인 호르몬의 불균형을 초래하게 된다. 혈액순환 장애와 호르몬 불균형은 모두 탈모의 주된 원인이다. 또한 스트레스에 의해 교감신경이 항진되면 면역계에도 문제를 일으킬 수 있는데, 과립구와 림프구로 크게 구분되는 백혈구의 비율이 깨지면서 과잉 생성된 과립구가 조직(모근)을 공격하여 괴사시키는 문제가 발생하는데 이것이 원형 탈모의 주원인이다.

치료 사례 **다발성 원형 탈모** 여, 36세, 주부

가사노동과 육아로 인한 과로, 시댁과의 갈등으로 스트레스가 쌓이면서 탈모가 진행되었다. 정수리 부위에서 시작하여 점점 커지는 다발성 원형탈모 유형이었다. 상담을 통해 발머스 한의원의 치료법을 처방하는 동시에 마음을 안정시킬 수 있도록 조언을 하였다. 두 달쯤 지나자 머리카락이 빠졌던 부위에 새 머리카락이 나오기 시작하였고, 모발의 탈락 양도 눈에 띄게 줄어들었다. 사진을 찍어 비교한 결과, 치료 전에 찍었던 사진에 비해 육안으로 봐도 비어 있던 두피가 새로 나온 머리카락으로 덮여 있는 걸 확인할 수 있었다.

③ 체온의 상하 분리 현상

열은 위로 올라가는 성질이 있어 머리에 많이 모이려고 한다. 몸은 수승화강(水昇火降)이라는 열 조절 작용을 통해 위(머리)에 있는 열을 내려 아래(손, 발)까지 순환시켜 체온의 조화를 이루게 한다. 이러한 수승화강 작용을 담당

하는 장부는 신장이다. 그런데 신장에 문제가 생겨 수승화강이 제대로 이루어지지 않으면 열 조절이 안 되어서 열은 그 성질에 따라 머리에 몰리게 되고, 손과 발은 대체로 열이 떨어지게 된다. 머리에 몰린 열은 탈모의 원인이 된다. 대부분의 현대인은 한열 분리증을 겪고 있으며, 한열 분리증은 많은 병증과 연관성을 갖고 있다. 결과적으로 신체의 열 조절 실패는 탈모를 비롯한 각종 질병을 일으킨다. 갈수록 스트레스가 증가하는 사회 환경은 체열조절 이상에 의한 탈모 인구를 빠르게 증가시키고 있다.

치료 사례 | **한열 탈모로 인한 정수리 탈모** 여, 28세, 직장인

직장을 다니면서 자주 스트레스를 받게 되고 그럴 때마다 가슴이 두근거리고 얼굴에 상열감이 따라 왔다. 한열 탈모로 정수리 부위의 탈모가 계속 진행되고 있었다. 두피가 붉고 유분기가 많았으며 뾰루지가 많이 나 있었다. 스트레스를 받을 때마다 증상이 더 심해졌다. 탈모가 계속 되면서는 그로 인해 다시 스트레스를 받는 상황이었다. 치료가 시작된 지 일주일 만에 뾰루지가 줄어들기 시작하면서 석 달쯤 되자 상열감이 대부분 사라졌는가 하면, 정수리 부위에서 새로 올라오는 모발이 다수 확인되었다. 반면에 비정상적인 모발 탈락은 거의 사라졌다.

발머스의 탈모 치료법

탈모란 비정상적으로 머리털이 빠지는 현상으로 새로 돋아나는 모발보다 빠지는 모발이 많은 이상 상태가 지속되는 경우를 말한다. 즉 모발의 일반적인 생장 주기인 성장기, 휴지기, 퇴행기에 있어 성장기가 짧아지고 휴지기나 퇴행기가 길어지는 상태가 지속되는 걸 가리킨다. 탈모 치료를 위해서는 이런 과정 중에 어느 시기에 해당되는지를 잘 관찰해서 그에 맞는 적절한 치료가 이루어져야 한다.

머리털뿐만 아니라 털은 모두 일정한 성장 기간이 지나면 성장이 정지되고 휴지기에 들어가서 탈모하여 다시 털이 나는 일을 되풀이 한다. 이것을 털의

성장 주기라고 한다. 눈썹, 속눈썹, 솜털 등은 6개월 이하인데 머리카락은 성장기가 길고(2~6년) 휴지기가 짧다. 그리고 1개씩 독립된 성장주기를 가지며 성인은 머리카락의 2~5% 이하가 휴지기에 있다. 휴지기에 들어간 머리카락은 색소가 옅으며 윤기가 없고 모근도 가늘며, 머리를 감거나 빗질만으로도 쉽게 빠진다. 또 발열성 질병, 임신, 정신적 스트레스 등에 의하여 탈모가 진행되기도 해 탈모 치료가 필요하다. 어떤 상황이든 성장기의 머리카락이 갑자기 휴지기에 들어가 많이 빠지게 되면 서둘러 적절한 탈모 치료를 받아서 탈모가 악화되는 걸 초기에 막아야 한다.

발머스의 탈모 치료는 '몸의 균형과 조화를 통한 치료'가 핵심이다. 발머스에서 바라보는 탈모란 몸의 상태가 모발로 드러나는 것으로, 탈모를 단순히 하나의 증상으로 바라보는 것이 아니라 체열조절과 몸의 회복을 통해 탈모가 치료되도록 하는 것이다. 발머스의 탈모 치료는 다음과 같은 내용을 중심으로 이루어진다.

1 체열 조화 치료법

약해진 신장의 기능을 회복하여 수승화강 기능을 원활하게 하며, 신체 장부 기능을 조화시켜 중심 체온을 높이고 체질을 개선하여 체온의 안정을 찾도록 도와준다. 또한 고착화된 세포의 열 발생 체질을 개선하고 과도하게 발생한 열을 체외로 배출하여 체열의 안정을 찾을 수 있도록 도와주는 것으로, 발머스 한의원의 가장 근간이 되는 탈모 치료에 해당한다.

2 호르몬 조화 치료법

백작약, 형개, 감국 등을 사용하여 신체의 호르몬 균형에 있어 중요한 기능을 하는 부신의 기능을 회복하고 신체 전반의 호르몬 균형을 잡아준다. 특히 스트레스 호르몬과 성 호르몬의 분비가 안정되도록 도와 DHT 과다로 인한 모근 조로(早老)화 현상을 막아주고 있다.

❸ 자율신경 조화 치료법

선침과 경혈 연고를 신경계와 관련된 혈자리 또는 자율신경이 지나는 자리에 도포하여 자율신경의 안정을 돕고, 각종 스트레스로 인한 긴장 상태를 조절하여 신체의 기혈소통을 원활히 해 줌으로써 몸과 마음이 안정되도록 돕는다.

❹ 면역기능 조화 치료법

장기간에 걸쳐 이루어진 지나친 스트레스, 과로, 섭생 부족, 운동 부족은 중심 체온 저하로 이어지고 혈액순환 장애와 면역기능의 교란을 일으키게 된다. 체열 조화 치료와 함께 면역기능의 안정과 정혈작용을 통해 신체 건강의 3대 축이라 할 수 있는 자율신경, 면역, 호르몬 분비에 균형을 찾을 수 있게 도와준다.

❺ 두피 모근 관리법

외용제 - 발머스 한의원에서 자체 개발한 두피 케어 제품은 13년 전통의 발머스 한의원의 노하우를 담았다. 발머스 M샴푸와 M토닉, 701세럼은 하수오, 산수유, 도인, 복령, 감국, 유근피, 황련, 상백피, 계지, 목통, 택사 등의 한방약제와 미역, 김, 다시마 등의 해조류 등이 첨가된 한방추출 조합기술로 만들어졌다.

두피 치료 - 몸의 기혈순환을 돕고 열을 내리며 두피로의 기혈순환을 돕는 침 치료, 간과 신장을 보하여 모발을 튼튼하게 하는 약재로 만들어진 힐링스 머드 도포 요법, 강력한 산소압으로 두피에 신선한 산소를 공급하여 각질 정리와 모근 활성을 돕는 산소 필링 요법, 두피의 경혈 기능을 활성화시켜주는 두피 경혈 마사지 요법, 인체 열을 조절하는 경락인 방광경과 독맥의 순환을 원활하게 하여 열을 내리고 순환을 돕는 해독 수기 요법, 몸과 마음을 이완시켜주는 아로마 이완 요법 등이 있다.

❻ 생활 치유법

식생활 개선 - 아침 식사를 가급적 거르지 않도록 하고, 과도한 육식은 남성 호르몬을 과다 배출시켜 탈모에 영향을 미치므로 자제하도록 한다. 인스턴트 식품은 영양적으로나 기운적으로 몸의 균형을 깨뜨려 탈모에도 부정적인 영향을 미치므로 주의할 필요가 있다.

스트레스 치유를 위한 명상 - 깊은 호흡과 이완을 통해 스트레스 해소, 면역 개선, 자율신경 안정 등에 좋은 효과를 나타내며, 몸과 마음, 그리고 정신이 조화를 이룸으로써 자연적인 치유가 일어난다. 이완상태에서 인체는 부조화를 조화로, 불균형을 균형으로 바로잡으려고 하는 자가치유력이 발휘되며 스트레스와 피로를 가장 강력하고 효과적으로 해소되며 신경계, 호르몬계, 면역계의 균형과 조화, 탈모 및 각종 병증의 치유에 도움이 된다.

두피 십선혈 요법 - 경락의 기운이 왕성한 십선혈(손가락 끝부분 지문 부위)을 이용하여 두피를 자극하여 머리의 열을 빼고 어혈을 풀어주어 혈액순환이 잘 되게 한다. 손가락과 두피가 살짝 아픈 정도의 세기로 한번에 3~5분 이상 앞머리부터 뒷머리, 옆머리 등을 골고루 두드려주며, 특히 정수리 부위나 탈모 부위를 집중적으로 두드려주면 좋다.

각탕요법 또는 반신욕 - 소금과 생강을 함께 사용하여 발목 위 10cm 정도까지 물에 잠기는 각탕을 함으로써 하체를 따뜻하게 해주어 혈액순환을 원활하게 하여 중심 체온을 높이고, 해독작용을 통해 신체의 사기를 배출하도록 돕는다. 반신욕 역시 하체를 따뜻하게 함으로서 몸 전체의 균형을 바로잡아 혈액순환 장애와 냉증을 해소하며 상체 열을 내려준다.

건강한 모발을 위한 발머스의 제안

1 발머스 식사법

- 감사한 마음을 가지고 음식이 자신의 에너지 공급원이자 치료약임을 기억한다.
- 우리 땅에서 나는 제철 음식, 자연 그대로의 농산물, 그리고 가급적 육식보다는 채식 위주의 식생활을 한다.
- 폭식, 과식, 야식, 편식을 하지 않는다.
- 지금의 식사시간보다 2배 더 천천히 먹고, 2~3배 더 오래 씹어 먹는다.
- 인스턴트 식품과 과자류를 가급적 먹지 않는다.

— 소식을 한다.

— 식사 후 소화가 너무 빠르고 속이 쓰린 사람은 식사 때 국과 함께 먹고, 반대로 식사 후 소화가 잘 되지 않고 속이 더부룩하거나 체중이 느껴지면 식사 전후 1시간 반 전후로 물을 먹지 않는 것이 좋다.

— 공복에는 물을 자주 마신다.

2 발머스 다이어트법

— 몸에 필요한 영양은 충분히 섭취한다.

— 불필요한 영영섭취를 줄이고, 자신의 체질에 맞는 다이어트 방법을 전문가와 상담한다.

— 단기간에 살을 빼려 하기보다는 장기적으로 식습관과 운동을 통해 체중을 조절한다.

— 특히 금식이나 원푸드 다이어트는 탈모의 직접적인 원인이 될 수 있다.

3 발머스 운동법

— 1주일에 3회 이상, 1회 1시간 이상 운동을 한다.

— 운동은 하체를 주로 사용하는 등산, 빨리 걷기 등이 좋다.

— 운동할 때 혀를 입천장에 붙이면 더 좋다.

— 1주일에 2~3회 반신욕이나 족탕을 한다.

4 발머스 심(心)법

— 긍정적인 사고와 자신감을 통해 자기 자신이 얼마나 귀하고 중요한 존재인지를 스스로 각인시킨다.

— 해결되지 않는 분노와 미움은 버린다.

— 지나간 과거에 집착하지 않는다.

— 주변의 모든 이에게 감사의 마음을 갖는다.

— 사물을 긍정적으로 바라본다.

— 마음을 밝고 쾌활하게 할 수 있는 활동을 통해 많이 웃고 소리치며 쌓였던 스트레스를 해소한다.

— 스트레스를 받거나 화가 날 때엔 3분 정도 눈을 감고 배꼽 아래에 의식을
  두고 편안하고 자연스럽게 호흡한다.

난치 신장병, 13대째 내려오는 12씨앗요법으로 고친다

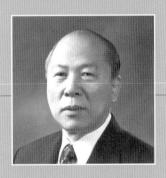

김영섭 _ 백운당 한의원 원장
http://www.backwoon.co.kr

한방에서는 신장 자체만을 따지기보다는 인간의 생식기 전반과 연관하여 다루고 있다. 특히 양쪽의 신장을 똑같은 기능으로 보는 것이 아니라 좌측은 신장이며 우측은 명문(命門)이라 하여 정신과 원기(元氣)가 이곳에서 비롯된다고 보았다. 여성의 경우 포(胞,)를 가지고 있어 수태와 출산뿐 아니라 여성 생식기와 관련된 다양한 질환은 물론 나아가 산부인과적 질환까지도 신장 기능과 관련이 있다고 보았으며, 남성의 경우 정(精)을 간직하며 생식능력과 함께 정력 문제와 전립선 질환까지도 신장과 밀접한 관련이 있다고 보았다.

난치 신장병, 13대째 내려오는 12씨앗요법으로 고친다

신장은 인간 생명의 기본이다

신장은 우리가 흔히 콩팥이라고도 부르는데, 생긴 모양이 마치 강낭콩처럼 생겼다고 해서 붙여진 이름이다. 몸에서 신장이 차지하는 부분은 매우 작지만 다른 어떤 장기보다도 중요하다고 할 수 있다. 무엇보다도 신장은 인류 생존에 있어서 매우 중요한 역할을 해왔다. 양방에서는 신장을 단순히 체내의 수분대사를 조절하고 소변을 조절하는 정도의 선에서 기능적이 면만을 보는 경향이 있지만, 한방에서는 신장 자체만을 따지기보다는 인간의 생식기 전반과 연관하여 다루고 있다. 특히 양쪽의 신장을 똑같은 기능으로 보는 것이 아니라 좌측은 신장이며 우측은 명문(命門)이라 하여 정신과 원기(元氣)가 이곳에서 비롯된다고 보았다. 여성의 경우 포(胞)를 가지고 있어 수태와 출산뿐 아니라 여성 생식기와 관련된 다양한 질환은 물론 나아가 산부인과적 질환까지도 신장 기능과 관련이 있다고 보았으며, 남성의 경우 정(精)을 간직하며 생식능력과 함께 정력 문제와 전립선 질환까지도 신장과 밀접한 관련이 있다고 보았다. 때문에 인간의 생존과 근본이 바로 이 신장에 있다고 해도 과언이 아니다. 그런데 신장에 문제가 생기면 이런 기능들에 하나둘씩 문제가 생기면서 건강

28

에 치명적인 영향을 주고 나아가 생명을 위협하기도 한다.

우리나라 건강 검진 통계에 의하면 국민 100명 중 약 7.7명이 만성 신장 질환을 가지고 있다고 한다. 신장 질환은 세계적으로도 증가 추세에 있다. 미국은 국민 100명 중 약 10명, 호주는 국민 100명 중 약 30여 명이 만성 신장 질환을 가지고 있는 것으로 알려져 있다. 성기능과 임신도 신장과 관련이 있으므로 남녀 불임 환자도 늘어나고 있다. 불필요한 약물 남용과 사회 환경 변화, 공해 요인 증가뿐 아니라 가장 가깝게는 식생활 변화 등이 신장 질환의 주요 원인이다. 양방에서는 무조건 한약을 먹으면 안 된다는 주장을 펴고 있다. 한의학에 대한 인식 부족 때문에 쉽게 고칠 수 있는 시기를 놓치고 만성 신부전이나 말기 신부전으로 변이되어 투석을 하는 경우가 허다하다.

그런데 최근에 신부전 환자의 신장 기능이 조금이라도 살아 있을 때 혈액투석을 하게 되면 환자가 사망할 위험이 높아진다는 연구 결과가 나왔다. 미국 컬럼비아 소재 윌리엄 돈 재향군인 메디컬센터의 스티븐 로잔스키 박사는, 신부전 초기 단계에서 투석을 시작한 환자가 말기 단계에서 시작한 환자에 비해 투석 시작 첫 해나 다음 해에 사망할 위험이 매우 높다고 발표한 것이다. 로잔스키 박사는 1996~2006년 사이에 투석을 시작한 8만1,176명의 자료를 분석한 결과, 투석을 한 환자 중 첫 해에 9%, 그 다음 해에 7%가 사망했는데, 사망자 중 신부전 초기 단계에 투석을 시작한 환자가 20%, 말기 단계에 시작한 환자는 7%를 차지했다고 밝혔다. 그러면서 로잔스키 박사는 과거에는 환자의 신장 기능이 1~2% 남았을 때 투석을 시작했으나 요즘은 신장 기능이 15% 이상 남아 있는 환자에게도 투석을 권유하고 있는데, 신장 기능이 5% 이상 남아 있는 경우는 투석의 타이밍이 아닌 것 같다는 의견을 밝히고 있다. 서양의학에서의 이런 연구 결과는 투석에 대한 판단 여부와 그 시기에 대해 양방 의사들과 다른 견해를 가지고 있는 한의사로서 반가운 소식이 아닐 수 없다.

일반적으로 신장 기능 상태를 평가하기 위해서는 기본적으로 혈중 요소를 측정하는 혈액요소질소(BUN) 검사, 크레아티닌(creatinine) 검사, 사구체 여과율 검사 등을 해야 한다. 크레아티닌은 체내 근육이 대사되어 생기는 대사 산물로서, 근육은 근육단백으로 이루어져 있는데 그 단백이 대사되면서 크레아티닌이 생긴다. 그런데 이 크레아티닌이 콩팥 기능을 알려주는 척도가 되는 것이다. 크레아티닌은 음식이나 약에 의하여 영향을 받지 않고 순수하게 체내 근육에서만 만들어지므로 만들어지는 양이 일정하다. 크레아티닌은 콩팥을 통하여 100% 배설되는데, 콩팥 기능이 나빠져서 사구체의 여과 기능(사구체 여과율)이 떨어지면 크레아티닌은 소변으로 배설되지 못하므로 혈액 내에 쌓일 수밖에 없다.

따라서 콩팥 기능이 나빠질수록 혈중 크레아티닌은 상승하게 된다. 크레아티닌의 정상치는 1.3mg% 이하이고 크레아티닌이 2.0mg%가 넘으면 중기라고 할 수 있다. 6mg%를 넘으면 심각한 상태이다. 그러나 콩팥 기능이 나쁘다고 모두 다 크레아티닌 수치가 높은 것은 아니다. 사구체 여과율이 50% 이하로 떨어져도 크레아티닌이 정상일 때도 있다. 콩팥의 기능이 좀 남아 있을 때로 그 나머지 기능이 상실되면 크레아티닌 수치가 오르게 된다. 신장 질환 여부와 그 경중을 정확하게 판단해야만 정확한 치료를 할 수 있다. 아직은 충분히 치료 가능성이 높은데도 불구하고 투석을 시도했다간 돌이킬 수 없는 결과를 초래할 수 있다. 따라서 신장 질환이 의심되면 치료 경험이 많은 숙련된 의사의 도움을 받아야만 한다.

심하면 생명을 위협하는 신장 질환들

신장은 약 100만 개의 신원(腎元)이라는 기본 구조로 이루어지며 하나의 신원은 사구체라고 불리는 미세한 모세혈관 덩어리와 신세뇨관으로 구성이 되어 여과와 흡수의 기능을 한다. 혈액이 흘러 사구체로 들어가면 이곳에서 여과가 되고 이 여과된 수액은 세뇨관을 따라 흐르게 되는데, 여기서 여러 화학 물질들과 수분이 체내의 필요에 의해 첨가되거나 제거된 후 소변으로 배설된다. 신장은 이처럼 24시간 쉬지 않고 하루 약 200리터의 수분을 거르고 재흡수하는 일을 하는데, 이 중 평균 2리터를 소변으로 배출하며 배출된 소변은 방광에서 약 1~8시간 머무른 뒤 최종적으로 밖으로 배출된다. 따라서 신장 기능 장애로 소변 배출이 순조롭지 않고 배출되어야 할 소변이 체내에 머물러 있게 되면 부종이 오게 된다. 신장은 배출과 재흡수의 과정을 통해 체내의 균형을 안정적으로 유지하는 결정적인 기능을 하지만 체내의 염분과 칼륨의 균형, 신체의 산성과 알칼리성 유지에도 중요한 역할을 하고 있다. 그 외에 여러 호르몬과 비타민을 생성하여 다른 장기의 기능을 조절하기도 한다.

신장 질환자에게 안정은 매우 중요하지만 그렇다고 모든 환자가 반드시 안정을 해야 하는 것은 아니다. 안정된 상태에서 진행된 만성 신부전의 경우 일상적인 가정 생활이나 어느 정도의 육체노동뿐만 아니라 보통의 사무직 종사도 괜찮은 것으로 알려진다. 다만 어떤 활동이나 운동을 하고 난 다음 하루 정도 휴식을 취했는데도 피로가 풀리지 않는다면 본인에게 과한 것이고 신장 질환을 악화시킬 수 있다. 일반적으로 혈액 속의 크레아티닌 수치를 가지고 환자의 안정 필요성을 판단하려고 하는데, 실제로 혈액 중의 크레아티닌 수치가 2mg/dl이라고 해도 안정을 취해야 하는 경우가 있는가 하면, 8mg/dl 이라 하더라도 안정하고 있으면 정상적인 생활을 해도 아무 문제가 없는 경우도 있다. 따라서 꾸준히 질환의 상태와 본인의 컨디션과 환경을 파악하고 거기에 맞추어 생활하는 것이 중요하다.

신장의 질환은 보통 양쪽의 신장에 모두 일어난다. 어떤 경우이든 질환이 심해져서 화학물질과 수분을 제거하고 조절하는 능력이 상실되면 노폐물이 체내에 쌓이면서 수분과다 상태가 되어 부종과 함께 요독 증세를 보이게 된다. 신장 질환의 종류 역시 매우 다양한데 급성 사구체신염, 만성 사구체신염, 급성 신장염, 만성 신

신장의 전두 단면

수질
신배
피질
신정맥
신동맥
추체
신동
신유두
신우
신문
신주
요관

장염, 네프로제 증후군, 급성과 만성 신부전증, 신우신염, 신경화증, 신혈관성 고혈압, 교원병에 의한 신장장애, 당뇨성 신증, 통풍신, 임신성 신장병, 중독선 신증, 신뇨관결석야뇨증, 요실금, 다뇨증, 남성의 유정(遺精) 등등이 있다.

✲ 신장 질환의 대표적인 발병 원인

1 유전적인 경우

남녀 모두에게 발생할 수 있으며 보통은 청소년기에 증세가 시작된다. 가장 흔한 것으로는 물혹과 다낭증(다낭성 신증)이 있고 그 외에 드물게 알포트씨병, 유전적 신염 등이 있다.

2 선천적인 경우

태생부터 요로 생식계의 기형이 여기에 해당되며 요로 폐쇄를 일으키거나 요로 감염을 일으켜서 신장 조직을 파괴하고 결국에는 신부전에 이를 수도 있다.

3 후천적인 경우

수많은 종류의 신장염이 여기에 해당하며 가장 흔하게는 사구체 신장염을 들 수 있다. 그 외에 당뇨병, 전신성 홍반성 낭창, 고혈압과 같은 전신 질환에 의해서도 신장 질환이 발생할 수 있으며 요로 결석, 한약, 진통제, 살충제 같은 약제의 중독에 의해서도 신장 질환이 발생할 수 있다. 고혈압에 의한 경화증, 신경색증 또는 신세뇨관 이상, 식염과 수분의 과잉섭취, 당뇨병, 심장질환, 만성 위염, 스트레스, 과식, 과음, 과색, 인후염, 편도선염 그리고 냉하거나 습한 곳에 오랫동안 머물 경우 특히 겨울철 술에 취해 차가운 곳에 잠이 드는 일들은 신장에 악영향을 준다.

✲ 신장 질환이 의심되는 증상들

1 소변을 볼 때 통증이 있다.

2 몸이 무겁고 피로하다.

3 소변이 잘 나오지 않는다.

4 소변이 붉거나 콜라색으로 변한다.

5 얼굴이 점점 검게 변한다.

6 갈비뼈 하단 부위에 전에 없던 통증이 있다.

7 고혈압이 생겼다.

8 손발이 갑자기 냉해졌다.

9 눈두덩이나 손발이 붓는다.

10 소변의 횟수가 증가한다.

11 속이 느글거리며 간혹 구역질 증세가 있다.

(그러나 대부분의 신장 질환은 상당히 진행될 때까지도 자각 증상이 없어서 치료 시기를 놓칠 수가 있다.)

특별한 치료약이 없어 더 답답한 신장염

신장염은 신염 혹은 사구체 신염이라고도 하며 주로 연쇄구균의 감염이 체내의 어딘가에 있으면 그 독소에 대한 알레르기 현상으로 증상이 나타난다. 신장 전체의 염증인 범발성 신장염과 일부에 일어나는 국한성 신장염이 있고, 범발성 신장염에는 급성과 만성이 있다.

급성 신장염은 젊은 사람에게 많으며 특히 급성 편도염에 의해 속발하는 일이 많다. 감기, 냉증, 과로 등에 의해 생기고 급성이 완전히 완쾌되지 않으면 만성으로 전이된다. 주요 증상으로는 부종이 나타나고 혈압이 상승되면서 심장 비대가 나타나 오줌이 감소하고 심하면 소변이 나오지 않게 되는데 짙은 적갈색이고 혼탁하며 다량의 단백이 있다. 치료를 위해서는 절대 안정을 취하고 몸을 따뜻하게 하며 철저한 식이요법을 실천해야 한다.

만성 신장염은 급성에서 이행하는 경우와 처음부터 만성으로 발병하는 경우가 있다. 보통 급성 신장염이 생겨 일 년 이상 끌면서 낫지 않으면 만성 신장염이라고 한다. 온몸이 노곤하고 입맛이 없으며 부종이 나타나고 소변량이 적어지며 단백뇨가 있다. 말기에 이르면 밤에 배뇨가 많아지고 전신 증세가 악화되면서 요독 증세가 나타나게 된다. 이 과정에서 제때 치료가 들어가지 않으면 신장의 기능이 점점 소실되어 말기 신부전으로까지 이어질 수 있다.

만성 신장염의 주요 원인은 당뇨병, 고혈압, 사구체 신장염으로 특히 당뇨병과 고혈압 환자는 만성 신장염을 조심해야 한다. 대한신장학회에 따르면 말기 신부전으로 신대체요법을 받은 9,179명의 환자 중 당뇨병인 경우가 42%였으며, 일반인보다 당뇨병 환자에게서 만성 신장염 발생이 매우 높았다고 한다. 당뇨병 환자가 혈당 조절이 잘 되지 않으면 고혈당 상태에서 서서히 혈관이 망가지는데, 혈관으로 이루어진 신장도 함께 손상을 입기 때문이다. 신장이 손상되면 소량의 알부민이 소변으로 빠져 나가는 '미세 알부민 뇨' 증세가 나타나다 심해지면 본격적으로 단백뇨가 나타나게 된다. 단백뇨가 심해지면 부종과 함께 고혈압과 동맥경화증이 심해지면서 서서히 콩팥 기능이 떨어져 결국 만성 신부전 상태에 이르게 된다. 그런데 문제는, 신장은 기능이 50% 이하로 줄어도 특별한 자각 증상이 잘 나타나지 않는다는 것이다. 따라서 당뇨병, 고혈압이 있거나 만성 신장염 등의 가족력이 있을 때엔 정기적인 소변과 혈액 검사를 통해 신장병 합병 여부를 빨리 찾아내야 한다.

만성 신장염의 문제는 성인에게만 심각한 것은 아니다. 최근에 경희의료원 소아청소년과 조병수 교수가 제12차 아시아태평양 신장학회에서 발표한 내용에 따르면, 1999년부터 2008년까지 10년간 7개 병원에 의뢰받은 소변검사 이상자(혈뇨 혹은 단백뇨 양성) 5,114명의 초등학생들을 대상으로 조사한 결과, 소변 이상자 중 4분의 1이 만성 신장염을 앓고 있다는 것이다. 치료가 늦어지게 되면 만성 신부전 환자로 변이될 가능성이 크므로 이런 연구들은, 현재 신장 질환이 얼마나 증가하고 있으며 매우 심각한 상황에 놓여 있는지를 보여주는 의미 있는 결과라고 할 수 있다.

신장의 기능이 점점 상실되는 만성 신부전(腎不全)

혈액 속의 노폐물을 걸러내고 배출하는 신장의 기능에 장애가 있는 상태를 만성 신부전이라고 하며 신기능 부전이라고도 한다. 혈액 속 노폐물의 농도가 높아지고 수분의 배출이 일어나지 않으며 여러 가지 합병증 및 고혈압이 발생한다. 신장이 제 기능을 하지 못하게 되면서 신장에서 일차적인 여과를 담당하는 사구체의 사구체 여과 속도가 떨어진다. 흔히 혈장 속의 크레아티닌의 농도로 확인하는데, 이 방법보다 더 나은 진단법도 있으나 고가이고 신부전의 여러 가지 증상을 모두 진단하기에는 한계가 있다.

급성 신부전은 신장이 갑자기 제 기능을 하지 못하게 된 것으로, 만성 신부전과는 달리 치료 후 정상으로 돌아오는 것이 어렵지 않다. 복잡한 수술을 받은 후나 심한 상해, 혹은 신장에 혈액 공급이 원활하지 못할 때 주로 발생하며 주요 증상으로는 소변 배출량 감소, 다리나 무릎의 부종, 비정상적인 졸음, 호흡곤란, 피로감이 나타나며 심한 경우에는 발작이나 정신을 잃는 수가 있다.

반면에 만성 신부전은 신부전이 천천히 진행되는 것으로, 초기에는 별다른 증상이 없다가 수개월 혹은 수년 동안 진행되어 여러 가지 증상과 합병증이 나타난다. 심해지면 말기 신부전으로 발전한다. 이 경우 신장을 이식해야 하며, 이식을 하기 전까지 계속 혈액투석, 복막투석을 해야 한다. 초기에는 특별한 증상은 없다. 오직 혈장 속의 크레아티닌 농도가 올라가는 것으로 발견할 수 있다. 혈관에 관련된 호르몬 생산이 증가하면서 혈압이 올라간다. 그 결과 고혈압이나 울혈성 심부전이 생길 수 있다. 혈액 내 요소와 칼륨이 축적되고 질소혈증이 발생하며 요독증으로 발전한다. 또한 신장염, 사구체신염, 만성 신우신염과 같은 합병증이 발생할 수 있다.

그래서 신장 질환 중에서 가장 조심해야 하며 심각한 것이 만성 신부전증이다. 대개의 경우 만성 신부전증에 이르면 신장 질환의 최고점에 이른 것으로 생각하며 투석을 준비하는 때이기도 하다. 하지만 조금만 주의를 기울이면 만성 신부전으로의 진행을 막을 수 있다는 걸 생각하면 참으로 안타까운 일이 아닐 수 없다. 신장은 어떤 병으로 장애가 생겼어도 상처가 없는 부분이 다소 남게 된다. 그러나 그 남아 있는 부분이 4분의 1이나 5분의 1 이하가 되어버리면

설령 그 부분이 완전히 건강하다 해도 신장으로서의 기능은 점점 떨어져버리는 특징이 있다. 그 때문에 일단 만성 신부전이 되면 원래 질환이 나아도 신부전 자체는 결코 쾌유하지 않고 오히려 더 진행되어 버리게 되므로 심각한 것이다.

만성 신부전은 반드시 원인이 된 질환이 있게 마련이다. 이 원인 질환이 차츰차츰 진행되어 나빠지게 되면 만성 신부전도 당연히 진행되어 악화되는 것이다. 만성 신부전이 되면 다양한 전신적 합병증이 나타나게 되는데, 합병증 중 몇 가지가 원래 아픈 신장을 더욱 나쁘게 하고 신장장애를 가속화시키는 악순환이 일어난다. 그러므로 이런 최악의 사태에 이르기 전에 신장 질환을 치료해야 하는 것이다.

백운당 한의원의 12씨앗 치료법과 침향(沈香)

오장육부는 상생과 상극이 있어 타 장기를 이롭게 하거나 해롭게 하는 생리, 병리학적 메커니즘이 있다. 즉 내부 장기와 장기간 연관 관계를 고려하여 처방을 하므로 부작용 없이 치료 효과를 높이는 장점이 있다.

12씨앗 요법은 13대째 내려오는 신장 질환의 치료법이다. 이 비방과 침향(沈香)을 이용한 치료 그리고 그 동안 시대의 변화에 따른 변법 등 연구한 처방으로 환자들을 치료한 결과 신장 기능이 50% 정도 상실된 상태일 경우에도 70% 이상의 완치율을 보이고 있으며, 그 이상으로 신장 기능이 살아 있을 때에는 더 좋은 치료 결과를 보여주고 있다. 이 수치는 본 한의원에서 측정한 것이 아니라 환자 자신이 이전에 다니던 양방 병원에서 혈액 검사와 소변 검사를 통하여 나타난 수치이다. 이 중에는 양방에서 치료를 받다가 결국 포기하고 실의에 빠져 죽기만을 기다리던 환자가 본 한의원에서 처방을 받고 회복된 기적 같은 경우가 적지 않다.

한약 중 이름 뒤에는 자(子)나 인(仁)자로 끝나는 것은 씨앗인 경우가 많다. 일컬어 씨앗요법인데 이 씨앗들은 특히 신장 계통의 처방에 많이 쓰이게 된다. 백운당 한의원만의 12씨앗요법에 사용되는 약재는 오미자, 토사자, 구기

자, 공사인, 라복자, 천련자, 복분자, 여정실, 차전자, 호마인, 정력자, 연자육 등으로 이것들을 종류에 따라 비율을 조정하고 각각의 법제 과정을 거쳐 약으로 만들어 쓰는 것이다.

12가지의 약은 신장 질환자의 상황을 고려하여 과립형으로 사용하고 있고, 약을 처방하기 전에는 반드시 현대의학적 검사를 하여 진전 여부를 확인하고 있다. 신장병이 초기와 중기의 상태라면 씨앗요법으로 70% 이상 정도로 충분히 치료가 되지만 말기에 든 만성 신부전증의 경우 좀 더 약효를 상승시키고 기를 살려주는 약이 필요하다는 걸 절감하게 되었다. 그래서 오랜 연구 끝에 침향(沈香)을 병행 투약하여 치료의 효과를 상승시키게 되었다. 그 동안 임상에서 말기 신장 질환일 때는 침향과 씨앗요법을 병행 투약했을 때 증상이 완화되는 시간의 단축은 물론 대개 50% 이상의 치료율을 보이는가 하면 때로는 그 이상의 효과도 나타나며 완치에 이른 경우까지 있었다. 다만 어려운 점은 치료율이 높은 근거와 자료를 확보하고 있음에도 불구하고 한방 치료에 대한 인식 저하로 치료할 기회를 갖지 못한 채 증상 악화로 이어지는 환자들이 많다는 사실이다.

침향은 천년의 신비를 간직한 약재로 수백 년의 오랜 세월에 걸쳐 응결 형성된 나무의 수지를 말한다. 침향은 위, 비장, 간장, 신장을 경유하면서 기의 순환을 원활하게 하고 기가 막힌 것을 제거해주며 갑상선 암과 각종 암의 예방과 치료에 탁월한 효과가 있는 것으로 알려져 있다. 특히 간 질환 치료와 함께 만성 신장 질환에도 뛰어난 치료 효과를 보이고 있다. 『본초강목』이나 『동의보감』을 비롯한 많은 고전 의학서에는 침향이 각종 난치병과 신장 계통, 간염, 간경화, 위장병 등의 병과 혈관계, 신경계 등은 물론이고 갑상선암 등 항암제로도 탁월한 효과를 보인다고 강조하고 있다.

✲ 신장병 환자의 식이요법과 생활 습관

1 신장은 냉한 장기이기 때문에 찬 음식이나 몸을 차게 하면 건강한 신장도 나

빠질 수 있다.

2 저염식 무자극성 음식을 먹는다.

3 뇨단백이 검출될 경우 소화에 신경쓰면서 단백질을 보충한다.

4 급성 신장염의 경우 ; 필요 에너지를 섭취하고 신장 기능에 알맞은 단백질을 섭취한다. 식염을 제한하고 부종이 심하거나 소변량이 많을 때엔 수분을 제한한다. 생채소를 피하고 살짝 데쳐 먹는다.

5 만성 신장염과 신부전 환자의 경우 ; 단백질을 많이 섭취하지 않고 식염을 제한한다. 칼륨을 제한하기 위해서 생채소와 생과일, 해조류를 제한한다.

6 인스턴트 음식, 패스트푸드, 생식, 잡곡류, 우유는 안 좋다.

7 녹두류 음식은 피한다.

8 해조류를 피하고 동물성 지방은 약의 흡수를 방해하므로 피한다.

9 그 외 세균이나 바이러스를 일으킬 수 있는 식품군은 피한다.

10 과도한 수분 섭취를 하지 않는다.

11 과로하지 않는다.

12 당뇨와 고혈압에 걸리지 않도록 한다.

13 약물 복용자는 정기적인 신장 검사를 한다.

14 피부 감염에 주의한다.

✳ 신장병 환자의 금기 음식 조리법

1 생야채 – 삶아서 먹어야 하며 좋은 방법은 삶은 야채를 참기름과 식초를 혼합하여 먹는다.

2 생선류 – 생선회와 등푸른 생선을 피하고 백색, 적색, 회색의 생선은 익혀서 먹는다.

3 육류 – 살코기를 적은 양으로 잘 다져서 골프공 정도의 크기로 주 2회 정도 섭취한다.

4 토마토 종류 – 익히거나 요리해서 먹는다.

5 과일류 – 잼이나 통조림 과일 등이 좋다.

6 식사 – 소식을 하고, 쌀을 위주로 하며 소량의 현미를 섞거나 검은콩 몇 알을 섞는 것은 무방하다.

7 해조류 – 생김은 칼륨 함량이 높기 때문에 반드시 참기름을 발라 구워 먹는다. 다시마는 끓여서 다시마 물을 내어 먹는다.

8 향신료 – 향신료와 향미료 종류는 먹어도 무방하다.

9 식초 – 많이 이용하면 좋다. 오이, 고추, 마늘, 양파, 일반 파의 흰 부분을 식초에 절인 다음 먹으면 좋다.

**치료
사례** **35세 여성 말기 신부전증 환자**

말기 신부전 환자는 1986년엔 2,534명에 불과했으나 계속해서 증가하여 1990년엔 7,307명, 1998년엔 2만3,900명, 2004년엔 4만1,891명, 2006년엔 4만6,730명으로 늘어났고 2011년인 현재는 이보다 훨씬 더 많을 것으로 예상된다. 그러다 보니 백운당 한의원을 찾는 환자들 중 말기 신부전 환자도 적지 않다. 이 환자들은 처음엔 신장염으로 시작하여 양방에서 계속 치료를 받아도 호전되지 않아 점차 증세가 악화되어 급기야는 투석을 하라는 권유를 받고 나선 다른 방도가 없을까 여기저기 수소문하다가 소문을 듣고 찾아오게 된다. 사실 이 과정에서 더 일찍 한의학적 방법으로 치료할 기회를 가질 수 있음에도 한방 치료를 시도하게 되는 환자의 수가 매우 적은 것은, 양방 의사들과 환자 주변 사람들의 한방 치료에 대한 부정적인 시각 때문이다. 35세의 이 여성 환자 역시 그런 케이스였다. 이 환자는 병원에서 루프성 신염으로 2년 동안 치료를 받았는데 치료가 되지 않았고 그러면서 만성 신부전증이 지나 말기 신부전증이 된 상태였다. 부종은 심하지 않았지만 빈혈을 동반하고 있었다. 양방 병원에서의 검사 기록을 가져왔는데 크레아티닌 수치는 116.61로 매우 높았고, 뇨단백은 3포지티브(+++) 정도였다. 신장 기능이 많이 상실되었다고 판단한 양방 병원의 의사는 투석을 강력히 권했으나 환자가 거절하고, 백운당 한의원에서 신장병을 고쳤다는 친구의 이야기를 듣고 찾아오게 되었다.

나이가 나이인 만큼 신장병을 고치고 싶다는 의지가 강력하였다. 더욱이 투석에 대한 두려움과 함께 투석을 한다고 해서 완치되는 것은 아니라는 사실에 한방 치료에 거는 기대 또한 매우 절실하였다. 그러다 보니 처방을 잘 따라주었고 식이요법도 잘 지켜주었다. 환자의 상태는 결코 낙관할 수 없는 상태였지만 본인의 노력과 의지가 컸던 때문인지 예상보다 효과가 빨리 나타났다. 내원 후 씨앗요법을 쓴 지 3개월 만에 뇨단백이 1포지티브(+)로 감소하였고, 크레아티닌 수치도 92.59로 현저히 낮아졌으며 6개월쯤 되어 양방 병원에서 다시 검사했을 때엔 크레아티닌 수치가 21.55로 떨어져 있고 뇨단백은 네거티브로 나와서 담당하던 양방 의사들까지 놀랄 정도였다. 신장병이 나으면서 휴직했던 직장에 다시 복귀하였고 이후 현재까지 건강한 생활을 하고 있다.

사시와 약시, 한방 치료로 고치고 교정한다

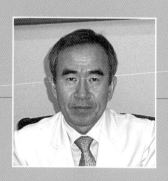

김중호 _ 김중호 한의원 원장
http://www.kjhclinic.com

마비성 사시는 발병일로부터 치료 기일이 빠를수록 회복되는 정도나 치료율이 높다. 원인에 따라 차이가 있지만 급성의 경우 적어도 4~6개월 내에 치료가 가능하며 만성이 되었더라도 부분적인 회복이 가능하다. 침과 약물 요법은 안과 영역에서 사시 질환뿐만 아니라 안검하수, 안검경련, 근무력증, 약시 또는 안면 마비의 경우에도 치료 효과를 기대할 수 있다. 침 치료는 눈 주위의 경혈을 주로 사용하고 약물 요법은 간 기능을 회복시키고 열을 내리게 하며 풍을 제거하는 방법이나 풍담(風痰)을 제거하고 근락(筋絡)을 잘 소통시키는 방법을 사용한다.

사시와 약시,
한방 치료로 고치고 교정한다

존스홉킨스 대학의 안과학과 교수도 인정한 한방 치료의 효과

『동의보감』에 보면, 5장(五臟 ; 간(肝), 심(心), 비(脾), 폐(肺), 신(腎))과 6부
(六腑 ; 담(膽), 소장(小腸), 위(胃), 대장(大腸), 방광(膀胱), 삼초(三焦))의 정기
가 눈으로 올라가기 때문에 눈에 장부(臟腑)의 정기(精氣)가 그대로 나타나게
된다고 기록하고 있다. 뼈의 정기는 동자가 되고, 힘줄의 정기는 검은자위가
되며, 혈의 정기는 눈의 윤곽이 되고, 기의 정기는 흰자위가 된다는 것이다. 그
런데 정기에 사기가 침범하면 정기가 고르게 모여들지 못하고 흩어져서 눈에
이상이 나타나게 된다. 시력이 약해지거나 눈동자가 초점을 잡지 못하거나 사
물이 둘로 보이거나 하는 식으로 문제가 나타나는데 선천적이기도 하고 후천
적으로 증상을 보이기도 한다.

오염된 환경이 많아지고 식습관을 비롯하여 생활환경의 변화가 사람들의 5
장6부에 해로운 영향을 주는 범위가 커지면서 안과 질환을 가지고 있는 사람이
빠른 속도로 늘어나고 있다. 우리나라의 안경 착용 인구는 현재 과반수가 될 정
도로 많다. 그런데 사람들은 흔히 눈이 나쁘면 안경을 쓰거나 라식 수술과 같은
시력 교정 수술을 받는 외에는 다른 방법이 없다고 생각한다. 서양의학의 관점

에서는 맞는 말이지만 한의학적 관점에서는 눈이 나쁘다고 반드시 안경을 써야 하는 건 아니다. 얼마든지 치료와 개선의 길이 열려 있기 때문이다.

그 동안 진료한 바에 의하면 시력검사시 나안시력이 0.3이하인 경우는 안경을 쓰는 것이 좋으나 굴절검사로 -1.75부터 -2.00디옵터까지는 바로 안경을 착용하지 말고 충분한 기간(3~4개월 정도)을 관찰하다가 호전이 되지 않으면 그 때 착용시키는 것이 좋다. 일반적으로 소아기에 진행되는 근시는 침 치료나 약물 치료를 통해 진행 속도를 최소화할 수 있다. 만약에 근시 때문에 안경을 쓰고 있다면 현재의 수준으로 나안시력과 굴절률을 고정시키는 효과도 기대할 수 있고, 고도근시에서도 비슷한 효과와 치료 예후를 볼 수 있다.

이런 탁월한 임상 치료 사례가 있음에도 불구하고 시력 교정 혹은 안과 질환의 치료에 한의학적 치료가 효과적이라는 사실에 대해서 많은 사람들이 의구심을 갖고 있다. 한의학에 대한 이해가 부족하기 때문이다. 그러나 이미 국내외의 많은 의사와 학자들이 안과 질환에 있어서 한방 치료와 침 시술이 뛰어난 치료 효과를 보이고 있다는 사실을 인정하는 추세이다. 특히 세계적으로 최고의 의학 기술을 보유하고 있는 존스홉킨스 대학의 안과학과 교수인 마이클 레프카 교수는 2011년 2월에 미국의 소아안과 사시학회지 『AAPOS』에 'Acupuncture for anisometropic amblyopia'란 제목의 글을 통해 7~12세의 부동시성 소아 약시에서의 침술 효과에 대한 연구 결과를 발표하였다. 그는 이 글에서 침술이 가림막 치료와 최소한 동등하거나 그 이상의 효과를 보인다고 밝히면서 이런 내용을 강조하고 있다.

"침 시술은 전통적으로 한의학에서 시력 개선에 사용되어 오던 5개의 혈을 이용해 부위마다 1~20mm을 자입하고, 염전수 기법을 통해 득기(得氣, 침을 놓으면 환자에게 발생하는 다양한 반응)를 일으킨 후 15분간 유침하였다. … 연구 결과에서는 가림막 치료와 침 치료 모두 시력을 개선시킨 것을 볼 수 있었다. 이 중에선 침 시술이 좀 더 효과가 좋았지만 통계적 의미가 있을 정도는 아니었다. 이들 결과는 모두 일반적인 자연 경과에 비해서는 효과적인 개선이었다. … 이 연구는 7세 이상의 아동에서도 약시가 성공적으로 치료될 수 있음을 보여주었다. … 이 연구의 흥미로운 점은 우리에게 약시와 뇌 가소성(可塑性) 간의 관계에 대해 말해주고 있다는 것이다. 여기에 사용되는 경혈은 한의학적으로 양쪽 시각중추와 눈을 자극하는 것으로 되어 있다. 침 자극은 뇌에 신호를 보내어 다양한 신경전달물질이 중추신경에서 작용하도록 한다. 임상에서 침은 주로 통증 치료와 진통 목적으로 쓰이는데, 이 역시 신경계에 대한 효과로 생각된다. … 침의 효과가 사실인 것으로 받아들인다면, 약시를 뇌의 가소성을 통해 치료하는 것은 단순히 시각 발달에 1,000년이나 앞서서 시행된 표준적인 치료법이라 할 수 있겠다.”

마이클 레프카 교수는 이 연구를 통해 약시 치료에 대한 침 시술의 탁월한 효과를 인정하고 있으며, 이러한 한의학적 치료 방법이 서양의학보다 이미 1,000년이나 앞선 '표준적인' 치료법일 수 있다는 점을 우회적으로 인정하고 있다. 그 동안 한의학의 치료 방법에 불신과 거부감을 표명한 서양의학에서 세계 최고의 안과학과 교수이자 의사가 이런 입장을 밝히게 된 데에는 이번 연구 결과가 더 이상 부정할 수 없는 탁월한 치료 효과를 보여주었기 때문이라는 걸 알 수 있다. 따라서 사람들이 더 이상은 사시와 약시 등의 교정과 개선에 있어서의 한의학적 치료에 대해 의구심을 갖지 않았으면 좋겠다. 눈의 이상을 무조건 수술이나 안경으로만 해결하려 하지 말고 한방 치료를 받음으로써 눈의 시력을 되찾고 사시를 교정 받게 되기를 바란다.

내가 보는 곳으로 초점이 향하지 않는 사시(斜視)

일반적으로 양쪽 눈의 시선이 주시하고 있는 물체를 향하고 있어야 정상인데, 한쪽 눈의 시선이 나머지 한쪽 눈의 시선과 서로 다른 경우를 사시(斜視)라고 한다. 원인이 정확하게 알려져 있지 않지만 융합기전 이상이나 기질적 요인, 신경학적 요인, 유전적 요인, 조절과 굴절 요인들의 상호관계에 의해 발병한다고 알려져 있다. 사시는 전 인류의 약 4% 정도 나타나고 소아 사시 빈도는

2~3%로 보고되고 있다.

현대의학에서는 사시 치료로 수술적 요법과 비수술적 요법을 쓰고 있다. 원시 때문에 나타나는 조절성 내사시는 원시 교정을 위한 볼록렌즈만 처방하고 1년에 1회 시력검사를 통해 안경 도수를 조정하고, 7~8세쯤 되면 대부분의 어린이가 정상적인 눈으로 돌아온다고 한다. 수술은 눈의 근육을 일부 잘라내거나 근육이 안구에 부착된 부위를 적당량 뒤에 다시 붙여줘 안구 방향을 똑바로 해주는 방식이다. 하지만 외사시 수술의 경우 비교적 성공률이 낮고, 수술 후 속발성 내사시가 발생되는 경우가 있다. 후천성 내사시의 수술요법 후 사시각의 결과 또한 정위 44.2%, 부족교정 48.8%, 과교정 7%로 수술 예후가 그다지 좋지 않다. 그래서 수술은 매우 신중하게 결정해야 한다.

사시는 한의학에서 목편시(目偏視)라고 하는데, 안구가 한쪽으로 몰리게 된 눈을 통틀어 말하며 증상으로는 소아통정(小兒通睛), 신구장반(神球將反), 동신반배(瞳神反背), 타정(墮睛)이 있다. 소아통정은 공동성 사시(共同性 斜視)에 해당하며 신구장반, 동신반배, 타정 등은 마비성 사시에 해당한다. 한의학에서 소아통정은 발육 상태가 불량한 허약체질의 아이가 근락(筋絡)이 약할 때 또는 눈이 풍열(風熱)로 손상을 받아 뇌근(腦筋)이 긴축(緊縮)되었을 때, 밝은 불빛을 바라봐 안구의 근육이 울체(鬱滯)되었을 경우 발생하는 것으로 보고 신구장반, 동신반배, 타정 등은 정기(精氣)가 부족하거나 비실건운(脾失健運), 간신음허(肝腎陰虛) 또는 두부외상(頭部外傷)에 의한 것으로 본다.

현대 의학에서는 안경 착용이나 수술로 치료하지만 한방에서는 침이나 한약을 통해 치료하는데, 생후 4개월 이후부터 치료가 가능하며 조기 치료를 통해 한쪽으로 치우친 안구를 정상적으로 자리잡게 하여 원시로 인한 굴절 이상과 약시를 정상으로 회복하는 것을 목표로 하고 있다. 소아 사시는 크게 공동성 사시(共同性 斜視)와 비공동성 사시(非共同性 斜視)로 구분되는데 공동성 사시는 내사시, 외사시, 상사시, 간헐성 사시를 말하며 비공동성 사시는 마비성 사시를 말한다. 공동성 사시는 주로 성장 과정에서 눈의 발달이 덜 되어 나타나는 원시성 사시가 대부분이며, 그 외에 시력 발달은 정상적이지만 일부 차이가 나거나 안구를 싸고 있는 안근육의 수축력 차이로 발생한다고 보고 있다. 마비성 사시는 뇌 신경의 마비로 안근육의 일부 또는 전체가 운동 장애가 나타나 발생하는 것으로 본다.

마비성 사시는 한쪽의 안구 또는 양쪽의 안구가 정상적으로 움직이지 않으며 물체를 볼 때 이중으로 보이고, 거리에 따라 간격의 차이가 벌어지며 입체감이 상실되어 물체의 인식 과정에서 오류가 발생하게 된다. 뇌 손상 혹은 뇌신경마비에 의해 생긴 사시로 눈 운동 장애가 동반되어 특정 방향을 볼 때 복시 현상이 심해지는 질환이다. 현대의학에서는 뇌 단층촬영이나 자기공명장치를 통하여 진단하는데 일반적으로 뇌 신경 중에 3번, 5번, 6번 신경에 이상이 발생하여 나타나는 질환으로 환자의 상태가 피곤하거나 감기 후에 또는 교통사고로 발생하기도 하며 때로는 안과적인 수술 이후에 2차적으로 발생하기도 한다. 눈을 많이 사용한 후에도 발생하는데 임상 사례 중에, 투자자문회사에 다니는 회사원이 모니터를 오래 장시간 본 후에 동안신경마비가 발생한 경우와 과로 누적으로 인해 외전신경마비가 발생한 경우들도 있었다. 그 외에 뇌종양과 같은 양성종양 후에 발생하는 경우도 있다. 증상으로는 물체가 둘로 보이고 상하와 좌우 안구 운동에 부분 또는 전체 장애가 나타나며, 어지러움과 메스꺼움 등을 동반한다.

▶ 소아 사시 환자의 임상 사례

일시	시력		교정시력		SPH		PD(R/L)(mm)		covertest(R/L)	
1995.06.25	0.2(우)	0.4(좌)	0.2(우)	0.4(좌)	+7.00(우)	+6.50(좌)	18	25		
1997.08.12	0.2	0.6	0.3	0.8			24	25	+	−
2002.05.11	0.5	0.8	0.5	08	+1.50	+1.50	27	27		
2005.05.20	0.3	1.0	0.4	1.0	+1.75	+2.00				
2008.05.10	0.4	1.0	0.5	1.0	+1.25	+2.00				
2010.02.10	0.5	0.7~0.8			+1.00	+1.25	28	28	−	−
2011.01.19	0.6	1.0~1.2			+1.25	+2.00	28	28	−	−

(SPH : - 근시 도수, +원시 도수 / CYL : 난시 도수)

1991년생인 여자아이 김OO은 내원 당시 5세로 시력이 각각 0.2와 0.4(교정시력 0.2와 0.4)였고, SPH는 +7.00과 +6.50이었다. 출생 16~17개월부터 우안 내사시가 나타나서 안과 전문 병원에서 조절성 내사시로 진단받고 일찍부터 안경으로 교정을 해오던 중에 내원을 한 케이스이다. 사시

정시

좌안 내사시

좌안 외사시

정도는 비골 중앙으로부터 동공간 거리가 우측은 18mm 좌측은 25mm의 편차를 두고 있었다. 1995년 6월부터 꾸준히 치료를 받기 시작하여 불과 2년 후에 우측 24mm 좌측 25mm의 교정 효과를 보였고, 그 후에도 꾸준히 치료를 받아서 현재는 시력 개선으로 나안 시력이 0.6과 1.0으로 안경을 쓰지 않고 있으며 사시도 완치되었다.

먼 것이 잘 보이는 원시(遠視), 가까운 것이 잘 보이는 근시(近視)

원시(遠視)란 눈으로 들어온 평행광선이 굴절되어 망막의 뒤에 초점을 맺는 상태로, 각막과 수정체에서 기인하는 안구의 굴절력에 비해 안구 전후의 길이가 짧아 망막의 뒤쪽에 물체의 상이 맺히기 때문에 먼 것은 잘 보이나 가까운 것은 잘 보이지 않는 상태이다. 원인으로는 유전성, 눈 안의 종양, 백내장 수술 등으로 수정체가 없는 무수정체안(無水晶體眼)에 의한 경우를 들 수 있다. 가벼운 원시는 심각한 시력 장애는 없지만 근거리 작업시의 시력 감퇴, 안통 또는 두통, 눈의 충혈, 열감, 건조감, 눈물, 눈꺼풀의 피부와 속눈썹 부위에 만성적으로 염증이 생기는 안검연염, 맥립종 등이 올 수 있다.

한의학에서는 원시의 선천적인 원인으로는 유전에 의한 것, 후천성으로는 오랫동안 책을 보거나 섬광(閃光)과 같은 불빛에서 작업을 한다거나 광선에 시력을 손상하거나 체위부정(體位不定) 등에 의해 양기가 왕성하고 음정(陰

精)이 부족해 광채가 산란되는 것을 수렴하지 못해 나타나는 것으로 본다.

근시(近視)는 눈이 가까운 것을 보기 위해 초점을 맞추는 작용이 일어나지 않은 상태로, 먼 것을 보고 있는 상태에서 눈에 들어간 빛이 망막에 초점을 맺으면 이를 정시(正視)라고 하고, 망막보다 앞쪽에 초점을 맺으면 근시라고 한다. -2.0D 이하는 경도 근시, -2.0~6.0D를 중등도 근시, -6.0D 이상을 고도근시라고 한다. 조절력이 안구 길이에 비해 너무 강하거나 굴절력에 비해 안구 길이가 너무 길기 때문에 일어나는 현상이다. 임상적으로 확실한 원인은 밝혀지지 않았으며, 대부분은 각막, 수정체의 굴절력은 정상이지만 안축이 길기 때문에 일어나는 축성 근시가 많고 유전적 경향이 크다. 그 외에 근업량, 조명, 휴식, 영양 상태, 내분비의 평형관계 등의 영향을 받는 것으로 추정하고 있다. 주요 증상으로는 시력 장애와 함께 -4D 이상의 근시에서는 두통, 눈동자의 통증, 눈꺼풀의 자극이나 눈부심 등이 있다. 흔히 독서량이 많거나 비디오 게임처럼 컴퓨터를 장시간 사용하게 되면서 근시로 진행되기도 한다. 일반적으로 4~5세 무렵에 시력이 급하게 떨어지면 눈의 피로를 가급적 줄이는데 신경을 써야 한다.

한의학에서는 근시를 '능근겁원(能近怯遠)'이라고 부르며 원인에 대해서는 음기가 왕성하고 양기가 부족해 광화(光華)가 멀리 발하지 못하고 긴축(緊縮)되는 상태로 두풍(頭風), 담화(痰火), 분노, 과음 및 조(燥)한 음식물의 영향으로 신기(神氣)가 손상되고 약화되어서 경락이 울체(鬱滯)되고 음(陰)이 왕성해진 반면에 양(陽)이 쇠약해져서 광화가 멀리까지 도달하지 못하는 것으로 보고 있다.

▶ 원시 환자의 임상 사례

일시	시력		SPH		CYL	
2002.07.29	0.6(우)	0.6~0.7(좌)	+3.25(우)	+3.00(좌)	-1.00(우)	-1.00(좌)
12.07	0.7~0.8	0.7~0.8	+3.00	+3.25	-1.00	-0.25
2004.04.20	0.9	0.9~1.0	+3.00	+1.50	-1.75	-1.00
2006.04.08	0.8	0.9	+0.00	+0.50	-0.50	-0.75
2010.10.16	0.9~1.0	0.9~1.0	-0.50	+0.00	-0.25	-0.75

1995년생의 여자아이 정○○은 내원 당시 8세로 시력이 오른쪽 0.7, 왼쪽이 0.6~0.7이었고, SPH는 각각 +3.25와 +3.00, CYL은 -1.00과 -1.00이었다. 치료기간은 2002년 7월29일부터 2006년 5월18일이었다. 치료를 시작한 지 수개월 후부터 효과를 보이면서 점차 나아져서 최종 치료가 끝난 4년 6개월 후 재진 검사를 했을 때에는 오른쪽 시력이 0.9~1.0, 왼쪽이 0.9~1.0으로, 시력과 굴절률이 정상 유지되고 있었다.

시력 교정이 어려운 약시(弱視), 난시(亂視), 부동시(不同視)

약시(弱視)는 특별한 이상이 없는데도 교정시력이 0.3을 넘지 못하는 상태를 말한다. 현재 약시의 근본 원인은 서양의학에서도 뚜렷이 정립되어 있지 않을 정도로 불분명하다. 약시 환자의 50% 이상에서 나타나는 사시의 경우 약시로 인해 사시가 되었는지, 사시 때문에 약시가 생겼는지 하는 인과 관계도 모호한 실정이다. 서양의학에서는 눈이 성장하는 어린 시절 빛에 대한 자극이 모자랐거나 양쪽 눈이 경쟁적으로 성장을 방해하여 일어나는 현상으로 이해하고 있다. 일부에서는 TV 시청, 전자오락 등도 시력 형성에 지장을 주는 위험인자로 꼽고 있다.

난시(亂視)란 모든 방향에서 굴절력이 균일하지 않고 눈의 경선에 따라 굴절력이 차이가 있는 상태로 평행광선이 점으로 결상되지 않고 두 점 혹은 그 이상의 초점을 갖는 상태를 말한다. 부동시(不同視)는 양 눈의 굴절도의 차이가 심하게 나는 것을 말하며 심하지 않을 때에는 별다른 증상은 보이지 않지만, 2D 이상의 차이가 있으면 한쪽 눈의 시력 교정은 되어도 각 망막상의 크기 또는 형태가 다르며 렌즈의 프리즘 효과와 구면 차이 등으로 피로감이 유발된다. 그리고 심한 부동시에는 약시와 사시가 동반되기도 한다.

약시를 조기에 판별해내기 위해서는 아이가 눈을 자주 깜박이거나 초점이 흐려지는지 등을 잘 살펴야 한다. 약시를 가진 소아들은 대개 한쪽 또는 양쪽 눈의 시력 장애로 눈을 찌푸리거나 고개를 돌려 바라보는 행동을 하는 특징이 있다. 그대로 두게 되면 시력이 점점 떨어지면서 약한 눈을 아예 안 쓰게 돼 사시가 될 가능성이 있다. 약시는 늦게 발견할수록 치료 기간이 길어지고 효과도 약해진다. 그러므로 정기적인 시력검사를 통해 시력의 변화를 주시하는 것이 좋다.

▶ 부동시 환자의 임상 사례

일시	시력		교정시력		SPH		CYL	
2004.10.30	0.1(우)	1.0(좌)	0.8(우)	1.0(좌)	−2.75(우)	−0.25(좌)		
2005.11.26	0.1~0.2	1.0	0.8~0.9	1.0	−1.25	+0.50		
2008.05.10	0.2	1.0	1.0	0.9~1.0	−0.75	+0.50	−0.75	−0.75
2009.03.14	0.4~0.5	1.0			−1.00	+0.25	−1.00	−0.50
2010.06.12	0.6	1.2~1.5			−1.50	+0.25	−0.75	−0.50
2010.07.24	0.7	1.0			−0.75	+0.50	−0.50	−0.25

1989년생의 여학생이었던 김OO은 16세이던 내원 당시 시력이 오른쪽 0.1과 왼쪽 1.0으로 양쪽 눈의 차이가 심했고, 안경 착용한 교정시력은 0.8과 1.0이었으며 SPH는 -2.75와 -0.25로 부동시가 심했다. 2004년 3월에 학교 건강검진에서 부동시라는 걸 알게 되어 2004년 10월에 안경을 처음 착용하였고, 부동시를 개선하기 위해 내원하였다. 안과 질환의 가족력이 있어서 여동생은 사시였고 남동생 역시 부동시였다. 이 환자의 경우 부모와 본인의 치료 의지가 강해서 오랜 기간 꾸준히 치료한 결과 계속해서 점진적인 효과가 나타나서 최종 치료를 마친 2009년 3월14일의 시력은 오른쪽이 0.4~0.5, 왼쪽이 1.0이었다. 그 후 눈을 많이 사용하면서 더 좋아져 우측 시력이 조금씩 계속 회복되어 2010년 7월에는 양쪽 눈의 시력이 0.7과 1.0이 되었다.

김중호 한의원의 치료법

눈은 오관(五官 ; 눈, 귀, 코, 혀, 입) 중의 하나로 시각을 담당할 뿐 아니라 생리 병리적 측면에서도 인체의 내부 장기와 밀접한 관련을 맺고 있다. 한의학에서는 눈을 오륜(五輪 ; 육륜(肉輪, 아래위 눈꺼풀), 혈륜(血輪, 눈가 주름), 기륜(氣輪, 흰자위), 풍륜(風輪, 홍채), 수륜(水輪, 동공))과 팔곽(八廓 : 天(乾)廓, 地(坤)廓, 風(巽)廓, 雷(震)廓, 澤(兌)廓, 山(艮)廓, 火(離)郭, 水(坎)廓)으로 구분하며 안과 질환이 발생되는 원인을 내부 장기의 활동이 부족하거나 너무 지나친 경우로 보고 있다. 『동의보감』에서 언급하고 있는 5장6부의 정기가 눈에 미친다는 것과도 같은 맥락인 셈이다.

최근 임상에서 많이 다루어지고 있는 질환은 사시 질환인데 어린이로부터 성인층에 이르기까지 다양하게 환자 분포를 이루고 있다. 소위 '사팔뜨기'라고 불리기도 하는 사시는 어릴 때부터 발생하여 장기간 병원에서 관찰을 통하여 안경을 착용하거나 수술 혹은 가림법을 실시하며 치료될 때까지 많은 시간을 보내게 된다. 그런데 보호자의 관심 아래 적극적으로 치료를 하기도 하지만 많은 사람들이 치료할 엄두조차 내지 못하거나 중도에 포기를 하고 있다. 소아 사시는 6세 이상 어린이들 중 2~4%를 차지하고 있으며 해마다 외래를 찾는 환자의 수가 증가하고 있는 실정이다.

현대 의학에서는 원시 때문에 나타나는 조절성 내사시 환자에겐 원시 교정을 위한 볼록렌즈 안경을 처방하고 정기적인 시력검사를 통해 안경 도수를 조절하고 있는데, 소아 환자의 경우 대개 7~8세면 정상으로 회복된다고 한다. 조절성 내사시를 제외한 나머지 사시 환자들은 신경전달물질을 억제하는 약물 요법도 일부 이용되고는 있지만 대개 수술을 하고 있는데, 수술 후에도 눈의 위치가 정상적으로 자리잡지 못하며 안경 교정시 상당한 기간이 경과해도 벗지 못하는 경우가 있어 수술에는 신중함이 필요하다. 그렇다고 안경 교정이나 수술을 무조건 하지 말라는 것은 아니고 전문의들이 환자를 선별적으로 구분하여 치료하여야 한다는 것이다.

먼저 조절성 사시는 처음부터 끝까지 안경 요법이나 시력 관리가 중요하다고는 하지만 안경 요법으로 치료될 때까지 많은 시간이 투자되어야 한다는 문제가 있다. 환자에 따라서 초기에는 안경을 씌우고 시력이 회복되면서 안경을 벗기고 치료를 한다. 처음에는 더 몰리기도 하지만 점진적으로 근육의 활동이 왕성해져 자리를 잡아가면서 자연스럽게 치료가 이루어진다. 간혹 시력과 사시는 회복이 되었는데 원시의 디옵터가 변하지 않는 경우도 있지만 크게 불편함 없이 생활할 수 있다.

　소아 사시의 경우 생후 6개월~3세라면 침으로 자극시키는 방법으로 치료하며 4~5세 이상은 침을 15~20분간 경혈에 꽂는 방법으로 치료하면서 한약 복용을 병행한다. 소아 사시엔 사시 쪽의 시력이 대부분 떨어지는데, 한방 치료시 시력의 향상으로 양쪽 눈의 시력 차가 점점 좁혀지며 장기간(약 1~2년) 치료를 하면 사시 쪽의 안구 위치가 가운데로 오면서 교정이 된다. 치료 시 안경 사용은 가급적 피하고 있지만 계속 사용한 환자라면 단계적으로 줄여 차츰 안경을 사용하지 않게 하고 있다. 선천성으로 발생해 10~20년 이상 오래된 사시의 경우에도 증상 회복이 가능하다. 다만 한쪽으로 치우친 안구나 운동 제한 회복은 가능하나 시력 회복은 미진한 편이다. 장기간 사시로 인한 안면 근육의 위축도 한방 치료를 통해 불균형된 상태를 어느 정도 회복시킬 수 있다.

　마비성 사시는 발병일로부터 치료 기일이 빠를수록 회복되는 정도나 치료율이 높다. 원인에 따라 차이가 있지만 급성의 경우 적어도 4~6개월 내에 치료가 가능하며 만성이 되었더라도 부분적인 회복이 가능하다. 침과 약물 요법은 안과 영역에서 사시 질환뿐만 아니라 안검하수, 안검경련, 근무력증, 약시 또는 안면 마비의 경우에도 치료 효과를 기대할 수 있다. 침 치료는 눈 주위의 경혈을 주로 사용하고 약물 요법은 간 기능을 회복시키고 열을 내리게 하며 풍을 제거하는 방법이나 풍담(風痰)을 제거하고 근락(筋絡)을 잘 소통시키는 방법을 사용한다. 단, 침 치료의 경우 초기에는 매주 3~4회, 중기에는 주 2회, 말기에는 주 1회의 시술이 필요하다. 지금까지 치료를 받은 가장 고령의 환자는 83세였는데 2006년 1월에 백내장 수술을 받은 후 다음날 마비성 사시가 와서 양쪽 눈에 외전운동장애 사시와 복시가 있었다. 2006년 3월에 내원해서 10월까지 치료를 받아 정상으로 회복되었다.

▶ 마비성 사시 환자의 임상 사례 표기

일시	비골동공 거리		내전		외전		상전		하전	
2006. 03. 15	30~32(우)	26(좌)	10(우)	5~6(좌)	0~2(우)	5(좌)	5(우)	6좌	7(우)	7(좌)
03. 31	28	27~28	10	10	7	5~6				
05. 03	32	29			6~7	8				
06. 03	31	30			9~10	7~8				
08. 07	32	30~31			8~9	8				
09. 06	31	30			10	9~10				
10. 09	31	30			8	8				
10. 30	30	30	10	10	9~10	9	7	7	7	7

(단위/mm)

증상이 심하지 않다면 연령에 상관없이 몇 주 만에도 개선할 수 있지만, 이 환자처럼 고령이거나 증상이 나타난 지 오래 된 경우라면 6개월~1년은 치료 기간을 잡아야 한다.

한의학에서 능원겁근(能遠怯近)이라고 불리는 원시는 주로 보신(補腎) 위주의 지황환이나 육미지황환, 지황원을 사용한 약물로 치료하며, 근시의 경우엔 심양(心陽)을 보(補)하거나 담신(膽腎)을 보(補)하는 정지환(定志丸), 보신자석환(補腎磁石丸)을 처방한다. 그리고 장기간 물체를 가까이 하거나 옆에서 광선을 자주 쐬어 발생된 환자는 불량한 습관을 교정하고 서근(舒筋), 활혈(活血), 통락(通絡)시키는 방법을 사용하고 근시나 원시의 경우에는 근시·원시 치료법에 따른다. 내치법으로는 정지환(定志丸), 도홍사물탕(桃紅四物湯) 또는 정용탕(正容湯)을 합방해 치료하며 외치법으로는 침자요법을 사용해 상용혈(常用穴)인 정명(睛明), 동자(瞳子), 승읍(承泣), 사백(四白), 양백(陽白), 사죽공(絲竹空), 태양(太陽), 찬죽(攢竹), 태충(太衝), 행간(行間), 풍지(風池) 등의 혈자리에 침을 놓는다.

ADHD와 틱 장애는 뇌 기능을 개선하는 근본치료가 중요하다

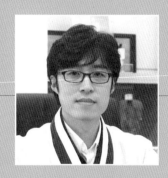

노충구 _ 해아림 한의원 원장
http://www.healim.net

소아 뇌 기능 장애의 진정한 치유는 진심이 담긴 사랑과 관심을 통해서 일어나게 된다. 이런 문제를 가진 아이들을 대할 때 무엇보다도 가장 중요한 것은 바로 아이 자신이 중심이 되어야 한다는 점이다. 자신의 아이가 다른 아이들과 다르다고 생각되고 정상적이지 않다는 판단이 들면 우선 전문의의 진단을 받아 치료를 시작해야 한다. 특히 근본적으로 뇌 기능 자체를 활성화시키는 한의학적 치료는 한창 뇌 발달이 왕성하게 일어나는 시기의 아이들에게 중요하고 근간이 되는 치료가 될 것으로 확신한다.

ADHD와 틱 장애는 뇌 기능을 개선하는 근본치료가 중요하다

아이 중심의 치료가 되어야 아이가 낫는다

대부분의 부모는 처음에 아이를 가지게 되면 '건강하기만 하면 된다'는 생각을 하지만 시간이 지날수록 아이에게 점점 더 많은 기대를 하게 된다. 그러나 안타깝게도 아이들이 부모의 바람대로만 태어나거나 자라주지 않기 때문에 어떤 부모는 다른 부모보다 조금 더 행복하기도 하고 또 어떤 부모는 조금 더 많은 고민을 하면서 아이를 키우게 된다. 하지만 세상의 모든 부모는 아이들의 크고 작은 문제를 세심하게 들여다보면서 해결해주기 위해 최선을 다해야 한다는 점에선 이견이 없을 것이다.

자신의 아이가 다른 아이들과 달리 뒤처지거나 이상한 행동들을 보일 때 부모들은 마음의 큰 짐을 질 수밖에 없다. 그러면서 아이가 다른 아이들만큼 잘하지 못하는 부분에 대해 간혹 어른의 눈높이로 아이들을 평가하고 판단하게 된다. 치료를 진행하는 중에도 아이들은 전에 비해 상당 부분 개선이 되었음에도 부모의 눈에는 여전히 다른 아이들에 비해 부족해 보일 때가 많다. 이런 관점은 부모와 아이를 힘들게 만들며 치료에도 부정적인 영향을 미친다. 아이에게는 절대적 기준이 있는 것이 아니므로 현재 아이의 상태를 기준으로 조금씩 나아지고 향상되어가는 부분을 찾아내야 하며 이를 기뻐해주고 격려해주려는 마음가짐이 반드시 필요하다.

ADHD, 학습장애, 틱 장애, 자폐증, 발달장애 등은 보통의 아이들과는 다른 이상 증세를 보임으로써 주위 사람들과 순조롭게 소통하지 못한다는 문제점을 안고 있다. 조기에 치료되지 못한 채 성인이 되면 사회생활도 정상적으로 할 수 없게 된다. 이런 질환들은 뇌 기능 장애로 인해 야기된 경우가 대부분인데 뇌의 기능 장애 부위나 기능 저하 정도에 따라 나타나는 증세가 매우 다양하다.

과거에 비해 요즘은 삶의 환경이나 정서적 측면에서 스트레스를 받는 상황도 빈번하고 생활 습관이나 식생활에 있어서도 몸의 균형을 깨는 요소들이 도처에 깔려 있다. 그만큼 현대인의 정신과 육체가 모두 위험인자에 노출되어 있는 셈이다. 그런 과도한 자극들은 태내에서부터 나쁜 영향을 미치고 출생하여 자라는 동안 지속적으로 아이의 신경계에 과도한 스트레스로 작용하게 된다. 이러한 스트레스는 아이들의 뇌 발달 과정에서 심각한 문제를 초래하게 되어 뇌 기능 간의 단절을 초래하게 된다. 그래서 최근 ADHD나 틱, 학습장애와 같은 뇌 기능 장애를 호소하는 아이들이 점점 늘어나고 있는 것이다.

이런 문제를 가진 아이들을 대할 때 무엇보다도 가장 중요한 것은 바로 아이 자신이 중심이 되어야 한다는 점이다. 어떤 상황에서도 부모의 입장이나 체면이 아이보다 우선시 되어서는 안 되며, 부모가 아이를 치료하겠다는 믿음을 가지고 끝까지 포기하지 말아야 한다. 부모가 아이의 손을 먼저 놓지만 않는다면 그 아이는 당장이 아니어도 언젠가는 부모의 기대와 바람을 저버리지 않는다는 사실을 잊지 않았으면 좋겠다.

소아 뇌 기능 장애의 진정한 치유는 진심이 담긴 사랑과 관심을 통해서 일어나게 된다. 이런 문제를 가진 아이들을 대할 때 무엇보다도 가장 중요한 것은 바로 아이 자신이 중심이 되어야 한다는 점이다. 자신의 아이가 다른 아이들과 다르다고 생각되고 정상적이지 않다는 판단이 들면 우선 전문의의 진단을 받아 치료를 시작해야 한다. 특히 근본적으로 뇌 기능 자체를 활성화시키는 한의학적 치료는 한창 뇌 발달이 왕성하게 일어나는 시기의 아이들에게 중요하고 근간이 되는 치료가 될 것으로 확신한다.

산만한 ADHD와 조용한 ADHD

공공장소나 식당 같은 곳에서 주의를 의식하지 않고 뛰어다니거나 소리를 지르며 수업 중에 교사의 주의에도 아랑곳하지 않고 교실을 돌아다니고 자기 마음대로 행동하는 아이들이 있다. 이렇게 전혀 통제가 되지 않는 아이들의 경우 부모는 이러한 부분이 활달한 성격 때문이라고 믿고 있는 경우가 많다. 물론 대부분의 아이들은 활달한 성격과 함께 어느 정도는 부모의 방임 아래 이와 같은 과잉행동을 보일 수 있다. 그러나 이런 아이들 중에는 ADHD 증상 때문에 치료를 받아야 하는 아이들이 상당수 존재한다. 이런 아이들은 적절한 선별과 치료가 이루어지지 않으면 일반적인 지도만으로는 개선되기 어렵다.

ADHD는 주의력 결핍과 과잉행동장애를 뜻하는 'Attention Deficit Hyperactivity Disorder'의 약자이다. ADHD는 아동기에 많이 나타나는 장애로, 지속적으로 주의력이 부족하여 산만하여 과다활동 및 충동성을 보이는 상태를 말한다. ADHD 아이들은 어른들이 아무리 주의를 주어도 행동을 자제하지 못한다. 그래서 중요한 순간이나 그런 행동을 해서는 안 되는 상황에서 엉뚱한 행동이나 이상 행동을 함으로써 상호작용 및 또래관계 등에서 물의를 일으키게 된다. 따라서 아이의 이상행동이 반복되면 그것이 '활달한 성격'에 의한 것인지, '치료가 필요한 ADHD'에 의한 것인지를 가늠하는 일이 중요하다.

그런데 ADHD라고 해서 모두 시끄럽고 번잡스러운 것은 아니다. 평상시 조용하고 얌전한 아이라도 자주 멍하게 앉아 있는 모습을 보이거나 수업을 들어도 내용을 전혀 기억 못하거나, 항상 "네" "아니오" "몰라요" 등의 단답식 대답을 하는 아이라면 '조용한 ADHD'를 의심해 봐야 한다. 이런 아이들은 과잉행동을 수반하지 않은 주의력결핍 아동들로 조용해서 눈에 띄지 않기 때문에 부모는 그냥 늦되다 생각하여 치료 시기를 놓치는 경우가 많다. ADHD는 현재 우리나라 초중고생 100명 중 10명이 가지고 있으며, 세계보건기구가 2004년에 발표한 통계에 의하면 ADHD 어린이의 70~80%가 청소년기까지 이 증상이 지속되며 50% 정도는 성인이 되어서도 증상이 유지된다고 한다. ADHD의 발생 원인으로는 유전, 뇌손상과 뇌 기능 장애, 임신과 출산 합병증, 가정환경, 부모와 자녀 간의 상호작용, 교사와 아동 간의 상호작용 외에 여러 가지 요인을 들 수 있다.

무엇보다도 ADHD 아이들은 주의력 결핍과 과잉행동장애로 인해 일상생활에서 복합적인 문제들을 안고 있다. 우선 아이가 가진 지적 잠재력에 비해 학교 성적이 낮고 과제를 수행하는 능력이 매우 부족하다. 이는 주의를 필요로 하는 과제의 수행시 정보처리 과정에서 순차적이고 논리적으로 과제를 조직화하지 못하기 때문이다. 또한 자신의 불안정한 행동으로 인해 주위 사람들로부터 끊임없이 부정적인 시선을 받으면서 자존감이 낮아지고 주변 사람들에 대한 분노와 서운한 마음으로 인해 반항심이 커지게 된다. 그러면서 점차 대인 관계에도 문제가 생기게 된다. 그리고 부모는 자녀를 통제하지 못하게 되면서 부모 자식 간에도 원만한 관계가 이루어지기 어렵게 된다. 부모는 아이로 인해 스트레스를 받게 되고 그러한 심경은 그대로 아이에게 전달되는 악순환이 이어지면서 아이는 정서적으로도 문제가 악화된다. 아이가 왜 그런 행동을 하며 어떠한 경우 아이의 증상이 심해지거나 혹은 약해지는지를 세심하게 살피면서 치료를 진행해야 가장 효과적인 결과를 얻을 수 있다.

ADHD의 주요 증상은 다음과 같다.

✽ ADHD 주요 증상

1 주의력 결핍('조용한 ADHD'의 경우는 주의력 결핍 증세만 보인다.)

① 세부적인 면에 주의를 기울이지 못하고 실수를 자주 한다.

② 멍하게 넋을 놓고 있을 때가 많고 예, 아니오, 몰라요 등의 단답식 대답이 많다.

③ 놀이를 할 때도 지속적으로 주의를 집중하지 못하고 일을 끝까지 해내지 못하는 경향이 있다.

④ 대인 관계에서도 다른 사람의 말에 귀를 기울이지 못한다. 그래서 이야기를 듣거나 수업을 듣고도 내용을 잘 기억 못한다.

⑤ 좋아하는 활동을 할 때엔 주의를 집중하기도 하지만 지루한 수행에는 쉽게 싫증을 낸다.

⑥ 주의집중이 요구되는 초등학교 고학년이 되면서 학습부진과 함께 학습동기 저하나 정서적인 문제를 유발하기도 한다.

2 과잉행동

① 가만히 앉아 있지를 못해서 부모들이 '잠시를 가만히 있지 못한다', '마치 모터나 바퀴가 달린 것 같다'고 호소한다.

② 연령에 따라 나타나는 양상이 차이가 많고 집단 활동에 어려움을 보인다.

3 충동성

① 억제 능력의 결여로 참을성과 인내력이 부족하여 충동 통제를 잘 못한다.

② 성급하게 대답하거나 행동하고 다른 사람의 활동을 방해하거나 간섭하기도 해서 대인 관계에 어려움이 있다.

③ 충동성으로 인해 행동의 결과를 예상하지 못해 위험한 행동을 하게 되거나 뜻하지 않은 사고를 당하기도 한다.

공부를 잘하고 싶어도 안 되는 학습장애

학부모가 교사와 상담을 하면서 흔히 듣는 말 중에 하나는 "아이가 머리는 좋은데 노력을 안 해서 성적이 오르지 않습니다"이다. 그러나 이런 '학습장애'의 경우 근본적인 문제가 해결이 되지 않는다면 노력만 해서 공부를 잘하게 될 가능성은 매우 낮다. 학습장애란, 지능이 보통이나 그 이상의 범주에 속하며 시각이나 청각의 장애, 또는 정신지체 등이 없는데도 불구하고 학습을 해나갈 수 없어 학업의 저하를 보이는 장애를 말한다. 이는 단순히 공부를 안 해서 성적이 나쁜 학습부진이나 지능이 떨어져서 성적이 나쁜 학습지진과는 분명히 다르다. 학습장애는 크게 읽기 장애, 쓰기 장애, 산술 장애로 나누어진다. 학습장애를 가진 아이들은 특정 교과에서 성적이 떨어지거나 다른 아이들보다 더 노력해도 성적이 좀처럼 향상되지 않는 경향이 있다. 이런 현상은 일상에서도 일어난다. 놀이의 규칙을 잘 이해하지 못한다거나 상황 판단력이 떨어지기도 하며 수업에 집중하기 힘들어하고, 친구나 부모와의 깊은 대화가 어렵기도 하다. 이럴 때 부모가 아이 상태를 파악하지 못하고 무조건 공부를 강요하거나 학습량을 늘리게 되면 아이는 심리적, 정서적으로 더욱 적응하지 못하게 된다. 이런 학습장애는 성인기에도 지속될 수 있기에 아이의 삶에 지대한 영향을 미치게 된다.

학습장애의 원인으로는 뇌 기능 장애, 정서적 문제, 신체적 문제 등을 들 수 있다. 특히 뇌 기능 장애의 경우 두뇌 중 학습에 관여되는 전두엽, 측두엽, 두정엽, 해마, 시지각, 청지각적 영역 등의 기능저하를 반드시 개선해주어야 한다. 또한 동기 부족이나 스트레스 등의 정서적인 문제나 비염, 두통, 틀어진 자세 등의 신체적 문제 등도 같이 해결해 주어야만 한다. 뇌의 기능은 정서와 신체적인 부분들과 직접적으로 연결되어 있기 때문이다.

학습장애가 있는 소아나 청소년들 중 학교 교육을 중단하는 비율은 약 40%(일반적인 학교 교육 중단 통계의 1.5배)로 보고되고 있다. 이러한 학습장애를 겪고 있는 아이들은 성인이 되어서도 직업을 갖거나 사회생활에 적응하는데 심각한 어려움을 겪을 수 있다. 품행장애, 반항성장애, 과잉행동장애, 주요우울장애, 또는 기분부전장애가 있는 사람들 가운데 10~25%가 학습장애를 지니고 있다고 한다. 따라서 아이가 또래 아이보다 이해력이 상당히 부족하거나 지능에 비해 학습 성과가 떨어져 늦되다는 생각이 든다면 우선 아이의 상태에 대한 진단을 받아 부족한 부분에 대한 치료를 이어가는 것이 아이의 인생에 큰 도움을 줄 수 있을 것이다.

내가 나를 제어할 수 없는 틱 장애와 투렛 장애

'틱 장애(tic disorder)'는 아이들이 특별한 이유 없이 자신도 모르게 얼굴이나 목, 어깨, 몸통 등의 신체 일부분을 아주 빠르게 반복적으로 움직이거나 이상한 소리를 내는 것을 말한다. 몸에 의한 것을 '운동 틱(근육 틱)'이라 하고 소리에 의한 것을 '음성 틱'이라고 하는데, 이 두 가지의 틱 증상이 모두 나타나면서 전체 유병 기간이 1년을 넘게 되면 '투렛 장애(tourette's disorder)'라고 한다. 투렛 증후군은 인구 10,000명 당 약 4~5명이 평생 유병률을 보인다.

틱이 가장 흔히 발병되는 연령은 만 7세 전후이며 대개 14세 전에 발병된다. 여아보다 남아에게서 3배 정도 더 많이 발견된다. 틱 증세는 한 가지 요인에 의해 생긴다기보다는 유전적인 요인, 뇌 기능의 이상으로 인한 신경전달물질의 과다분비, 중추신경계 속에 있는 신경회로의 발달에 이상이 있다고 보지만 정서적 심리적 요인, 신체적 환경적 요인에 의해서도 촉발되는 것으로 알려져 있다. 틱 증세가 나타나는 아이들은 대부분 뇌신경계가 약하고 예민하여 어려서부터 수면장애, 분리불안, 겁 많고 예민한 성격, 산만하고 충동적인 성향 등 뇌신경학적 소인들을 가지고 있는 경우들이 많다. 또한 부모의 이혼이나 불안한 양육환경, 학교생활의 부적응 등 스트레스 환경에 오랫동안 노출되어 있는 경우도 많다. 게임이나 장시간의 TV시청 등의 과도한 신경자극, 부모와의 불화, 친구 또는 선생님과의 갈등 같은 심리적 스트레스, 공부나 시험 등의 부담감, 잘못된 자세 등도 틱 증세를 악화시키는 요인들이다.

틱의 초기 증상으로 가장 흔히 관찰되는 것은 눈 깜박거림이며, 얼굴 찡그림, 머리 틱도 흔히 나타난다. 얼굴 또는 머리에서 시작한 틱은 시간이 지나면서 점차 아래로 향하는데 목, 가슴, 팔, 몸체를 거쳐 마지막에는 다리나 발에도 나타난다. 음성 틱은 운동 틱이 나타난 후 3~4년 후부터 나타나기 시작하는데 틱 장애 아이들은 주변의 놀림 때문에 마음에 상처를 입게 되고 나아가 2차적 장애로 이어질 수 있어서 조기 치료가 절실하다. 틱 장애는 자기 의지로 신체가 조절되지 않는 장애임에도 불구하고 아이의 태도 불량으로 몰아가는 어른들에 의해 아이가 위축되고 정서적으로 더욱 불안정해질 수 있다. 초기의 단순 틱 증세는 치료를 하지 않아도 없어지는 경우들이 있지만, 대부분 초기 치료 시기를 놓치고 뇌 기능 장애의 정도가 심하게 진행되면 치료가 힘든 투렛 장애로 진행되어서 초기 치료는 예후에 결정적 영향을 미친다.

❋ 틱의 주요 증상과 분류

❶ 단순 운동 틱 – 일반적으로 특정 근육이나 한 부위에서만 증상이 나타나는 것을 말한다. 눈 깜박거리기, 얼굴 찡그리기, 머리 흔들기, 입 내밀기, 어깨 들썩이기 등의 행동을 한다.

❷ 복합 운동 틱 – 여러 근육이 동시에 작용해서 복합적인 운동을 하거나 여러 신체 부위에서 동시에 증상이 나타난다. 특정 동작이기보다는 행위들을 반복적으로 하는 경우를 말한다. 자신을 때리기, 제자리에서 뛰어오르기, 다른 사람이나 물건을 만지기, 물건 던지기, 손 냄새 맡기, 남의 행동을 그대로 따라 하기, 자신의 성기 부위 만지기, 외설적인 행동하기 등이 있다.

❸ 단순 음성 틱 – 일반적인 의성어들을 반복적으로 내는 것이다. 킁킁거리기, 가래 뱉는 소리 내기, 기침소리 내기, 빠는 소리 내기, 쉬 소리 내기, 침 뱉는 소리 내기 등이다.

❹ 복합 음성 틱 – 그 상황에 의미 없는 단순한 소리의 반복을 넘어서 특정

단어나 구절을 반복하는 것이다. 사회적인 상황과 관계없는 단어 말하기, 욕설 뱉기, 남의 말 따라 하기 등이다.

노충구 원장의 통합 치료법

소아·청소년기의 뇌 기능 장애 치료는 결과 못지않게 중요한 게 바로 근본적인 치료 방법이다. 당장의 증세가 잠시 줄어든다고 하더라도 근본적인 치료가 되지 않는다면 최선의 치료라고 볼 수 없다. 서양의학에서의 치료 방법은 주로 신경전달물질 약물을 통해 인위적으로 조절하는 방법들이다. 그렇다 보니 약물 부작용에 치료를 중단하는 경우도 있고, 약에 대한 내성이 생겨 점차 약의 양을 늘려야 하거나 자칫하면 평생 약물에 의존해야 하는 사태에 이르게 된다. 그러므로 증상이 얼마나 빨리 개선되었느냐보다는 증상을 야기하는 원인이 얼마나 치료되고 있느냐에 주목하는 근본적인 치료를 해야 한다.

ADHD 아동들은 다양한 증상들을 가지고 있고 개인에 따라 발병 원인 또한 다양하다. 개인별 체질에 맞는 한방 치료와 뇌신경 추나요법(CST)을 행하는 것은 그 때문이다. 단순히 집중력장애를 호소하면서 한의원에 내원했던 아이들의 경우에서도 ADHD인 아이들이 많았으며, 이런 경우 부모는 아이의 문제를 제대로 인식하지 못하는 경우가 대부분이었다. 이런 아이들은 심리적인 스트레스를 밖으로 표출하기보다는 안으로 간직하고 있는 경우가 많아서 우울증이나 무기력증을 동반하고 있고, 자신이 좋아하는 것에 대한 집착이 강해 또래 관계에서도 따돌림을 당하는 경우도 많다. ADHD를 가지고 있는 아이들은 뇌 기능 발달에 있어 또래 아이들보다 늦고 뇌신경의 연결들이 원만하게 이루어지지 않는 문제가 나타나기도 하기 때문에, 뇌 기능 발달을 돕는 한약 치료와 두뇌 기능을 향상시키는 두뇌 자극 훈련, 그리고 뇌신경 추나요법을 병행하여 치료하는 것이 가장 효과적이다.

틱 장애는 초기 치료 시기를 놓치면 만성화되는 경향이 있으며 성인이 되어서도 일생 동안 지속되는 경우가 많아서 초기 치료가 결정적으로 중요하다.

더욱이 이런 증세들이 사회적으로 따돌림이나 놀림의 이유가 되기도 해서 예민한 사춘기에 정서적으로 우울증이나 대인기피 등의 증세들을 수반할 수가 있다. 양약 치료의 경우 일시적으로 틱 증세가 경감될 수 있지만 일정기간 후에 더 심해진 틱 증세가 나타나게 되고, 결국 양약으로 조절되지 못하는 만성 단계로 가는 경우를 많이 본다. 이런 경우 뇌 기능 장애를 유발시키는 뇌신경계의 압박 부위를 제거해주어 신경계를 정상적으로 돌려주는 것이 중요하다. 그래서 뇌신경 추나요법과 뇌 기능을 살려주는 한약 치료를 병행해야 한다.

뇌 기능 장애 개선을 위한 노충구 원장의 대표적인 치료법은 다음과 같다.

❶ 뇌신경 추나요법

두개 천골 요법이라고 불리기도 하는 뇌신경 추나요법(CST)은 뇌를 둘러싼 두개 천골 조직의 생리적인 대사(흐름)를 정상화하여 중추신경계의 압박을 해소하여 균형을 회복시키는 수기 치료법을 말한다. 두개 천골 조직은 두개골, 척추, 천골, 미골로 이어지는 골격구조 내부의 경막 조직으로, 경막 조직 내부에는 뇌척수액이 뇌와 척수를 둘러싸고 있으며 윤활작용, 영양공급 작용 및 물리적 충격의 완화장치가 되어 준다. 두개골의 움직임이 제한되면 무엇보다도 뇌 활동으로부터 생산되는 노폐물이 축적되고 이로 인해 발생하는 유해한 자극은 뇌의 기능을 저하시킨다. 그렇게 되면 인체는 저항력이 약화되며 다양한 질환에 쉽게 노출된다.

그로 인한 두개골 운동성장애 현상은 다양한 모습으로 나타나는데, 우선은 이차적인 두개골 운동장애 현상으로 근골격계 문제, 만성 두통, 편두통, 호흡기 문제 등이 있다. 그 다음은 두개골 자체에서 발생하는 것으로서 뇌성마비, 자폐증, 학습장애, 정신질환, 간질, 자율신경장애, ADHD, 틱 장애, 내분비계 문제, 반사회적 행동 등의 다양하고 심각성이 높은 유형들의 질환이다. 따라서 두개골 조직의 기능을 회복시켜주는 것은 매우 중요하고 근본적인 치료라 할 수 있다.

뇌신경 추나요법(CST)은 정밀한 손의 접촉을 통해 환자의 뇌와 신경계 시스템의 고유한 리듬(PRM)을 느낀다. 이때 고도의 집중을 통해 두개골과 척추의 비틀림, 뇌신경계의 압박, 뇌 기능 장애, 근골격의 부정렬 상태, 내장기의 불균형, 에너지의 불균형 등을 모두 진단하고 치료하게 된다. 아이들의 몸과 머리를 직접 손을 통해 정성껏 치료하는 것은 단순한 치료를 넘어서 아이들의 모든 곳에 관심과 보살핌을 주는 것이다. 진정한 치유는 진심이 담긴 사랑과 관심을 통해서 일어나게 된다.

❷ 한약

오장육부의 기운은 뇌발달 과정과 관계가 깊다. 간의 기운은 뇌신경의 안정과 관련이 되어 있고, 비장과 폐의 기운은 뇌신경의 소통과 활성화에 관계하고, 심장과 신장의 기운은 뇌신경의 발달과 관련되어 있다. 성장기에 이런 장부의 기운이 허약하게 되면 두뇌발달에 영향을 받게 되어 뇌 기능 장애가 나타날 수 있다. 이런 경우 한약을 통해 장부 경락의 조절을 통해 뇌 기능을 활성화하고 조율하게 된다. 특히, 신장은 선천적인 뇌발달 영역과 밀접하여 『동의보감』에서도 "두뇌는 수해(髓海)이며, 수해가 충실하면 몸이 가볍게 움직이며 힘이 많고, 모자라면 머리가 어지럽고 귀에서 소리가 나고, 다리가 시큰거리며 정신이 아찔하면서 잘 보이지 않게 된다. 수(髓)란 것은 뼈에서 유래하므로 뇌수가 상하면 신체가 풀리어서 힘이 없어진다"라고 하였다. 즉, 신장의 기운이 충실해야 골(骨, 뼈)에서 뇌수가 생기며, 뇌수가 두뇌를 충실하게 할 수 있다는 것이다. 임상에서 아이들의 뇌 기능 장애를 치료할 때 한약의 효과는 매우 우수하며 뇌발달과 신체발달 모두에 큰 성과를 보이고 있다.

한의학에서는 소아기에 발육이 늦는 데에는 오지(五遲, 다섯 가지 지체)라고 하여 돌이 지난 후에도 혼자 서지 못하는 입지(立遲), 걸을 나이가 되었는데도 걷지 못하는 행지(行遲), 머리카락이 없거나 잘 자라지 않는 발지(髮遲), 치아가 나올 때가 되었는데 나오지 않는 치지(齒遲), 말을 할 때가 되었는데도 하지 못하는 어지(語遲)가 있다. 그리고 오연증(五軟症)이라 하여 경추골이 연하여 목을 곧바로 세우지 못하고, 손발의 근육이 굳세지 못하고 연하여 움직일 힘이 없고, 근육이 연하여 살이 적고 피부가 서로 밀려다니거나 전신의 힘줄이 연한 것과 입이 연한 것에 대하여 언급하고 있다. 아동 발달 장애는 오지증과 오연증에 해당하는 것으로, 뇌발달을 도와주는 한약을 1년 이상 장기적으로 복용하게 되면 치료 효과가 매우 좋다.

ADHD의 경우 과잉행동을 동반하는 경우는 양이 성하고 음이 허한 양성음허(陽盛陰虛)에 해당하는 것으로서 화기(火氣)를 잘 제어할 수 있도록 한약으로 도와주며, 조용한 ADHD의 경우 양기를 북돋워주어 뇌 기능을 활발하게 해주는 것이 중요하다. 그리고 틱 장애는 일종의 풍(風) 증세로 보며 간과 심을 안정시키고 신경계를 편안하게 해주는 한약을 사용한다. 학습장애의 경우 체질에 맞는 가감총명탕을 복용하며 뇌 기능을 개선시켜 준다.

❸ 고압산소 요법

고압산소 요법이란 고기압 상태에서 고순도 산소를 흡입함으로써 얻어지는 용해형 산소를 통하여 인체 내의 산소 농도를 높여주어 저산소증을 개선시켜주는 치료법이다. 대기 중의 1기압보다 높은 2~4기압의 상태에서 산소를 발생시켜 체내의 혈액 속에 산소를 녹아들게 하여 모세혈관을 통해 우리 몸 곳곳에 고순도의 산소를 공급하는 치료법이다. 고압산소 치료법은 모든 신체 기관에 영향을 미치지만 치료 효과가 가장 두드러진 곳은 뇌로, 손상된 뉴런과 비손상 뉴런의 상태가 긍정적인 방향으로 변화되는 효과가 있다. 이와 함께 휴면 상태에서 깨어나 활성화된 뇌세포들을 위해 학습의 환경을 제공하고 있다. 이 고압산소 요법은 미국이나 호주, 유럽 등에서 뇌 관련 질환과 세포재생에 관해 널리 시행되고 있으며, 관련된 논문이 수백 편에 이를 정도로 학문적으로도 입증된 치료 방법이다.

❹ 뉴로피드백 및 뇌신경 자극 훈련

인간의 뇌는 반복된 훈련을 통하여 뇌파를 변화시킬 수 있고, 이는 곧 뇌 기능을 자기 스스로 조절할 수 있다는 것을 의미한다. 누구나 정해진 프로그램에 따라 훈련을 통하여 뇌파를 정상적으로 변화시킬 수 있고 뇌 기능이 정상화되면 여러 질환을 치료할 수 있게 된다. 치료 후에는 뇌의 학습 효과로 인하여 오랜 기간 건강한 상태를 유지해 나갈 수 있다. 뉴로피드백(neurofeedback)은 '의식적으로 노력하지 않고 뇌파를 스스로 조절할 수 있도록 훈련시키는' 과학적인 의료 신기술로서 집중력 향상, 시험불안 치료, 게임중독 치료에 탁월한 효과를 보인다. 또한 시지각 자극, 청지각 자극, 감각통합 자극 등을 통해 뇌 기능이 저하된 부분을 향상시키는 훈련들을 병행하여 뇌 기능을 개선시킨다. 최근 뇌과학 분야가 발달하면서 이처럼 뇌 기능을 제어하고 향상시키는 뇌과학 기반의 치료 방법들이 뇌영역 치료에 새롭게 접목되고 있다.

5 침

침은 대개의 아이들이 두려움을 갖는다. 따라서 침에 대한 거부감이 심한 아이의 경우 초기엔 수기 요법을 하면서 아이들의 두려움을 없애고 치료 과정을 무리 없이 적응할 수 있도록 한다. 그러면서 아이가 정서적으로 안정이 되고 치료 과정에 익숙해지면 침 치료를 병행하도록 한다.

간단하고 빠르게
비염을 치료한다

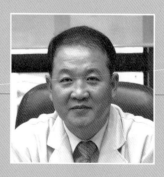

라경찬 _ 라경찬 한의원 원장
http://www.hujun.net

입과 코는 사람의 몸에서 각각 만들어진 의미가 있다. 입이 막히면 굶어죽게 되지만 코가 막히면 입으로
대신 숨을 쉬게 되는데, 코로든 입으로든 숨만 쉬면 되지 않느냐는 생각을 할 수 있지만 입으로 들이마
시는 공기는 어떤 여과장치도 거치지 않은 오염된 물을 마시는 것과 같다. 코는 코의 일이 있고, 입은 입
의 일이 있는 것이다. 입으로 숨을 쉰다면 공기의 온도와 습도를 적절히 조절하지 못해서 기관지와 허파
는 항상 차고 메마른 환경에 노출되고, 병균에 대해서도 무방비 상태가 된다. 따라서 코에 병이 생기면
반드시 치료를 해야 한다.

간단하고 빠르게
비염을 치료한다

코는 코의 기능이 있고 입은 입의 기능이 있다

하늘은 가볍고 높아 양(陽)이라고 하고, 땅은 두껍고 낮아 음(陰)이라고 한다. 음과 양이 만나면 조화를 이루듯 천지가 조화를 이루어 그 안에서 인간이 탄생되었다. 인간은 이 세상에 태어난 후로도 끊임없이 천지의 영양분을 받아 먹고 살아간다. 하늘은 무형의 공기(氣)를, 땅은 유형의 음식(血)을 인간에게 공급한다. 코는 하늘로부터 기를 받아들이는 문이고, 입은 땅으로부터 혈을 받아들이는 문이라고 할 수 있다. 그래서 사람의 코를 막는다는 행위나 코가 막힌다는 것은 하늘과 통하는 문을 차단하는 것과 같다. 육신과 영혼이 합쳐져 인간이 존재한다고 볼 때 육신은 땅에 가깝고 영혼은 하늘에 가까운 법이다.

입과 코는 사람의 몸에서 각각 만들어진 의미가 있다. 입이 막히면 굶어죽게 되지만 코가 막히면 입으로 대신 숨을 쉬게 되는데, 코로든 입으로든 숨만 쉬면 되지 않느냐는 생각을 할 수 있지만 입으로 들이마시는 공기는 어떤 여과장치도 거치지 않은 오염된 물을 마시는 것과 같다. 코는 코의 일이 있고 입은 입의 일이 있는 것이다. 입으로 숨을 쉰다면 공기의 온도와 습도를 적절히 조절하지 못해서 기관지와 허파는 항상 차고 메마른 환경에 노출되고, 병균에 대해서도 무방비 상태가 된다. 따라서 코에 병이 생기면 반드시 치료를 해야 한다.

이처럼 코의 질환을 이해하려면 코가 만들어진 의미와 입이 만들어진 의미부터 분별해야 한다. 우선 코의 기능은 숨쉬기와 냄새 맡기 외에도 콧속으로 흡입되는 찬 공기를 체온 수준까지 높여주는 역할을 하는 온도 조절 기능, 외부 공기를 들이마시면서 비갑개의 점막을 통하여 많은 양의 수분을 배출하여 습도를 조절해주는 습도 조절 기능, 들어온 공기를 정화해 허파로 보내는 공기 정화 기능을 하고 있다. 그런데 코에 문제가 생기면서 이런 기능들에도 장애가 오게 되고 나아가 정상적인 생활을 할 수 없게 만든다.

코의 질환에서도 비염은 흔하게 찾아오는 질환인 동시에 쉽게 치료되지 않아서 그만큼 환자를 지치고 고통스럽게 만든다. 비염이란 비루(콧물), 재채기, 가려움증 및 코막힘 중 한 가지 이상의 증상을 동반하는 비점막의 염증성 질환을 의미한다. 한의학적으로 보았을 때 비염의 원인은 호흡기(폐장)에 열이 많고 면역이 부족하여 감기나 알레르기에서 저항하는 힘이 부족하여 발생하는 것으로 본다. 이런 비염을 일으키는 원인에는 여러 가지가 있다.

우선 대기오염을 비롯하여 주거환경과 식생활의 변화로 인해 알레르기 비염을 앓는 환자가 점점 증가하는 추세이다. 공기오염에 의한 공해물질로 인해 비염이 생길 수 있으며 이런 유해물질은 우리 주변에 항상 존재하는 것으로, 우리 몸의 면역력이 약해져 있을 때 코를 통하여 들어오는 오염된 공기는 폐와 위의 에너지 레벨을 떨어뜨려 약해지도록 만들며 결국에는 비점막의 정상적인 기능을 떨어뜨려 알레르기성 비염을 만든다. 그리고 잘못된 생활습관도 비염의 원인이 된다. 복잡한 사회 구조로 인한 스트레스, 수면 중 엎드린 자세, 장시간 컴퓨터 사용, 턱 괴기, 한쪽으로만 씹는 편작 습관은 척추와 악관절에 불안정을 가중시켜 호르몬의 분비를 교란시키고 결과적으로 면역력 저하 요인이 되어 알레르기 행진(Allergy March, 비염, 천식, 아토피)을 초래한다. 안좋은 식습관 패턴도 비염을 부추기는 요인 중 하나이다. 인스턴트 음식은 인체의 면역기능을 저하시키고 장부 기능의 불균형을 가져 온다. 된장, 요구르트와 같은 슬로푸드의 장점인 발효 음식과 안전한 먹거리 등은 아이의 면역력을 강화시켜 비염을 예방해 준다. 알게 모르게 먹는 유전자 변형식품 및 인스턴트 식품, 화학조미료와 방부제가 첨가된 식품, 튀김류의 과다섭취로 장내 독소와 노폐물이 발생함으로써 문제를 일으키게 된다. 가족력 또한 비염의 한 원인으로 작용할 수 있다. 부모가 알레르기 체질이거나 임신 중 음식이나 약물을 부주의한 경우 아이에게 알레르기 체질이 생기기 쉬우므로, 섭생에서 처음부터 바로잡아 연결 고리를 끊어 주어야 한다.

소아기 비염은 학습 능률도 떨어뜨린다

아이의 감기 증상이 오래 가거나 또는 감기가 나은 것처럼 보이다가도 다시 나빠지는 것 같으면 비염을 의심해 보는 것이 좋다. 소아 비염을 오랫동안 방치하면 다른 합병증을 야기할 수 있으므로 빠른 치료가 필요하다. 코막힘 증상이 심할 경우 자다가 깨는 횟수가 많아져서 숙면을 취하지 못하게 되고 결국 낮에는 집중력 저하로 이어져 학습 능력이 떨어지는 결과를 낳는다. 그리고 숙면을 취하지 못하면 수면 중에 분비되어야 할 성장 호르몬이 제대로 분비되지 않아 성장에 문제를 초래하며, 코의 호흡이 원활하게 이루어지지 않으면 뇌 기능이 저하될 수밖에 없고 기억력도 떨어지게 된다. 또한 영양공급에도 문제가 생겨 키와 체중이 정상적으로 성장하지 못하게 된다. 특히 10살 미만 어린이의 코막힘은 소아 코골이와 수면무호흡 증상을 초래해 아이들의 인성이나 행동발달 장애, 성장 장애로까지 이어질 수 있다.

그런데 소아의 비염 발생률이 해마다 계속해서 증가하고 있다. 알레르기 비염의 발병률이 가장 높은 연령층은 10살 미만의 소아로 국민건강보험공단의 발표에 따르면 10살 미만 발병률이 2006년엔 20.4%, 2007년엔 21.5%, 2008년엔 21.2%나 되었다. 면역력이 약한 나이에 어린이집이나 유치원 등을 다니면서 외부 환경에 노출되는 빈도수가 많아져서 비염에 잘 걸리는 것으로 추정할 수 있다. 소아 비염이 의심되면 지체하지 말고 서둘러 치료를 해주어서 다른 합병증으로 이어지지 않도록 해주어야 한다.

급성 비염과 만성 비염

우리 두개골에는 동굴 같은 비어 있는 구조물이 상악동, 사골동, 부비동, 접형동 4군데이다. 부비동은 원래 비어 있어야 하는데 여기에 콧물이나 다른 이물질이 있게 되면 두통이 생기고 머리가 무겁기 때문에 집중력이 감퇴된다. 특히 공부하는 학생들인 경우에는 더욱 더 이 문제로 고통을 많이 느끼게 된다. 이러한 비염의 치료는 실조된 호흡기능과 면역기능을 어떻게 회복시키는가가 중점이라 할 수 있는데 습도 조절이나 외치 요법, 알레르기 요인 제거 등의 방법으로 점막의 활성화와 증상의 개선도 중요하지만 체질과 면역체계를 고려한 더 근본적이고 복합적인 치료가 필요하다. 이런 점에서 한의학적인 접근이 상당히 유효하다. 한의학에서는 비염을 분체나 비류(鼻流)라고 부르는데, 폐기(肺氣), 비장(脾臟)의 후천적인 기, 신장(腎臟)의 선천적인 양기(陽氣)가 허약해져서 저항력이 떨어진 상태에서 나타나는 특이적인 현상으로 이해한다.

부작용이 심한 약물로 일시적인 효과만을 노리는 양방 치료법과는 달리 환자의 체질을 중시하면서 단순히 코에만 국한시켜 치료하지 않는 종합적 치료방법으로 좋은 효과를 보고 있다. 만일 호흡기나 소화기의 기능이 약하여 식은땀이 나고 기운이 없는 사람은 기를 돕고, 폐의 기능을 강화하는 약들을 응용한다. 한편 식은땀을 잘 흘리지만 변비 증세도 있으면서 얼굴도 붉고 마르는 증상도 겸해 있다면, 열을 없애고 기가 가장 처음 발생하는 근원지를 도와주는 요법을 적용하는 것이 치료의 핵심이 된다.

급성 비염의 주 원인은 바이러스에 의한 감염이다. 일반적으로 코감기를 가리키는 말인데 이차적인 세균 감염으로 인해 악화될 수 있다. 기침, 가래, 콧물 등이 있게 되며 그렇다 하더라도 '감기쯤이야' 하고 버티는 경우가 많은데, 시일이 오래 가면 만성으로 악화될 수 있으니 유의해야 한다. 한방에서 이를 비연(鼻淵)이란 부르는데, 코에서 샘물이 솟아 흐르듯이 콧물이 계속 흐른다는 데서 붙여진 명칭이다. 또 다른 말로 뇌루(腦漏)라고도 하는데 이는 그 증상이 심해진 것으로, 머리가 무겁고 기억력이 감퇴되고 정신적 피로가 따르며 악취나 혼탁한 점액이 흘러나오게 된다. 대개 비점액 섬모 수송 기능이 정상인에 비하여 저하되고, 그 기능 저하의 원인으로 점조한 비즙(鼻汁)의 성상(性狀)이 있기 때문이다.

만성 비염의 원인으로는 먼지, 연기, 담배, 급격한 온도 변화, 대기오염, 만성적인 자극을 들 수 있지만 대부분은 '상기도 감염' 즉, 감기가 제대로 치료되지 않고 지속되어 고착화된 경우가 많다. 한방적인 관점에서는 내부의 소화기, 호흡기, 비뇨기, 생식기, 내분비기 등이 허약하여 면역기능이 떨어져 발생하는 것으로 보는데 이는 기혈순환의 장애가 비염을 유발하는 주원인으로 생각하는 것이며 '통하지 않으면 아프다(不通則痛)'라는 한방적 명제에 충실한 해석이라고 하겠다.

만성 비염으로 가지 않으려면 평소 생활에서 예방을 위한 실천이 필요하다. 우선 비염의 원인 물질이나 환경에 노출되지 않도록 하는 게 중요하다. 먼지가 많은 곳, 공기가 탁한 곳, 습하고 냉한 곳은 피하고 집먼지, 진드기, 꽃가루, 곰팡이 등의 물질 역시 피해야 한다. 또한 생활공간을 항상 청결하게 하는 건 필수이다. 청결은 물론이거니와 적절한 환기와 적정 온도, 습도를 유지하여 주거 공간의 열 분포가 상한하열(上寒下熱)의 구조를 이룰 수 있도록 해야 한다. 술과 담배도 코의 건강에는 치명적이므로 삼가고 충분한 휴식과 안정을 취하며 적절한 운동을 꾸준히 해줄 필요가 있다.

10명 중 1명은 앓고 있는 알레르기성 비염

알레르기성 비염은 우리나라 인구에서 10명 중 1명꼴로 가지고 있는 것으로 알려져 있을 만큼 많은 사람들이 시달리고 있는 질환이다. 원인은 대부분 흡입항원에 의한 것으로, 코로 숨 쉴 때 따라 들어오는 여러 가지 물질들이 콧속

점막을 자극하여 과민반응을 일으키는 것이다. 그 외에 특정 식품에 반응하여 알레르기가 일어날 수도 있고 부모나 친척 등에 의한 유전으로 알레르기 비염이 발생할 수도 있는데 실제 그 확률은 70%에 육박한다.

최근 국민건강보험공단이 발간한 『2010 건강보험 분석 통계집』에 따르면 2009년 한 해 동안 알레르기 비염, 아토피 피부염, 천식 등으로 진료 받은 인원이 무려 830만 명에 달했다. 2002년의 557만 명과 비교할 때 자그마치 273만 명이나 증가한 것이다. 특히 아토피 환자는 이 기간에 오히려 감소한 반면에 알레르기 비염 환자는 7년 동안 302만 명에서 556만 명으로 84.1%나 증가했다.

알레르기에 의한 대표적인 4대 질환은 알레르기성 비염, 알레르기성 피부염(아토피성 피부염), 알레르기성 결막염, 알레르기성 천식이 있는데 곰팡이류가 유독 알레르기성 비염에만 주요 원인이라고 단정할 수는 없다. 곰팡이가 비염만 일으키는 항원은 아니기 때문이다. 양방에서 비염을 일으키는 것이 곰팡이, 진드기, 집먼지 등이 항원이라고 하고 있어 가장 따뜻하고 습도가 높은 여름철에 많이 발생해야 함에도 불구하고 그렇지 않은 것은 그 항원이라는 것이 알레르기성 비염의 원인이 아니기 때문이다. 또한 그 항원을 조금씩 주사함으로써 면역력을 길러주는 치료법으로 실제로 완치된 사례가 드물다는 것만 보더라도 진드기 등의 항원이 알레르기를 일으키는 것이 아니라는 증거이다.

알레르기성 비염은 알레르기성 결막염과 동반되는 경우가 많고 콧물, 코막힘, 재채기 등이 주된 증상이다. 비알레르기성 비염은 코 안의 건조감, 작열감, 가려움으로 시작하여 재채기, 맑은 콧물, 코막힘, 코막힌 소리(폐쇄성 비성) 등이 생긴다. 때때로 오한과 두통을 동반하며 그로 인한 수면장애를 유발하기도 한다. 한의학에서는 알레르기 비염을 비체(鼻涕)·비구(鼻鼽)라 하며 폐(肺, 호흡계), 비(脾, 소화계), 신(腎, 내분비계)이 허해 면역기능이 떨어져서 기혈순환에 장애가 있어 발생하는 것으로 본다. 최근에는 환경오염과 공해, 인스턴트 음식 등이 원인으로 작용하기도 한다. 그런데 비염의 양방 치료는 몸이 차가워진 것을 따뜻하게 해주는 것에 지나지 않지만 한방 치료는 더 근본적인 치료에 중심을 두고 있다.

✳ 알레르기의 대표적인 증상

1 코를 잘 비비거나 치켜 올린다.

2 열은 없지만 콧물, 기침을 자주 하며 감기처럼 보인다.

3 누우면 기침이 잦다.

4 코피를 자주 흘린다.

5 재채기를 자주 한다.

6 눈 밑이 검푸르다.

7 아침에 코가 막혀 찍찍거린다.

부비동에 염증이 생겨서 온 축농증 부비동염

사람 얼굴의 뼈 해부도를 보면 눈과 코 사이에 동굴처럼 생긴 빈 공간을 볼 수 있는데, 부비동'(副鼻洞)이라고 한다. 부비동이 있음으로 해서 두개골 내부에서 머리에 가해지는 충격이 감소되고, 재채기나 코를 풀 때처럼 비강 내에 갑작스레 압력이 가해지는 경우 이를 완충해주는 역할을 하기도 한다. 또한 노래를 부르거나 말을 할 때 울림통 역할을 해주고, 인체 내로 들어오는 공기를 적절히 조절해주는 등의 역할을 해준다.

그런데 부비동이 환기와 배설이 잘 되지 않아서 염증이 발생하고 농성 분비물이 고이면서 염증이 심해지는 상태를 축농증 또는 부비동염이라고 한다. 그런데 축농증은 비단 코만의 문제가 아니다. 코가 막히면 코로 호흡하기가 곤란하여 입으로 숨을 쉬게 되어 더럽혀진 공기를 직접 들이마시게 되어 입안이 건조해지고 다른 질병의 감염이 용이해지며 코를 고는 원인이 된다. 또한 후각도 둔해지며 두통이 일어난다. 그리고 쉽게 피로해지고 일의 능률도 오르지 않으므로 신경이 극도로 예민해진다.

축농증의 흔한 증상으로는 딱딱하고 누런 콧물이 나오고, 두통, 안면 충만감, 충혈, 피로감과 발열 등을 호소하기도 하며, 기침은 낮에도 하지만 콧물이 뒤로 넘어가서 밤에 많이 하여 2~3주 이상 지속되는 만성 기침을 유발하기도 한다. 하지만 잘 낫지 않는 축농증도 한방에서는 수술 없이 쉽게 치료할 수 있으니 수술을 권유받았다고 해서 무조건 수술부터 감행하고 보는 우를 범하지 않기를 바란다.

✳ 축농증 예방

1 비염의 원인 물질이나 환경에 노출되지 않도록 한다.

2 생활환경을 항상 청결하게 해 준다.

3 애완동물을 키우지 않는다.

4 과로를 피하고 체력을 보강한다.

5 외출할 때는 마스크를 쓴다.

6 음식은 익혀 먹고 가려 먹으며 신선한 것을 먹는다.

7 과일과 채소와 해조류를 많이 섭취하고 편식하지 않는다.

라경찬 한의원의 비염 치료와 쾌비고

코에 왜 병이 생기는가를 알려면 콧병의 기후적 원인을 먼저 이해해야 한다. 코의 가장 대표적인 기능은 바깥에서 흡입된 찬 공기를 데워주는 역할이다. 이것은 찬(寒) 기운이 더운(熱) 공기를 싼다는 뜻에서 '한포열(寒包熱)'이라고 한다. 코의 기능이 유능하게 발달하게 된 데에는 인류가 여러 지역으로 퍼져나가면서 춥고 메마른 지역에 적응하기 위하여 공기 조절 장치의 일종으로 코가 발달되었다는 이론이 있다. 『동의보감』에서는 코가 가지고 있는 이런 병리적 특성을 '외한이 내열을 속박한다'는 표현으로 정의하고 있다. 즉, 찬공기가 콧속으로 들어오게 되면 코가 공기를 데울 수 있는 한계를 넘어서게 되면서 이상이 생긴다고 보는 것이다.

평소에는 무리 없이 공기를 데워 허파로 넘겨주다가 추운 겨울에 오랫동안 찬공기에 노출되거나 호흡기가 약해졌을 때 코가 견딜 수 없게 된다. 처음에는 찬공기를 해결하기 위해 비강 속의 혈액 공급이 왕성해진다. 혈액 공급이 많아지면 자연히 점막 속의 모세혈관이 팽창한다. 그러나 시간이 지나면서 점점 더 많은 혈액이 필요하고 점막은 부어오르면서 코도 막히게 된다. 비염은 전 국민의 20~30% 정도가 이 질병에 노출되어 있을 정도로 흔하고, 소아에게선 축농증이나 만성 비염이 많이 나타나지만 성인의 경우에는 알레르기성 비염과 비후성 비염(비강 속에 혹이 생기는 비염)이 많다. 한방에서의 비염 치료는 양방보다 훨씬 명쾌하게 치료가 이루어지고 있으며 대부분 수술 요법 없이 완치되는 결과를 보여주고 있다.

라경찬 한의원에서의 대표적인 비염 치료는 다음과 같다.

■1 발포 요법 ; 쾌비고(快鼻膏)

비염에 대한 '쾌비고' 치료는 1993년도에 자체 연구를 통해 개발한 치료법으로서 18년째 수많은 환자들을 통해 탁월함을 증명해 보이고 있다. 쾌비고는 반묘, 백지, 세신 등의 약재를 꿀에 섞어 만든 고약으로서 1주일에 한 번씩 눈과 눈 사이에 있는 인당혈(印堂穴)에 붙이는 것이 치료의 전부라 할 정도로 간단하고 편리한 고약제이다.

쾌비고는 침구(침과 뜸) 치료를 응용한 발포 요법으로, 인당혈에 7mm 정도의 투명한 반창고에 첨부된 약 2mm 정도의 고약을 붙이면 치료가 끝이다. 저녁에 잘 때 고약을 붙였다가 다음날 아침에 붙였던 고약을 제거하는 것으로 첫 번째 치료가 끝이 난다. 치료는 일주일에 한 번, 치료 횟수는 평균 7~10회 정도면 치료 효과를 보이고 증상의 경중에 따라 완치까지는 조금 더 길어질 수도 있다. 고약이 해당 부위에 수포를 발생시킴으로 해서 코와 몸속의 찬 기운을 몰아내는 뜸 치료의 효과를 그대로 얻을 수 있으면서도 열감과 통증, 흉터 등 뜸의 부작용은 남기지 않는 것이 특징이다.

인당혈은 각종 코 질환에 상용되는 주요 혈자리로 양미간의 정중앙에 위치하며 몸을 해독시키고 막힌 것을 뚫어주고, 부은 것은 내려주고 통증을 완화해주는 혈자리이다. 이런 인당혈의 성질과 쾌비고의 약리작용이 같이 반응하여 비염의 치료 효과를 상승시켜 주는 것이다. 고약은 매주 내원하지 않고

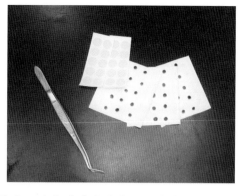

일정 수의 고약을 받아서 매주 정해진 요일에 집에서 환자 스스로 혹은 보호자가 붙일 수 있기 때문에 무엇보다도 쾌비고 치료는 한약에 대해 거부감을 가진 어린이 환자나 바쁜 스케줄에 쫓기는 직장인 혹은 수험생들에게 적합한 치료법이다. 오랫동안 탕약을 먹거나 치료를 받아야 하는 기존 치료법에 비해 간편하고 효과가 빠르기 때문에 환자들의 선호도가 매우 높다.

❷ 약물 요법

주 치료인 쾌비고의 효과를 내기 위하여 코만 특징적으로 데워줄 수 있는 쾌비환을 저녁에 자기 전에 복용하면 치료 기간을 단축할 수 있을 뿐만 아니라 치료 성과를 높일 수 있다.

❸ 침구 요법

라경찬 한의원에서 시행하는 침구 요법은 일반 한의원에서처럼 정기적으로 시술하는 것은 아니고 첫 치료시 비염 점막을 자극하여 빠른 치료 반응을 얻기 위하여 한 번만 시술하는 보조 요법이다. 침법은 손등에 있는 합곡혈과 비강입구에 있는 영향혈을 전통침으로 통증을 거의 느낄 수 없는 정도의 약한 자극만 주는 것에 그치고 이것마저도 침에 대한 막연한 공포를 가진 어린아이와 노약자의 경우에는 시술하지 않는다. 약쑥을 말려 혈자리에 뜸을 태워서 혈액순환을 원활하게 하고 비강점막의 부종을 없앨 수 있는 뜸 요법은 역시 손등에 있는 영골혈 한 자리만 선택하여 뜨거움을 전혀 느끼지 않을 정도의 간접구(화상을 방지하기 위하여 피부에 2.5mm의 종이를 대고 가운데 구멍으로 뜸의

열감만 전하게 하는 뜸 요법)을 시술한다. 물론 치료 효과를 위해서는 직접 구법으로 고약을 붙이는 인당혈에 바로 붙일 수 있다면 좋겠지만 인당혈은 사람의 인상을 좌우할 수 있는 한가운데 있기 때문에 간혹 시술 후 화상으로 생길 수 있는 흉터를 염려하는 환자들에게 동의를 구하기가 어려운 것이 사실이다.

☀ 건강한 코를 위한 생활 습관

1 찬 기운에 노출되지 않도록 한다. 추운 겨울에는 마스크를 써서 찬 공기를 데워주는 것도 콧병 예방에 좋다.

2 찬 음식은 인체의 면역기능을 저하시켜 질병의 노출에 쉽도록 만들고, 술을 마시고 나면 몸에 한기를 느껴 막힌 코를 더 악화시킨다.

3 코가 항상 따뜻하고 충분한 습도가 유지되도록 한다.

4 육류와 인스턴트 음식은 피하고 튀김과 통닭처럼 기름기 많은 음식 섭취를 줄인다.

5 충분한 휴식과 안정을 취하며 적절한 운동을 꾸준히 한다.

6 생활환경을 항상 청결하게 한다.

7 술과 담배를 삼간다.

8 코가 막혔을 때 식염수, 소금물, 죽염 등으로 세척하는 일은 금물이다.

치료 후기 **비염과 축농증으로 고생한 주부 환자**

저는 어릴 때부터 코 질환은 다 안고 살았습니다. 축농증과 비염 등으로 중학교 때는 몇 개월을 이비인후과에 다니며 치료를 받았지요. 병원에 다니며 치료를 받을 때는 괜찮았지만, 약을 먹거나 주사를 맞지 않으면 다시 코막힘, 콧물, 후각 기능 마비 등으로 고통을 받았습니다. 주변에 유명하다는 한의원에 가서 침도 맞아보고 한약도 먹어 보았지만 별 효과를 보지 못했습니다.

그러다 남편이 라경찬 한의원을 소개해 2002년에 처음 치료를 시작했습니다. 쾌비고를 미간에 붙였다 떼면 자국이 얼마간 남아 있어 신경이 쓰이곤 했지만 치료를 시작하면서 놀라운 변화를 경험했습니다. 코로 숨도 쉬고 콧물과 재채기도 안 나고 정말 삶이 달라지는 경험이었지요. 정확히 기억은 나지 않지만 몇 개월 치료 끝에 완치되었다는 진단을 받고 몇 년 간 시달리던 코 질환 없이 살 수 있었습니다. 환절기 때면 한 시간씩 계속해서 재채기를 하며 살았던 저로서는 더없는 축복이었습니다.

라경찬 원장님께서 치료를 마치며 평생 수영은 하지 말라고 하셨는데 저는 수영만 안 하면 되는지 알았어요. 아이와 물놀이장에 가서 물장난을 치는 건 수영이 아니라고 생각하며 놀았다가 그만 다시 코가 나빠져서 다시 원장님을 찾아가야 했습니다. 골칫거리의 제 코를 고쳐준 분이니 이번에도 반드시 그럴 거라는 확신이 있었습니다. 그리고 정말 다시 코가 좋아졌습니다. 코가 나빠져 누워서 아이에게 책도 읽어 줄 수 없었는데 오늘로 6개월 치료가 끝나 정말 기쁩니다. 참 신기하지요. 미간에 고약 하나 붙이는 것뿐인데 그 작은 약으로 겪어보지 않으면 결코 알 수 없는 고통스러운 코의 증상이 싹 사라지다니 말입니다. 잠시 벌건 자국이 남는 건 사실 아무것도 아닙니다. 원장님 건강하세요. 감사합니다.(2011년 4월)

치료후기 · 남자 고등학생의 알레르기 비염

대학 입시를 앞두고 있는 저는 수 년 전부터 알레르기 비염이 너무 심해서 항상 코가 막혀 공부에 집중을 할 수 없었고 두통에 시달리고 있었습니다. 대학병원에 가서 진찰을 받아보니 비염이 심하다고 수술을 권유하였으나 수술을 하고 싶지 않아서 지인을 통해서 라경찬 한의원을 알았습니다. 치료 방법은 한약도 먹지 않고 일주일에 한 번 쾌비고만 붙이면 된다고 하니 시간도 절약되고 비용도 절감되어 좋았습니다. 그리고 무엇보다 매주 코의 부기가 가라앉는 걸 눈으로 확인할 수 있어서 치료 방법에 신뢰가 갔습니다. 지금은 다 완치되어 두통도 사라졌고 재채기도 하지 않으며 무엇보다 공부에 집중할 수 있게 되어서 좋습니다. 작은 코 하나에 문제가 생겼다고 이렇게 몸의 다른 부분에까지 영향을 미치는 걸 보면서 코의 중요성을 깨달을 수 있었습니다. 지금은 좋은 성적으로 원하는 대학에 들어가기 위해 어느 때보다도 열심히 공부하고 있습니다.(2010년 4월)

자궁 질환,
자궁 적출이 최선은 아니다

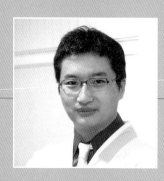

박성우 _ 경희보궁 한의원 원장
http://www.bogung.com

한의학에서는 자궁을 '제2의 심장'이라 하여 혈액순환 및 폐경 이후까지도 유지되어야 할 중요한 장기라
고 보고 있다. 그러므로 자궁 질환이 발병하게 된 환경 및 원인을 찾아 자궁 및 관련된 오장육부의 기능
적인 건강을 회복시킴으로써 자궁 질환을 치료하는 걸 핵심으로 하고 있다. 자궁에 문제가 생기면 임신
과 출산의 문제는 물론이고, 자궁 부위의 어혈 정체로 인한 전체 혈액순환 저하 및 호르몬 부조화로 노
폐물이 축적되어 피부 트러블이 발생하기 쉽고, 신진대사의 저하로 비만해지기도 쉽다. 자궁의 건강이
곧 여성의 건강한 아름다움과 직결되는 것이다.

자궁 질환,
자궁 적출이 최선은 아니다

자궁은 子宮 그 이상의 의미이다

여성의 자궁은 생식기관의 하나로, 수정란이 착상되어 태아가 출생할 때까지 자라기 때문에 子宮, 즉 아기집이라는 의미를 가지고 있다. 하지만 여성의 자궁은 몸 속 깊숙한 곳에 자리잡고 있으며 비밀스럽고 터부시 되어 그 중요성과는 달리 소홀히 취급당하고 있다. 그러나 자궁은 신체 어느 부위보다도 예민한 곳이기 때문에 질환이 발병하기 쉽고, 이런 질환이 심해질 경우 자궁을 들어내는 자궁 적출을 하기도 한다.

자궁을 치료하는 점에 있어 한방과 양방 사이에는 확연한 차이가 있다. 양방에서는 자궁 질환이 발생하게 되면 '자궁 적출'을 중요한 해결책으로 환자에게 제시한다. 그런데 과연 자궁 적출이 최선이냐에 대해서는 한방에서의 관점은 다르다. 손가락에 심한 종기가 났다고 해서 그 부위를 절단하는 것을 치료라고 보지 않는 대신 종기가 발생하게 된 원인을 알아내어 그 부위를 이전의 상태와 가깝게 회복시키는 것이 한방 치료의 원리이다. 자궁 질환도 마찬가지이다.

양방에서는 자궁의 가장 큰 역할과 의미를 '출산'에 둠으로써 더 이상 출산이 필요 없는 여성에게는 자궁 질환의 가장 적절한 치료로 자궁 적출술을 권한다. 심지어 미혼의 젊은 여성에게도 자궁 적출이 빈번하게 이루어지고 있다. 과연 출산이 더 이상 필요하지 않은 여성에게는 자궁은 떼어내도 그만인 것일까? 자궁 적출이 자궁 질환의 가장 효과적이고 최선의 해결책일까? 이 물음에 대해서 나를 포함한 대부분의 한의사들은 수긍하지 않는다. 왜냐하면 자궁은 출산의 여부와 상관없이 그 자체만으로도 여성에게 매우 소중하고 의미 있는 장기이기 때문이다.

그런데도 수많은 여성들이 한방에서 어떤 도움도 받아보지 못한 채 수술대 위에서 자궁 적출수술을 받고 있다. 국민건강보험공단의 자료에 의하면 자궁경부암, 자궁근종, 난소암 등 10여 가지 자궁 관련 질환으로 자궁을 없애는 수술을 하는 여성들이 한 해에 7만 명이 훨씬 넘는다고 한다. 그런데 자궁 적출은 단지 자궁을 없앰으로써 모든 게 해결되는 건 아니다. 자궁 질환을 앓는 것 이상으로 심각한 후유증을 초래하기 때문이다.

✳ 자궁 적출의 일반적인 후유증

1 여성성의 상실로 인한 상실감

2 갑작스런 폐경으로 인한 폐경기 증후군

3 질 건조로 인한 성교통

4 골다공증

5 심장병과 고혈압의 증가

6 우울증

7 피부 탄력 저하와 갑작스런 노화

8 관절염의 악화

이런 안타까운 현실 한편으로 다행스럽게도 많은 여성들이 자궁 적출이라는 극단적인 선택을 하기 전에 한의원의 문을 두드리고 있다. 대개는 입소문을 듣고 찾아오고 그 중 상당수가 양방 병원에서 "자궁을 떼어내는 것 말고는 다른 방법이 없습니다"하는 의사의 사망선고와 같은 처방을 듣고 지푸라기라도 잡는 심정으로 찾아온다. 그런 여성들은 진료실에 들어와서 반신반의하는 표정으로 가장 먼저 이렇게 묻곤 한다.

"원장님, 정말 자궁을 떼어내지 않고도 치료할 수 있나요?"

그 순간의 환자의 표정에는 그렇게만 된다면 마치 영혼이라도 팔 수 있다는 듯한 절박함이 담겨 있다. '치료가 가능한가, 아닌가'의 절박함보다는 '자궁을 떼어내야만 하느냐, 아니냐'에 대한 절박함이다. 나이가 젊은 여성이나 환갑이 지난 여성이나 자기 자궁을 지키고자 하는 본능과 절박함은 거의 비슷하다. 그러면 나는 그들에게 "자궁 적출은 최선이 아닌 최악의 방법입니다. 최악으로 가지 않도록 최선을 다해 치료해 드리겠습니다"라고 말한다. 그렇게 말하는 것만으로도 그들의 표정은 한결 밝아진다. '아, 자궁을 지킬 수 있겠구나!'하는 안도감 때문이다. 여성들은 그렇게 본능으로 자기 몸에 있어서 자궁이 어떤 의미를 갖는지 얼마나 중요한 역할을 하는지 이미 알고 있는 것이다.

한의학에서는 자궁을 '제2의 심장'이라 하여 혈액순환 및 폐경 이후까지도 유지되어야 할 중요한 장기라고 보고 있다. 그러므로 자궁 질환이 발병하게 된 환경 및 원인을 찾아 자궁 및 관련된 오장육부의 기능적인 건강을 회복시킴으로써 자궁 질환을 치료하는 걸 핵심으로 하고 있다. 자궁에 문제가 생기면 임신과 출산의 문제는 물론이고, 자궁 부위의 어혈 정체로 인한 전체 혈액순환 저하 및 호르몬 부조화로 노폐물이 축적되어 피부 트러블이 발생하기 쉽고, 신진대사의 저하로 비만해지기도 쉽다. 자궁의 건강이 곧 여성의 건강한 아름다움과 직결되는 것이다.

하지만 사회생활로 바쁘게 생활하는 여성들은 과도한 스트레스와 바쁜 일정으로 인해 생리통이나 생리불순 등의 문제를 소홀히 하는 경향이 많아 '보이지 않는 병'인 자궁 질환들을 키우고 있다. 그렇게 병을 만든 다음에야 뒤늦게 발을 구르며 후회하는 것이다. 자궁을 중요하게 생각하지 않아서가 아니라 자궁이 보이지 않는 곳에 있고, 생활에 쫓겨 살다보니 자궁에 해로운 환경을 지속적으로 제공하게 되어 스스로 병을 만든 셈이다.

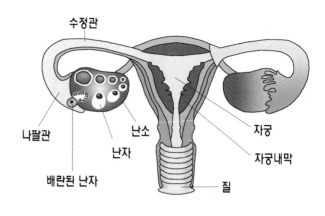

현재 40~50대 중년 여성 10명 중 한 명은 자궁을 들어내는 수술을 하고 있고, 20~30대 젊은 여성들 사이에도 각종 자궁 질환으로 인해 자궁 적출 수술을 받는 이들이 늘어나고 있다. 자궁 질환을 유발하는 환경과 여성 자신의 노력이 이루어지지 않는 한 자궁 질환을 겪는 여성들은 앞으로도 점점 늘어날 것이다. 그렇기 때문에 자궁 질환의 해결책이 자궁 적출술이어선 안 된다. 자궁근종이 암으로 돌변할 가능성도 수천 분의 1로 매우 희박하므로 그런 이유로도 무조건 자궁 적출이 이루어져선 안 된다. 또한 난소암 발생을 예방한다는 차원에서 난소도 함께 제거하곤 하는데 난소 제거는 여성호르몬 분비의 이상을 가져올 수 있으므로 이 역시도 최선의 해결책일 수는 없다.

최근에는 미국에서 난소 절제를 한 경우와 난소 절제를 하지 않은 경우를 비교했을 때 평균수명에서 큰 차이를 보였다는 연구 결과가 있었다. 자궁도 마찬가지이다. 여성의 건강에서 혈의 흐름을 주관하는 중심에 있기 때문에 자궁이 없으면 여성의 건강은 여러 부분에서 문제가 생길 수밖에 없다. 따라서 자궁 적출이 아닌 몸의 기능을 회복함으로써 자궁 질환의 근본 치료가 되도록 하는 한방 치료가 자궁 질환으로 고통을 겪고 있는 여성들에게 다시 미소를 찾아 줄 거라고 확신한다.

여성을 괴롭히는 대표적인 자궁 질환들

1 자궁근종

한의학에서 자궁근종은 '징하(癥瘕)' 혹은 '석하(石瘕)'라고 불린다. 『동의보감』에서는 "석하라는 것은 포(胞) 가운데가 접촉된 후 피가 뭉친 소치이다"라고 하였는가 하면 "징하가 부인의 자궁에 생기면 유산을 하고 포락(胞絡)에 생기면 경폐(經閉)가 된다"라고도 하였다. 이처럼 차가운 기운에 의해 자궁의 기혈이 상하면 자궁의 기혈 순환이 원활하지 않아 뭉치게 된다. 이것이 덩어리져서 혹처럼 형성이 되는 게 바로 자궁근종이다.

자궁근종은 가임기 여성의 25%가 가지고 있을 정도로 흔한 질환인데 초기에는 특별한 증상이 없어 모르고 지나치는 경우가 많다. 하지만 어느 정도 진행되면 생리의 양이 지나치게 많아지고 심한 월경통을 수반하는 경우가 많다. 더 진행되면 자궁근종이 커져 자궁 구를 막으면 심한 월경통과 월경불순을 초래한다. 양성 종양이기 때문에 생명에 지장을 주지는 않으나 불임의 원인이 될 수 있다. 보통 하나의 양성 종양이 아닌 여러 개의 종양이 동반하는 경우가 많다.

양방에서는 일반적으로 자궁근종의 원인을 갑상선과 에스트로겐의 문제, 비만, 가족력 등으로 보고 있으며 주로 6개월마다 한 번씩 자궁의 근종을 관찰하다가 자궁 적출을 시도하는 치료를 펼치고 있다. 따라서 조기에 예방하고 치료를 해줌으로써 자궁을 잃는 일이 없도록 해야 한다. 자궁근종은 발생 부위에 따라 장막으로 쌓여 있는 자궁의 바깥쪽에 근종이 생기는 장막하근종, 자궁의 근육층에 생기는 근층내근종, 자궁의 내막 아래에 생기는 것으로 5퍼센트 미만의 드문 내막하근종이 있다.

2 자궁내막증과 자궁선근증

자궁내막증은 생리할 때마다 부풀어 오르고 탈락하기를 반복하는 자궁 내막이 자궁 이외의 공간에 존재하여 병증을 일으키는 여성 질환이다. 자궁의 내막은 자궁 가장 안쪽에 있는 막으로써 임신이 되면 태반이 자리를 잡는 터가 된다. 월경을 할 때는 주기에 따라서 기존에 있었던 자궁 내막은 떨어져 나가고 새로운 생리 주기가 시작되면 다시 새롭게 만들어지는 것이 정상이다. 그런데 이러한 자궁 내막이 생리시 잘 배출되지 못하고 역류하여 자궁 이외의 다른 곳에 존재하며 통증을 유발하는 질환이 자궁내막증이다. 자궁선근증은 자궁의 내막이 자궁 몸체 쪽인 근육층으로 파고들면서 발생하는 자궁 질환이다. 주기에 따라 부풀어 오르는 자궁 내막이 아래 근육층으로 파고들어 자궁의 크기를 커지게 하며 심한 통증을 일으키기도 한다.

이러한 자궁 내막 질환은 면역력 약화, 습담, 스트레스, 환경호르몬, 잘못된 생활 습관 등에 의해 발생하고 극심한 생리통을 유발할 뿐 아니라 불임의 원인이 되기도 한다. 또한 알레르기 질환, 만성피로 증후군, 갑상선 기능 저하증, 섬유 근육통(류머티즘 관절염 등)과 같은 합병 질환을 유발할 수 있기 때문에 평소 생리통이 심하다면 주저하지 말고 산부인과를 방문하여 검진을 받는 것이 좋다.

❸ 난소낭종

난소물혹, 난소낭종, 난소종양, 난소암 등 다양한 난소 질환은 병이 진행되기 전까지는 알아채기 힘들다. 또한 다른 자궁 질환에 비해서 널리 알려지지 않았기 때문에 큰 관심도 받지 못한다. 그 중에서 난소낭종이란 가장 흔하게 발생하는 양성 종양으로서 난소에 액체가 차 있는 물혹 주머니의 형태를 가진다. 난소는 주기적으로 성숙과 배란을 하는데 난포 자극 호르몬과 배란 호르몬이 정상적으로 분비되지 않게 되면 배란이 잘 이루어지지 않는다. 또한 이러한 호르몬 장애는 난소의 점막에 염증과 부종을 일으켜 낭포를 만드는데, 이것이 바로 난소낭종이다.

보통의 기능성 낭종은 5㎝ 이하로 커졌다가 1~3개월 후 정상적으로 줄어들지만 그렇지 않을 경우 치료를 해야 한다. 그렇기 때문에 난소낭종은 진단 후 처음 1~3개월은 호전이 되는지 악화가 되는지 징후를 지켜보며 치료 여부를 판단하게 된다. 이동하기 쉬운 낭종의 경우는 맨 밑의 줄기에 해당하는 부분이 꼬여서 경영전을 일으키고 순환 장애를 일으킨다. 또한 심한 하복통을 비롯하여 구토, 발열, 자궁출혈 등 충수염이나 장염전(腸捻轉) 등과 비슷한 급성 증세를 보이기도 한다. 낭종의 크기가 큰 경우 아랫배가 콕콕 찌르는 듯한 느낌이 들거나, 하복부 팽만감, 자면서 식은땀이 흐르는 등 자궁외 임신과 비슷한 증상이 나타난다.

20대 여성의 자궁 질환

우리나라는 2006년부터 교육인적자원부(현 교육과학기술부)에 의해 여학생의 생리통으로 인한 결석을 출석으로 인정하고 있다. 그만큼 10~20대의 생리통이 심해지고 있으며, 생리통으로 고통을 겪고 있는 젊은 여성이 많다는 걸 알 수 있다. 그런데 가장 큰 문제는 생리통을 대부분의 여성들이 적극적으로 치료할 사안으로 보지 않고 있다는 점이다. 극심한 생리통을 겪으면서도 병원을 찾지 않고 진통제에 의지해 생리 기간을 힘겹게 보내고 있다. 그러나 생리통은 그 자체만으로도 자궁에 문제가 있다는 신호이며, 자궁의 건강 상태를 알려주는 척도가 된다. 건강한 자궁은 생리를 하면서 어떤 비정상적인 신호도 보내지 않는다. 심한 생리통을 유발하는 자궁 질환에는 자궁내막증으로 인한 것이 가장 흔하고 자궁근종, 자궁내막염증, 난소의 혹, 골반염증 등의 질환에 의해서도 생리통이 발생한다.

건강보험공단의 자료에 의하면 1995년부터 2005년 10월까지 생리통으로 진료받은 10~20대 여성 환자 415명을 대상으로 치료 전후를 비교한 결과, 무려 96%가 치료 후 생리통이 개선되었다고 한다. 따라서 일상생활에 지장이 있을 정도로 생리통에 시달린다면 "출석이냐, 결석이냐"를 따지기 이전에 병원부터 찾는 것이 가장 시급하다. 특히 요즘 20대 여성들의 자궁 질환 발생 빈도가 급격하게 늘어나고 있다.

20대는 한 사람의 인생 전체를 놓고 볼 때 가장 변화무쌍하고 동요가 많고 가장 많은 혼돈 속에 놓여 있는 시기라고 할 수 있다. 오늘날 20대 여성의 자궁은 그런 불안전한 환경에 그대로 노출되고 있다고 해도 과언이 아니다. 요즘의 여성들은 초경이 빨라지고 첫 성경험을 하는 연령대도 상당히 어려졌다. 게다가 패스트푸드와 매식문화의 발달, 한겨울에도 짧은 치마를 입는 등 신체 노출이 많은 패션 환경, 흡연과 음주 문화, 여러 유해 환경과 전자제품으로 인한 전자파에 대한 상습적인 노출 등등으로 건강을 해치는 동시에 젊은 여성들의 자궁에까지 나쁜 영향을 미치고 있다.

그럼에도 불구하고 20대 여성들은 자신들이 젊기 때문에 자궁 질환에 잘 걸리지 않을 거라는 막연한 기대와 미혼의 나이에 산부인과 진료를 받기 위해 병원에 가는 게 익숙하지 않다는 정서 때문에 치료 시기를 놓치게 된다. 그러다 보니 최소한의 데미지도 입지 않아야 할 미혼의 여성들이 결혼도 하기 전에 자궁 적출을 하게 되는 비극을 맞기도 한다. 그러나 모든 점에서 미숙한 젊은 여성일지라도 조금만 자기 몸이 주는 신호에 귀를 기울인다면 이런 사태는 피할 수 있다. 우리 몸은 대단히 훌륭한 신호체계를 가지고 있다. 자궁에 문제가 생기면 몸에서는 끊임없이 생리불순이나 생리통, 하복부 통증 등과 같이 여러 가지 신호를 보내준다. 평상시와 다른 패턴을 보임으로써 몸의 주인이 관심을 갖게 하고 치료할 수 있도록 하기 위해서이다. 그런데 흔히 젊은 여성들은 "그럴 수도 있지" 하면서 아무런 조치를 취하지 않는다. 몸의 방치는 곧 질병이 되고 나아가 돌이킬 수 없는 지경이 된다. 찾아오는 환자들 중엔 심각한 자궁 질환 때문에 일상의 평화를 잃어버린 20대 여성들의 수가 상당하다. 이들의 치료가 제대로 이루어지지 않으면 자궁이 회복불능의 상태가 되어 출산 기회까지 박탈될 수 있다는 걸 알기 때문에 더욱 신경을 쓸 수밖에 없다. 자궁 적출의 위기에서 우리 병원으로 와서 치료를 받고 건강한 자궁을 다시 회복하는 미혼의 여성 환자들을 볼 때의 보람은 그래서 더욱 특별하다.

경희보궁 한의원의 치료와 보궁단

자궁 질환을 치료하고 자궁의 본래 기능을 되살려주기 위해선 부분 치료와 함께 몸의 기능을 회복시켜주는 치료가 함께 이루어져야 한다. 자궁근종의 경우는 먼저 자궁 속에 쌓인 습담과 노폐물을 없애고 울체된 기와 혈을 풀어주어야 한다.

자궁내막증은 환자의 증상과 체질, 자궁의 상태, 양상 등을 고려하여 자궁 내에 응체된 기혈의 소통을 원활하게 하고 어혈을 배출시켜 내부 생식기의 기능을 강화해 통증을 완화하고 질환이 호전될 수 있도록 한다. 난소낭종의 치료는 가장 먼저 난소낭종 안에 차 있는 담액을 풀어주고, 거담제습법을 통해 담(痰)과 습(濕)을 제거하며 기운을 풀어준다. 그리고 온보제를 사용하여 허냉성 체질을 따뜻하게 보하여 체력을 증강시켜 수분대사가 원활하게 이루어지도록 한다. 이 외에 자궁 질환의 종류와 원인, 환자의 체질에 따른 세심한 치료가 필요하다. 경희보궁 한의원에서는 자궁을 위한 다양한 치료 방법이 있지만 대표적으로는 보궁단과 보임환, 좌훈 요법, 약물 요법, 침과 뜸, 이침, 부항 요법 등이 있다.

🚹 보궁단과 보임환

보궁단은 전통적인 한약제의 형태 중 하나인 환제를 좌약으로 개발한 것으로, 자궁근종용 보궁단은 자궁근종의 치료만으로 개발된 것으로 자궁의 근종을 녹이고 노폐물을 제거하는 데 탁월한 효과가 있다. 일반적으로 한약의 주성분은 탕제의 경우 비위로 흡수되어 기혈의 순환에 따라 순행하여 효과를 얻는 이치지만 보궁단은 질 점막을 통해 바로 흡수되어 빠르게 그 약효를 원하는 곳에 나타낼 수 있다.

자궁내막증용 보궁단은 자궁을 따뜻하게 하고 면역력을 높이는 효과가 있으며, 어혈의 정체를 해소시키고 노폐물을 제거하여 동통을 완화시키고 생리혈을 배출시켜준다. 난소낭종용 보궁단은 질 점막을 통해 약효를 바로 흡수시켜 자궁을 따뜻하게 하고 낭종의 성장과 발생을 저지시켜 근본적인 치료를 돕는다. 불임용 보궁단은 오수유, 건강 등 따뜻하고 성질이 열하여 혈액순환을 활발하게 해주는 약재를 위주로 한 것으로서, 자궁 체온을 높여주고 혈액순환을 활발히 하여 노폐물을 제거할 수 있도록 하였다. 산삼을 주성분으로 만들어진 불임을 위한 보임환은 부부가 간편하게 복용할 수 있는 환(還)으로써 여성 냉증, 월경불순, 자궁출혈 및 산전산후의 신경쇠약 등에도 효과적이며 배란 주기를 단축시켜 생식 능력을 증강시키게 되어 불임 치료에 탁월한 효과가 있다.

❷ 좌훈 요법

『동의보감』에서는 "자궁에 찬 기운이 있으면 아이를 낳지 못한다(胞有寒則無子)"라고 할 정도로 건강한 자궁을 위해서는 자궁을 늘 따뜻하게 다루라는 걸 강조했다. 우리 조상은 오래 전부터 훈증법(薰蒸法)의 하나로 약물을 물에 끓여서 자궁에 수증기를 쏘이는 방법으로 여성 생식기의 가려움증이나 산후 관리를 해왔다. 이처럼 여성기 깊숙한 곳에 한약재의 김이 스미게 하면 여성 질환을 치료할 수 있을 뿐 아니라 여성 호르몬의 분비를 돕는 효과가 있다. 약 기운이 풍부한 뜨거운 김은 강한 살균력을 지니고 있어 환부나 여성기관에 직접 영향을 미쳐 좋은 효과를 볼 수 있다. 보궁단을 좌훈에도 활용하여 효과를 상승시키며 더불어 각각의 자궁 질환에 적절한 약재를 사용한다.

❸ 침 요법

해당 자궁 질환의 치료를 위해 정확한 혈자리를 취해서 10~20분간 유침하고 5분 간격으로 자극을 주는 등의 방법으로 침 요법을 시행한다.

❹ 약물 요법

한의학에서는 단순히 증상만으로 파악하지 않고 그 증상이 환자의 전체적인 유형에 어떻게 부합하는지 살피며 그 증상이 표현하는 속성을 파악하는 것이 선행되어야 한다. 또한 그 질환이 유발하게 된 환자의 신체적, 정신적 환경과 환자에게 나타나는 모든 증상과 징후들이 서로 어떤 관계를 가지고 발현되고 있는지 전부 살핀 다음 그 환자에게 가장 잘 맞는 처방의 탕제를 복용하도록 한다. 자궁선근종의 경우는 약물로 생리통을 제어하고 특히 생리혈로 손상된 혈을 보충해주어야 한다. 그렇지 않으면 자궁의 근종과 선근종을 녹이는 동안 혈의 손상이 누적되어 빈혈이 초래될 수 있기 때문이다.

❋ 자궁 질환이 있을 때 나타날 수 있는 증상들

1 허리가 아프거나 골반 동통이 반복적으로 나타난다.

2 일상생활이 어려울 정도로 생리통이 심하다.

3 월경 직전이나 월경 중에 배변통을 느낀다.

4 성교통이 있다.

5 생리의 양이 많아진다.

6 생리시 덩어리가 나오거나 생리혈이 진하다.

7 하복부에 단단한 혹이 만져진다.

8 소변이 잦고 소변을 보고 나도 시원하지 않다.

9 항상 하복부가 뻐근하게 느껴진다.

10 생리 이외의 출혈이 발생한다.

11 임신이 되지 않는다.

12 빈혈이 잦아져서 얼굴색이 나빠진다.

자궁 질환의 예방을 위한 생활 습관

무슨 병이든 발병 후 고치는 것보다 예방이 중요하다. 여성들의 사회 진출이 활발해지고 자기 표현의 욕구가 늘어남에 따라 성형, 다이어트 등 외모를 좀 더 경쟁력 있게 만들기 위해 여성들은 많은 시간과 에너지를 쏟는다. 그러나 여성 건강의 핵심과 보이지 않는 아름다움에는 등한시 하고 있다. 건강하고 아름다운 여성이 되려면 자궁부터 건강해야 한다. 심각한 자궁 질환을 만나고 나서야 병원을 순례하며 자궁을 잃지는 않을까 우왕좌왕하는 미련한 짓을 하지 않기를 바란다. 그러려면 일상에서 자궁을 소중하고 귀하게 다루는 노력이 필요하다. 자궁에 대한 부주의와 무관심으로 인해 자궁을 잃게 되는 최악의 사태를 생각하면 사실 이런 노력은 특별한 노력이라고 할 수도 없다.

✻ 건강한 자궁을 위한 실천들

1 하체를 항상 따뜻하게 한다.

혈액이 제대로 순환되지 못하게 되면 자궁이 차가워지거나 열이 나기도 한다. 이 때 월경불순과 각종 자궁 질환이 거듭되면서 자궁에서 근종이나 비정상 조직이 자라게 된다. 여성의 자궁은 따뜻하고 혈액순환이 잘 이루어지고, 자궁 수축력이 좋아야 자궁 내에 어혈이나 노폐물 등이 쌓이지 않고 잘 배출된다. 가급적 찬 곳에 앉지 말고 부득이할 경우 방석 등을 사용하여 자극을 줄인다.

2 좌훈, 좌욕, 반신욕을 자주 한다.

몸을 따뜻하게 해주면 혈류 순환이 좋아져서 자궁 질환의 예방은 물론 치료에도 효과적이다.

3 우유를 많이 마시지 않는다.

우유는 여성에게 있어서 꼭 필요한 식품이긴 하지만 우유의 성장 호르몬이 자궁선근종 등의 질환을 악화시킬 수 있다. 모든 유제품의 성장 호르몬이 영향을 미치기 때문에 섭취를 줄이는 것이 좋다.

4 찬 음식, 동물성 지방 등을 피하고 채소 위주로 섭취한다.

성질이 따뜻한 마늘, 자두, 살구, 토마토, 대추, 오렌지 등이 좋으며 실파, 쑥, 갓, 미나리, 익모초 등 녹색채소와 산나물 등은 데쳐서 섭취하는 것이 좋다. 석류, 콩, 두유 등 여성 호르몬, 성장 호르몬이 과다한 음식이나 녹용 등 혈을 보하는 음식, 차거나 기름진 음식 등은 피하는 것이 좋다.

5 운동을 꾸준히 한다.

과격한 운동은 피하고 가벼운 운동이나 스트레칭으로 혈액순환과 신진대사를 활발하게 해준다.

6 스트레스를 해소한다.

스트레스는 기와 혈이 울체되는 첫 번째 원인이다. 심한 스트레스를 받게 되면 간기가 울체 되는데 이때 간의 기능이 막히게 되면 자궁근종을 키우는 에스트로겐을 분해하지 못하고 자궁근종을 키우게 된다.

7 규칙적인 식사습관을 유지한다.

과도한 폭식은 비장과 신장에 무리를 주어 인체의 수분대사에 문제를 발생하고 어혈이 생성되어 자궁근종을 키운다.

8 비만하지 않도록 한다.

비만하면 기혈의 순환이 원활하지 않아서 몸에 노폐물이 많이 쌓이게 되고 이것이 자궁 질환으로 발전할 수 있다. 갑상선 기능의 저하로 몸이 비만해질 때도 에스트로겐의 생성을 촉진시키기 때문에 갑상선 기능 치료도 병행해야 한다. 잘못된 다이어트 역시 건강의 균형을 깨서 자궁 질환의 원인이 될 수 있다.

9 약물을 남용하지 않는다.

자궁근종은 여성 호르몬인 에스트로겐의 영향을 받는다. 임신했을 때와 피임약 복용, 에스트로겐이 함유된 영양식품을 먹을 때 갑자기 근종이 커지는 경향이 있다.

10 몸에 꽉 끼는 옷을 입지 않는다.

되도록 옷을 편하고 헐렁하게 입어서 혈류 순환에 방해가 되지 않도록 한다.

11 과로하지 않는다.

스트레스, 과로, 심한 다이어트 등의 요인이 겹치면 여성의 생리 주기가 불규칙해지거나 자궁출혈을 겪게 된다. 비정상 자궁출혈의 경우 자궁경부암이나 자궁근종 등으로 발전할 수 있다.

12 정기적으로 검진을 받는다.

정기적인 검진이야말로 자궁 질환의 조기 발견과 치료의 열쇠이다.

아토피는
난치도 불치도 아니다

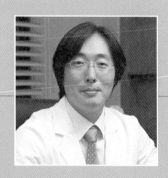

박치영 _ 생기 한의원 원장
http://www.saengki.com

아토피 치료는 환자가 어느 단계에 있느냐에 따라 적절한 대응을 하는데 관건이 달려 있다. 현대의학에서 아토피 치료에 주로 사용하는 스테로이드 연고나 항히스타민제는 일시적으로 증상이 올라오지 않도록 막거나 염증을 일으키는 면역체계를 차단해주지만 근본적인 치료가 아닐 뿐더러 부작용이 적지 않다. 그러나 한의학에서는 안전하면서도 몸의 기능을 정상화시켜주는 근본적인 체질 개선을 통해 아토피를 치료하고 있다.

아토피는
난치도 불치도 아니다

아토피는 난치성 질환이 아니다

인터넷에서 '아토피'를 검색해 보면 이런 글들이 많다.

"아토피 그거 절대로 안 낫습니다. 병원에서 치료받고 약 바를 때만 괜찮아지다가 다시 재발합니다. 저는 벌써 10년째 아토피로 고생하는데 유명한 병원 다 찾아 다녔지만 소용없었습니다."

이런 글을 보면 "00님, 저에게 한 번 오시죠"라는 덧글을 남기고 싶어진다. "아토피는 난치성 질환이다"라는 인식은 양방적 치료의 한계를 고스란히 드러내는 정의일 뿐, 현재 한의학에서는 나를 포함한 많은 한의사들이 중증의 아토피에 대해서까지 탁월한 치료의 결과를 보여주고 있다. 사람들이 나에게 '아토피 전문 한의사'라고 부르는 것에 나 자신 어떤 쑥스러움이나 주저함이 들지 않는 건 그 동안 내가 치료했던 수많은 아토피 환자들이 있었기 때문이다. 지금까지 나 스스로가 치료를 먼저 포기한 환자는 단 한 명도 없었다. 단지 조금 더 빨리 치료되고 아니고의 차이만 있을 뿐이었다. 그러니 누군가 아토피에 대해 고개를 절레절레 흔들면서 "절대 안 낫는 피부 질환"이라고 할 때엔 답답한 마음과 안타까운 마음이 함께 든다. 얼마나 고생했으면, 얼마나 치료가 잘 안 되었으면 그런 편견을 갖게 되었겠는가.

사실 아토피는 십수 년 전까지만 해도 드문 질환이었다. 그런데 지금은 유행병처럼 급속도로 퍼지고 있다. 어느덧 '국민병'이라는 수식까지 붙을 정도로 아토피 환자는 해마다 늘어나고 있다. 보건복지부의 '2008 국민건강영양조사' 결과에 따르면, 1,000명 당 의사 진단 아토피 피부염 환자는 2001년 12명에서 2005년엔 91.4명으로 4년 만에 7배 이상 급증했다. 그리고 2010년 국민건강보험공단 통계에 의하면 국민의 약 1%가 아토피 피부염을 갖고 있으며, 소아 아토피는 5~10%나 된다고 한다. 이처럼 환경의 변화로 아토피 환자가 급증하는 반면에 뚜렷한 원인과 명쾌한 치료법이 나오지 않아 현재 양방에서는 '난치성 피부 질환'으로써 아토피를 다루고 있다.

아토피의 어원은 그리스어 '아토포스(atophos)'에서 나온 것으로, '엉뚱한 곳에 있는' '경우가 틀린' '비정상적인'이란 뜻을 가진다. 어떤 점에선 아토피 질환에 딱 맞는 비유인지 모른다. 왜냐하면 아토피 질환의 발병은 사람이 일상에서 무언가 과잉되었거나 결핍되었거나 불완전한 상태에 오래 노출되어 있음으로 해서 만들어진 현대병이기 때문이다. 사람들이 아토피에 시달리게 된 건 현대에 이르러 문화가 급속도로 발달하면서 식생활과 환경에서 잘못된 공급이 이루어지고 있기 때문이다.

일반인들은 아토피성 피부염을 알레르기성 피부염과 같은 것으로 혼동하지만 두 개는 분명한 차이가 있다. 정상적인 사람의 경우 알레르기를 일으키는 항원이 침입하면 치료물질인 대식세포나 백혈구가 그에 대응하여 면역기전이 작동하여 가벼운 염증을 일으킨다. 마치 모기에 물린 것처럼 약간의 발적, 가려움, 부종이 동반된다. 이에 반해 아토피가 있는 경우에는 항원이 침입하게 되면 면역작용의 과잉으로 비만세포가 연속적으로 터지고 피부혈관이 확장되면서 백혈구가 수없이 흘러들어가 파괴된다. 백혈구의 사체를 비롯한 여러 찌꺼기들은 일부는 혈관으로 흡수되어 대소변으로 배출되지만 처리되지 못한 잔여물이 남아 심한 가려움과 발적을 유발하게 된다.

한방에서는 이러한 면역 과잉반응을 '기혈정체(氣血停滯)' 혹은 '기혈착란(氣血錯亂)'이라는 개념으로 설명한다. 우리 몸의 정기(正氣)가 허약해지면 방어를 담당하는 '위기(衛氣)'가 약해지고 병의 유발인자인 병인(病因)이 침입하거나 발생한다. 병인으로 인해 기혈순환의 장애가 생기고 이로 인해 담음(痰飮)이 정체되거나 어혈(瘀血)이 발생하고 이는 결국 열독(熱毒)으로 이어진다. 그런데 이 열독은 가려움과 발적을 일으킨다고 보는 것이 한방에서 아토피를 해석하는 관점이다. 아토피 치료는 결국 이런 기전을 정확하게 이해하고 환자가 어느 단계에 있느냐에 따라 적절한 대응을 하는데 관건이 달려 있다. 반면에 현대의학에서 아토피 치료에 주로 사용하는 스테로이드 연고나 항히스타민제는 일시적으로 증상이 올라오지 않도록 막거나 염증을 일으키는 면역체계를 차단해주지만 근본적인 치료가 아닐 뿐더러 부작용이 적지 않다. 그러나 한의학에서는 안전하면서도 몸의 기능을 정상화시켜주는 근본적인 체질 개선을 통해 아토피를 치료하고 있다. 심한 경우 수 년이 걸릴지도 모르는 치료 과정을 잘 따라주는 인내와 '나을 수 있겠다'는 믿음만 있다면 아토피는 호전은 물론이고 충분히 완치될 수 있다.

아토피는 왜 생기는가

❶ 식생활의 영향

사람들은 음식 섭취를 통해 인체에 필요한 기혈을 보강한다. 편식이 심하면 충분한 영양분의 섭취가 불가능하기 때문에 문제가 발생될 수 있다. 패스트푸드, 인스턴트 식품 등의 과도한 섭취, 불규칙한 식습관 또한 원인이 된다.

❷ 외부 기후에 의한 영향

외부 기후 변화에 따라 인체의 기혈의 흐름이 변화함으로써 피부에 직접적인 영향을 미친다. 여름철의 덥고 습한 기후는 인체에 땀띠 같은 피부 발진을 일으키고, 겨울철 차고 건조한 바람은 피부를 수축시킨다. 이로 인해 기혈의 흐름에 장애가 발생하여 피부가 거칠어지고 가려워질 수 있다.

❸ 정신적 스트레스

인간은 몸과 마음으로 이루어져 있다. 그리고 몸과 마음은 하나이다. 마음의 긴장, 우울, 분노, 근심, 걱정은 몸의 기혈을 막고 그 반응이 피부에도 악영향을 미치게 된다. 스트레스와 부정적인 마음은 인체의 근육조직을 수축시키고 혈액의 흐름을 정체시킴으로써 피부의 영양이 부족해지거나 노폐물의 생성이 많아져서 피부에 문제를 발생한다.

❹ 환경 변화의 영향

집먼지 진드기의 배설물과 체액, 개나 고양이의 침이나 털 또는 피부, 나무와 잡초와 잔디, 꽃가루와 곰팡이 등 환경적인 요인이 피부에 염증을 유발할수 있다. 이밖에 증상을 유발하거나 악화하는 요인으로 황사를 포함한 미세먼지, 담배연기, 향수 등 자극적인 냄새 등도 영향을 미친다.

❺ 약물의 오남용

약물 홍수시대를 살아가면서 사람들은 단지 증상만을 개선하기 위해 수많은 약물을 사용하고 있다. 약물 오남용의 부작용은 피부에도 직접적인 영향을 미친다. 특히 아토피 환자들의 경우 면역억제제인 스테로이드의 오남용 사례가 빈번하다.

❻ 피부 보습제의 오남용

많은 사람들이 피부 생리기능의 개선보다는 단지 보습제를 이용하여 피부의 보습을 유지하려고 하는데 이는 결코 근본적인 해결책이 될 수 없다. 피부의 정상적인 생리기능을 회복시키는 노력은 하지 않은 채 보습제에 의지하게 된다면 아토피는 더욱 만성적이고 고착화될 가능성이 높다. 보습제와 화공약품은 같은 대상의 다른 이름일 뿐이라는 걸 기억해야 한다.

7 과로

과다한 노동이나 지나친 성관계로 인한 육체적 피로는 인체의 정기를 손상시키고 피부로의 혈액순환에 장애를 초래한다. 이로 인해 약해진 피부는 각질이나 피로물질에 의한 홍반 등으로 나타난다. 또한 피부면역력도 떨어진다.

8 감염

인체의 면역력이 약해지면 외부에서 침입하는 바이러스, 세균, 진균 등에 쉽게 감염될 수 있다. 심한 경우 패혈증이나 인체의 내장기에 문제를 초래할 수 있지만 대부분은 영양과 보습, 열관리 등을 잘해주면 증상이 사라진다. 체질적 특성을 고려하여 인체 내부의 허약을 보강해줘야 한다.

9 외부 손상

피부는 외부의 다양한 요인에 의해 손상을 받는다. 화상이나 동상, 벌레에 물리거나, 타박상, 추락 등등의 원인으로 피부가 손상된다.

10 예방접종이나 감기

감기에 걸리면 열발진이 나타날 수 있다. 외부에서 침투한 바이러스를 이기고자 인체는 내부에서 열을 만들어내고, 이 과정에서 피부에 발진과 소양감 등의 증상이 나타난다. 백신은 병원균의 독성을 약화시켜 만든 주사용 약물로서, 소아 백신예방접종이 다른 자극원에 대해 과민반응을 일으키면서 면역체계를 손상시킬 수 있다. 이 과정에서 피부 발진이 초래될 수 있다.

11 체질

체질에 맞는 식습관과 환경 조성이 되지 않으면 인체는 허약해지거나 균형이 깨지면서 피부에도 반응이 나타난다. 아토피 치료를 위해서는 정확한 체질 분석과 그에 따른 생활환경의 개선이 필요하다.

12 태열로 인한 습진

출생 후 피부에 부분적으로 붉은 발진이나 각질, 가려움증, 진물 등의 증상이 나타나는 것을 태열이라고 한다. 태열은 임신 중 어머니의 스트레스, 부적절한 식습관이나 음식, 기타 질환 등에 의한 문제가 뱃속의 태아에게 영향을 미쳐서 아기의 피부에도 영향을 미친 것이다.

아토피 증상들

❶ 가려움

인체에서 일어나는 모든 통증과 가려움 등의 반응은 인체의 면역력에 의해 나타나는 증상이다. 가려움이란 인체에 독소가 유입되어 제거할 필요가 있거나 기혈의 흐름이 저하되어 소통시킬 필요가 있을 때 외부로 드러나는 하나의 신호이다. 그런데 가려움을 없앨 목적으로 혈관을 수축시키고 신경 전달체계를 둔화시키는 약을 바르거나 먹게 되면 일시적으로 가려움이라는 증상이 완화되긴 한다. 하지만 그 이면에 가려움을 유발한 근본원인인 기혈의 정체는 악화되며 결국 가려움 증상이 더욱 심해지게 된다. 또한 외부에서 유입된 이차적인 독소로 인해 아토피가 만성화되고 고착화될 수 있다.

❷ 홍반 · 홍조 · 홍종

홍반은 피부에 나타나는 붉은 반점, 홍조는 국소적인 반점의 형태가 아닌 일정 면의 피부가 붉어지는 현상, 홍종은 피부가 붉게 부은 상태를 말한다. 붉은 색은 체내 혈액의 유입 때문이다. 혈액이 유입된 것은 손상된 부위를 회복하고 재생하기 위한 것으로, 이런 현상을 병리적으로 해석하여 붉은 피부를 아토피의 악화 반응으로 보는 관점은 문제가 있다. 특히 치료시 나타나는 붉은 반응은 바람직한 증상이라고 할 수 있다.

❸ 각질

각질은 피부를 보호하고 수분을 유지하는 보호막이지만 아토피 증상에서의 각질은 다른 기전으로 발생한다. 피부세포는 깨끗한 동맥혈로부터 산소와 영양분을 공급받아 계속해서 분화되고 재생되는 것이다. 하지만 아토피를 앓고 있는 경우, 모세혈관의 정체로 인해 피부세포의 혈액순환과 영양공급에 문제가 발생하여 피부에 원활한 영양공급이 되지 않아서 각질이 생기는 것이다. 아토피 각질은 혈액의 정체로 인해 말라버린 피부세포들의 시체라고 할 수 있다.

④ 태선화

태선화란 피부의 표면이 나무껍질처럼 거칠어지고 코끼리 피부처럼 두터운 느낌이 드는 상태를 말한다. 가려움증을 견디지 못해서 반복적으로 긁는 습관 때문에 만들어진 것으로 아토피가 만성화되고 고착된 상태를 의미한다.

⑤ 진물

인체의 노폐물은 대소변과 생리, 피부의 땀구멍을 통하여 자발적으로 배출 되어야 한다. 하지만 아토피의 경우 정상적인 통로로 땀과 함께 배출되지 못 하다가 피부세포가 파괴되면서 세포 속의 장액과 체액이 진물처럼 피부로 배 어나오게 된다. 진물이 나면 대개 진정을 우선적으로 하는 치료를 행하지만 아토피의 진물은 피부를 진정하는 방법보다는 강하게 땀을 내면서 독소를 배 출하는 방법이 근본적인 치료라고 할 수 있다.

⑥ 색소 침착

아토피 증상이 만성화되면 피부의 색은 붉은 색에서 검은 색으로 점차 바뀌 게 된다. 혈액의 순환에 장애가 발생하면서 피하의 혈액이 산화되어 어혈(瘀 血) 형태로 검어지기 때문이다. 또 다른 원인은 반복해서 긁는 습관으로 피부 에 발생한 마찰열을 인체에서 제어하는 과정에서 나타나는 현상이 바로 색소 침착이다.

⑦ 백색피부기묘증

아토피 환자의 환부를 손으로 긁으면 흰선이 보이게 되는데 일반적으로 붉 게 되는 것과 대비된다. 이는 기혈의 정체반응으로 피가 고여 있다가 손으로 긁음으로써 고여 있는 피가 양 옆으로 빠지면서 생기는 반응이다. 여기서 옆 으로 빠진 혈액이 다시 차들어올 때까지 걸리는 시간으로 기혈 정체의 정도를 가늠할 수 있다.

보호자까지 울게 만드는 소아 아토피

코를 심하게 고는 성인과 심한 아토피 환자 중에서 누구와 잠을 자는 것이 더 숙면에 방해가 될까? 바로 아토피 환자이다. 밤새도록 뒤척이면서 "북북" 자기 몸을 쉬지 않고 긁어대기 때문이다. 정작 환자 자신은 잠을 자면서 무의식중에 자기 몸을 긁는 거지만 옆에서 같이 자는 사람은 그 소리와 뒤척임에 잠을 설치게 된다. 그런데 소아 아토피는 이보다 더 심하다. 가려움 때문에 울어대기까지 하기 때문이다. 때문에 심한 아토피 환자를 자녀로 둔 부모는 밤이나 낮이나 고통스러운 시간을 함께 울며 보내게 된다.

소아 아토피 환자는 해마다 급속도로 증가하고 있다. 최근 발표된 통계에 따르면 국내 소아 아토피 피부염 환자는 전체 아동의 25%에 달한다. 소아 아토피는 유전적인 요인과 환경적인 요인이 복합적으로 작용하여 발생하는 것으로 추정되며, 소아 아토피의 주요 발병 시점은 생후 3개월 이후로 알려져 있다. 그러므로 태어난 직후에 나타나는 태열과는 구별된다. 스테로이드와 항히스타민 처방으로 증상이 완화될 수는 있으나 근본적인 치료가 아니므로 반복 재발하는 확률이 높다. 아이들의 경우 가려움 때문에 하루 종일 보채거나 몸을 긁어서 온몸에서 피가 나기도 한다. 옆에서 지켜보는 보호자의 마음은 환자 이상으로 힘들 수밖에 없다. 그러다 보니 아토피에 좋다는 방법은 다 따라 하고 좋다는 병원은 다 찾아가 본다. 그러면서 아이는 아이대로 지쳐가고 보호자는 보호자대로 지쳐가는 것이다.

소아 아토피는 나이가 들면서 개선되거나 없어지기도 하지만 40% 정도는 성인이 되어서도 지속되는 것으로 알려져 있다. 그래서 소아 아토피의 치료는 성인들보다 더 세심하고 확실하게 치료해야 한다. 소아기는 면역력이 성인에 비해서 불완전하기 때문에 인체에 미치는 영향이 더 크다. 더욱이 한창 성장을 해야 하는 시기에 에너지가 분산되기 때문에 성장 장애를 동반할 수도 있다. 또한 인격이나 성격이 형성되는 시기이므로 소아 아토피는 정서적으로 부정적인 영향을 줄 수도 있다. 그러므로 소아 아토피 환자를 치료할 때엔 약물 치료와 함께 환자의 정서적 안정까지 고려한 심리 치료도 이루어져야 한다.

　오늘날 인터넷 정보가 발달하다 보니 아토피에 대해서도 수많은 정보들이 떠돌고 있다. 그 중에는 정확하고 유익한 정보도 있지만 상당수는 터무니없는 정보들이 많다. 그런데 아토피와 같이 환자나 그 가족에겐 매우 절실한 문제임에도 무책임한 정보들이 넘쳐남으로써 환자의 치료에 도움이 되지 않는 경우도 많다. 사람마다 체질이 다르고 질병의 상태 또한 다르기 때문에 어떤 사람에게 아주 효과적인 치료약이 다른 사람에게는 독약이 될 수도 있다. 따라서 반드시 전문가에게 환자의 체질과 특성이 고려된 치료를 받아야 한다.

생기 한의원의 '빼기' 치료

　한의학에서는 인체의 내부인 오장(五臟), 즉 간심비폐신(肝心脾肺腎)의 다섯 장기와 육부(六腑)인 담, 소장, 위, 대장, 방광, 삼초에서부터 골격, 근육, 혈관, 신경, 임파선 등이 서로 긴밀하게 연향을 주고받고 표피인 피부, 모발 등과 이어져 하나의 신체를 이루고 있다는 전일적인 인체관을 가지고 있다. 따라서 피부는 내부 장기의 건강 상태를 반영하는 거울과 같다. 특히 폐와 대장은 피부와 밀접한 관계가 있어서 『동의보감』에는 '폐주피모(肺主皮毛)'라는 대목이 나온다. 폐가 피부와 털을 주관한다는 말이다.

　아토피 피부염은 단순 피부 질환이 아니라 폐와 호흡기를 중심으로 한 전신의 불균형에서 온 이상(atophos) 현상이다. 그러므로 신체에서 발생하는 열이나 탁한 기운이 피부를 통해 배출될 수 있도록 폐 기능을 향상시켜주고 면역력을 높여줌으로써 자가치유능력을 향상시켜주는 것이 치료의 우선순위가 된다. 한의학에서 말하는 치병필구어본(治病必求於本)의 관점인, 병을 치료할 때는 반드시 질병의 근본 원인을 파악하고 질병의 음양종역(陰陽從逆)을 살펴 그에 맞는 치료법을 확실히 정해 둔다는 내용과도 일맥상통하는 것이다. 오늘날 한의학적인 피부 치료가 주목 받고 있는 이유는 개개인의 체질 및 피부 질환의 원인에 따른 처방을 통하여 근본적인 치료가 가능하다는 데에 있다. 같은 질환을 앓고 있더라도 체질과 환경조건, 성장조건, 식습관, 생활 습관 등을 고려하여 개개인에게 최적의 맞춤 치료를 할 수 있기 때문이다.

생기 한의원에서는 아토피 치료를 위해 '디톡스 요법'을 시행하고 있는데 한마디로 '빼기 치료'라고 할 수 있다. 일상에서 먹고, 마시고, 호흡하는 가운데 발생하는 독소의 배출을 통해 치료 효과를 보는 것이다. 빼기 치료에서 말하는 스테로이드 중독이란 스테로이드로 인한 인체 기질적 장애를 유발한 것으로, 주로 모세혈관의 손상과 더불어 나타나는 기혈 정체반응이 중독의 핵심 사항이 된다. 그렇기 때문에 정체된 기혈을 충분히 소통시키고 손상된 피부와 혈관조직을 재생시키면 아토피 또한 호전된다는 것이 치료의 핵심 원리이다. 빼기 치료는 목욕법, 운동법, 식이요법, 한약, 외용 요법, 약침과 침, 사혈 요법, 일광욕 등으로 구성된다.

아토피는 환자 스스로 치료할 수 있는 단순한 질환이 아니라 한의사의 정확한 진단과 치료 일정에 의해 진행되어야 한다. 피부 상태는 일시적인 원인 때문에 악화되기도 하지만 타고난 체질적인 요인도 중요하다. 일시적인 원인은 그 원인만 제거되면 쉽게 치료되나 체질적인 요인은 쉽게 바뀌지 않는다. 따라서 전문가의 정확한 치료 못지않게 중요한 건 질환을 일으킨 체질적인 요인을 개선하기 위한 꾸준한 관리와 생활 습관의 개선이다. 이것이 바로 앞에서도 말한 치병필구어본(治病必求於本)인 것이다. 고질적인 생활 습관은 전혀 개선하지 않으면서 의사에게만 '완치'의 결과물을 요구하는 아토피 환자는 자기 자신에 의해서 '난치'라는 적을 만나게 되는 것이다.

✸ 아토피 치료와 예방을 위한 생활 습관

■ 스트레스, 과로와 멀어져라.

스트레스는 기울(氣鬱; 기가 막혀서 울체되는 것)을 유발하여 가려움증이 나타나거나 아토피 증상을 심하게 할 수 있다. 스트레스를 덜 받도록 노력하고 해소해줄 필요가 있다. 과로도 아토피 증상을 심하게 한다.

❷ 일상에서 '빼기'를 생활화 하라.

일상생활에서 지나친 것은 대부분 몸과 피부에 자극을 준다. 과식, 높은 실내온도, 욕심, 과영양 섭취, 편식, 과다한 보습제, 비누와 화학제품의 사용, 화학첨가 음식의 섭취 등등 편리한 환경과 조건만 따르다 보면 몸의 균형이 깨지면서 피부에도 나쁜 영향을 준다.

❸ 목욕, 반신욕, 족욕, 냉온찜질 등을 해준다.

몸을 따뜻하게 하고 피부, 근육, 혈관조직을 부드럽게 이완시켜 기혈의 소통을 원활하게 해준다. 그러나 무조건 모두에게 좋은 것은 아니므로 자신의 체질에 맞는 방법을 전문가에게 정확하게 조언 받아서 실천할 필요가 있다.

❹ 꾸준히 운동을 한다.

오랫동안 피부 질환을 앓았던 사람이나 체력이 약한 사람은 치료 초기엔 운동을 하지 않는 것이 도움이 되는 경우도 있다. 그러나 장기적인 관점에서 꾸준히 운동을 해주는 사람은 면역력이 강화되어 피부 질환을 예방하고 극복할 수 있다.

❺ 친환경적인 생활을 한다.

흙이나 자연환경과 가깝게 지내는 사람은 아토피에 잘 걸리지 않는다. 시골은 도시에 비해 아토피 환자가 드물다. 대도시 속의 생활환경이 아토피 발병 원인을 제공하고 있기 때문이다. 환경만 바꾸어도 아토피는 다른 치료 없이 반 이상은 개선된다.

❻ 스테로이드 연고를 함부로 바르지 않는다.

가려움과 발적을 가라앉히기 위해 처방되는 스테로이드 연고는 모세혈관을 수축시켜 노폐물 배출을 어렵게 한다. 연고를 바르면 일시적으로 개선되는 듯 하다가도 악화되는 걸 알 수 있다.

❼ 근거 없는 민간요법을 따르지 않는다.

사람들이 많이 걸리는 질환이고 치료가 간단하지 않은 질환일수록 "고양이 뼈를 푹 고아먹으면 깨끗이 낫는대" 하는 식의 "카더라" 민간요법이 수두룩하다. 아토피 증상이 의심스러우면 근거 없는 민간요법에 휘둘리지 말고 일단 전문가를 찾아서 진료를 받는 것이 중요하다. 그리고 십수 년씩 아토피로 고생하고 있는 사람일수록 완치될 수 있다는 믿음을 갖고 임했으면 좋겠다.

8 긍정적인 마인드로 즐겁게 산다.

예민하고 평소 화를 잘 내는 사람, 부정적인 마인드를 가진 사람은 그렇지 않은 사람에 비해 아토피 질환에 걸릴 확률이 훨씬 크다. 그 사람의 마음은 그 사람의 몸에 영향을 미친다. 늘 마음 상태가 불안정하고 편치 않은 사람은 오장육부에도 편치 않은 기를 전해줌으로써 결국 각 장기의 흐름을 원활하게 하지 못하고 이는 다시 피부 질환을 유발한다. 긍정적이고 즐거운 마음으로 사는 것이 곧 피부 건강의 지름길이다.

원인도 증상도 다양한 어지럼증

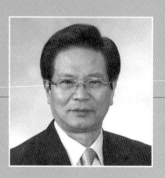

양회정 _ 맑은머리맑은몸 한의원 원장
http://www.okbrain.co.kr

갑자기 머리가 어지러워진 원인은 매우 다양하다. 원인만큼 증상도 다양하게 나타난다. 어지럼증은 빈혈과 과로, 기력 저하, 뇌경색, 뇌출혈 등이 원인이 되기도 하지만 우울증이나 스트레스 등의 정신과적 문제나 만성피로 증후군, 소뇌 위축증, 평형기관을 담당하는 전정신경계의 문제가 원인이 되어 나타나기도 한다. 금세 증상이 사라져 정상을 되찾는 경우, 어지러움과 함께 두통을 비롯한 다른 증상이 심하게 나타나지 않는다면 병원에 가서 진단을 받아야겠다는 생각을 하는 사람이 많지 않다. 다른 부분의 불편함이나 통증이 없으면 어지럼증에 대해 심각하게 생각하지 않는 때문이다. 그러나 어지럼증이 수시로 반복된다면 당연히 병원에 가서 원인을 찾고 그에 따른 치료를 받아야 한다.

원인도 증상도 다양한 어지럼증

뇌의 혈액순환과 어지럼증

"자리에 앉았다 일어나거나 길을 걸어갈 때 갑자기 하늘이 빙빙 돌고 정신이 어질어질해질 때가 많습니다. 사람이 많은 곳에 오래 서 있어도 머리가 지끈거리고 시야가 흐려져 외출하기도 힘들어요. 병원에서는 빈혈은 아니라는데 왜 이런 빈혈 증상이 나타나는 건가요?"

찾아오는 환자 중에는 이런 하소연을 하는 사람들이 적지 않다. 사람들은 대개 어지러움을 느끼면 빈혈이라고 생각한다. 그러면서 자신은 먹는 것도 잘 먹고 살도 많이 쪘는데 왜 빈혈이 있느냐고 묻는다. 빈혈은 혈액이 인체 조직의 대사에 필요한 산소를 충분히 공급하지 못해 조직의 저산소증을 초래하게 된 상태를 말한다. 그래서 빈혈이 있는 사람은 갑자기 일어설 때 일시적인 현기증을 느끼게 된다. 그러다가 수 초가 지나면 어지러움이 사라지고 다시 정상으로 돌아와 일상생활에 아무 지장을 받지 않는다. 이런 비슷한 증상이 있다고 해서 모두 다 빈혈은 아니다. 실제로 어지럼증을 느끼는 사람들 중 빈혈이 원인인 경우는 10% 정도에 불과하다.

갑자기 머리가 어지러워진 원인은 매우 다양하다. 원인만큼 증상도 다양하게 나타난다. 어지럼증은 빈혈과 과로, 기력 저하, 뇌경색, 뇌출혈 등이 원인이 되기도 하지만 우울증이나 스트레스 등의 정신과적 문제나 만성피로 증후군, 소뇌 위축증, 평형기관을 담당하는 전정신경계의 문제가 원인이 되어 나타나기도 한다. 금세 증상이 사라져 정상을 되찾는 경우, 어지러움과 함께 두통을 비롯한 다른 증상이 심하게 나타나지 않는다면 병원에 가서 진단을 받아야겠다는 생각을 하는 사람이 많지 않다. 다른 부분의 불편함이나 통증이 없으면 어지럼증에 대해 심각하게 생각하지 않는 때문이다. 그러나 어지럼증이 수시로 반복된다면 당연히 병원에 가서 원인을 찾고 그에 따른 치료를 받아야 한다.

현대의 사회구조와 생활방식은 사람들을 온갖 경쟁구도로 몰아넣고 있으며 그 속에서 사람들은 극심한 스트레스로 심신의 과부하를 겪고 있다. 그러면서 뇌혈관 장애가 증가하고 그로 인한 어지럼증이 늘어나는 것이다. 그 중에 많은 사람들이 뇌의 혈액순환의 문제로 인하여 어지럼증을 보인다. 혈액의 양은 자고 있을 때나 정신활동이 이루어지고 있을 때나 별 차이가 없지만 어떤 이유로든 혈액에 산소가 줄어들거나 이산화탄소의 양이 많아지면 혈액의 필요량도 증가하게 된다. 이때 평소 심장에서 나온 혈액의 20%를 공급 받던 뇌는 부족한 산소를 확보하기 위해 스스로 혈액의 양(혈류량)을 늘리려 하는데 이는 결국 역효과를 일으킨다. 혈관은 그대로인데 혈관 안을 돌아다니는 혈액의 양만 증가하다 보니 뇌 내부의 혈압은 올라가게 된다. 그러면서 작은 구멍에 많은 혈액이 통과하려다 보니 전체적인 뇌동맥의 혈류 속도는 오히려 더 느려지는 악순환이 일어나는 것이다. 이런 악순환이 몰고 온 결과가 바로 어지럼증이다.

따라서 뇌의 정체된 혈액순환을 원활하게 하면 어지럼증은 자연스럽게 해소된다. 하지만 뇌의 원활한 혈액순환은 맑은 피와 양질의 동맥과 정맥, 부드러운 두개골 주변의 근육이 확보되어야만 비로소 이루어진다. 이들 조건만 충족되면 어지럼증뿐만 아니라 그에 따르는 두통, 이명, 난청, 만성피로, 우울증 등도 함께 해소될 수 있다. 문제는 어지럼증을 치료받을 곳이 딱히 정해져 있지 않아 난감한 경우가 많고, 전문 의료진을 만나지 못하면 심각한 합병증으로 번질 가능성이 있다는 점이다. 그러므로 어지럼증의 치료에서 가장 중요한 건 치료 경험이 많은 의사에게서 정확한 원인을 진단받아 그에 맞는 정확한 치료를 받는 것이다.

어지럼증의 원인과 주요 증상

어지럼증 환자들이 5년, 10년 심지어는 30년 동안 고생했다면서 찾아오는 걸 보면 치료가 쉽지 않다는 걸 알 수 있다. '어지럼증' 환자라고 하면 단순하게 생각해서 그저 잠깐씩 어지러움을 느끼는 정도겠지 하겠지만 실제로 어지럼증 환자들은 일상생활을 정상적으로 하지 못할 정도로 어지럼증과 함께 다양한 증상들에 시달리고 있다. 심한 경우 외출에 대한 공포심으로 집 밖으로 나가지 못하는 사람도 있고, 자리에서 잘 일어나지도 못할 정도이다.

뇌는 계속적인 산소와 단백질 등 영양을 필요로 한다. 이런 물질을 혈액을 통하여 공급하게 되는데 안정시 심장에서 방출한 양의 20%가 뇌로 흐르게 된다. 이 양은 수면시나 각성시 또는 정신활동시 별 차이가 없지만 혈액 내에 산소 농도가 적다거나 이산화탄소의 양이 많아지면 혈류량이 증가하게 되고 그 결과, 뇌 내의 압력이 증가하여 뇌동맥의 혈류 속도를 저하시키게 됨으로써 어지럼증이 나타나는 것이다.

이처럼 뇌와 관련한 질환들은 여러 가지 증상들로 나타나는데 그 중에서도 특히 어지럼증은 여러 뇌 질환에 공통적인 현상이다. 어지러움이란 매우 흔한 증세로 일차 진료를 하는 의사를 찾는 환자 중 두통 다음으로 많은 것으로 알려져 있다. 전정기능에 장애가 있는 경우 말초성이든 중추성이든 비슷한 문제를 가지는데 대개 어지러움, 현기증, 시야의 흐려짐, 자세의 불안정, 평형장애, 보행장애, 쓰러짐 등을 호소한다. 어지럼증을 일으키는 질환에는 여러 가지가 있는데 그 원인을 정확하게 알지 못하면 치료 자체가 어려워진다. **따라서 뇌의 메커니즘과 어지럼증을 유발시키는 각각의 질환들에 대해 정확하게 알아**

둘 필요가 있다. 어지럼증의 원인으로는 크게 다음과 같이 나눌 수 있다.

❶ 편두통을 동반한 어지럼증

편두통성 어지럼증은 주기적인 박동성 통증을 주로 호소하는 질환으로 긴장성 두통과 함께 신경과 영역에서 가장 흔하게 볼 수 있는 질환의 하나이다. 혈관의 수축이나 이완 과정에서 나타나는 문제로 혈관성 두통이라고도 한다. 편두통은 젊은 연령층에서 흔히 어지럼증의 원인이 되고 있으며, 어지러움을 느끼는 지속 시간이 수분에서 수일까지 나타나는 특징을 가지고 있다. 이런 종류의 어지럼증은 근본적으로 편두통을 치료해야만 사라지게 된다.

❷ 우울증이나 공포감을 갖는 심인성 어지럼증

우울증은 남성의 경우는 10% 정도, 여성의 경우는 20~25%의 발병률을 보이고 있다. 여성 4~5명 중에서 한 명은 우울증세가 있는 셈이다. 우울증에 걸리면 슬픈 감정이 이어지고, 매사에 자신감이 없어 삶의 의욕이 사라지고, 아무 것도 하기 싫어지며 혼자만 있고 싶어진다. 또한 소화기능도 떨어지고 식욕이 떨어져 체중이 감소되는가 하면 두통, 어지럼증, 수면장애 등을 겪게 된다. 우울증이 심해지면 공황장애나 광장공포증으로 발전하기도 하고, 이런 사람들은 외출시나 심리적 압박감이 심해질 때 가슴이 조여 오면서 죽을 것만 같은 기분을 동반하는 어지럼증을 느끼기도 한다.

❸ 이명이나 난청을 동반한 어지럼증

내이염과 같은 메니에르 증후군, 세반고리관에서의 이석의 이동으로 인한 양성돌발성체위성 어지러움 등이 있다. 통계에 의하면 미국 성인의 32%가 이명을 호소하고 있으며 이 중에서 20%는 심한 이명으로 고생하고 있다고 한다. 영국에서도 성인 인구의 35~45%가 이명을 호소하고 이 중에서 8%가 수면을 할 수 없을 정도이고, 0.5%가 이명 때문에 일상생활에 지장을 받을 정도로 고통받고 있다고 한다. 이명을 가진 사람의 대부분은 어느 정도의 난청을 가지지만 정상적인 사람도 있으며, 난청의 정도에 상관없이 전 인구의 17% 정도가 이명을 경험할 정도로 이명은 흔하게 발견된다. 이명 환자를 CT나 MRI 등으로 진단해보면 원인이 발견되는 경우와 그렇지 않은 경우로 나눌 수 있다. 원인이 발견되는 경우는 타박으로 인한 두개골의 골절, 뇌종양, 고막 천공, 이관 폐색, 이소골 경화증, 내이염 및 메니에르병 등을 들 수 있다. 한방에서는 인체의 오장육부가 부조화 상태에 있을 때 이명이 생긴다고 보았다. 따라서 장부의 허실을 객관적으로 파악한 뒤 적절한 약물 및 침구요법으로 장부의 음양 상태를 조절하여 치료한다.

4 빈혈로 인한 어지럼증

흔히 알려진 빈혈로 인한 어지럼증은 혈액 속에 들어 있는 혈색소 양이 정상치보다 줄어든 상태로 헤모글로빈의 원료가 되는 철이 부족하거나, 적혈구 생산구조에 이상이 생겨 적혈구가 부족하거나, 불완전한 적혈구가 생기거나, 출혈 또는 용혈 등에 의해 적혈구의 양이나 헤모글로빈의 농도가 줄면 체내 조직이 저산소 상태가 되는 걸 말한다. 빈혈 증상으로는 피로감, 두중증(頭重症), 어지럼증, 기립성(起立性) 저혈압 등이 있다.

5 과로나 스트레스에 의해 나타나는 어지럼증

과로와 심한 스트레스로 인해서 혹은 무의식에 잠재되어 있던 부정적인 정서로 인해 뇌의 중심부에 있는 변연계의 기능이 떨어지면서 소뇌의 기능도 덩달아 떨어져 어지럼증이 생기게 된다. 정신적인 스트레스가 과로와 겹칠 때 어지럼증이 더 쉽게 오기도 한다. 주로 일시적인 어지럼증에 속하지만 지속적인 스트레스를 받으면 만성화되기도 한다.

6 외상 후 어지럼증

사고에 의해서 경추 부위를 다치거나 두부 또는 측두 하악관절의 손상에 의해서도 어지럼증이 올 수 있다. 특히 교통사고를 당한 후 2~3년 후에 어지러운 증상이 서서히 증가하는 경우가 많다.

7 만성피로 증후군을 동반한 어지럼증

만성피로 증후군은 과도하게 몸을 혹사해서 육체적, 정신적으로 탈진한 상

태가 6개월 이상 지속되는 것을 말한다. 원인은
잘 알려지지 않았지만 현재까지의 이론에
의하면 신경내분비계의 이상, 바이러스 감
염, 환경오염으로 인한 독성물질들의 영향
그리고 유전적인 요인을 주요 원인으로 보
고 있다. 주요 증상으로는 기억력과 집중
력이 떨어지고, 이유 없이 목안이 자주 아
프거나, 목과 겨드랑이 주위 임파선이 아프
고, 목과 어깨 주위에 근육통이 오고, 팔다리가 저리
며, 잠을 자도 상쾌하지 않고, 조금만 운동을 해도 심
한 피로감을 느끼게 된다. 환자의 절반 이상은 우울증,
불안감, 불면증, 어지럼증 등 신경계의 이상을 호소하
기도 한다.

⑧ 소뇌와 연관된 어지럼증

처음에는 걸을시 어지러운 증상이 생기다가 점차 언어가 불편해지고 나아
가 보행이 불편해지고 점점 더 심해져서 언어 활동까지 힘들어지는 것으로, 현
재의 의료 수준으로는 불치로 알려진 소뇌 위축증이라는 진단을 받는 어지럼
증이다. 어지럼증 중에서 가장 안타까운 질환으로 소뇌 위축증이라는 진단을
받기 전에 치료를 하면 완치될 가능성이 높지만 질병 초기에 병명을 찾다가 치
료 시기를 놓치게 된다.

또한 어지럼증이 빙빙 도는 회전성이냐, 비회전성이냐에 따라서도 원인을
진단하게 되는데 비회전성인 경우는 일종의 중풍인 뇌간 장애, 머리나 목을 다
쳐서 나타나는 외상 후유증, 우울증, 공포증 같은 정신신경과적 질환, 갱년기
증후군, 자율신경 실조증 등을 볼 수 있고 회전성인 경우는 평형기능을 담당
하는 전정신경계의 이상으로 본다. 그에 따른 증상에 따라서도 원인을 진단할
수 있는데 귀에서 우는 소리가 나거나 소리가 잘 들리지 않는 난청 질환이 있

으면 내이질환을 의심할 수 있고, 물체가 두 개로 보이거나 음식물을 삼키기 곤란하거나 운동 기능에 이상이 있으면 전정신경핵을 포함한 뇌간 질환으로 보게 된다.

어지럼증의 한의학적 고찰

어지럼증을 『동의보감』에서는 현훈(眩暈)이라고 하면서, 바람을 싫어하면서 진땀이 나고 어지러운 풍훈(風暈), 갈증이 많아서 물을 자주 마시면서 어지럼증이 있는 열훈(熱暈), 구토하고 머리가 무거워서 머리를 들기 힘들고 두근거리면서 어지럼증이 나타나는 담훈(痰暈), 미간이 아프면서 눈을 뜨기 힘들고 어지러운 기훈(氣暈), 각종 허약한 상태에서 어지럼증이 나타나는 허훈(虛暈), 코가 막히고 목소리가 무겁게 가라앉고 어지러운 습훈(濕暈)으로 나누어 각각에 대한 치료법을 제시하고 있다. 한의학에서 어지럼증을 치료하는데 있어서는 대개 간양상항, 기혈휴허, 신장의 정기 부족, 습담교저로 구분하여 치료한다. 뚜렷한 질병이 있는 경우는 그 질환의 치료를 우선으로 하면서 겸하여 나타나는 증상들에 대하여 적절한 처방을 운용하는 것이 일반적이다. 각각의 원인과 증상은 다음과 같다.

✳ 한의학에서 보는 어지럼증의 원인과 증상

1 간양상항(肝陽上亢)으로 인한 어지럼증

정서적으로 억울한 마음 혹은 분노가 오랫동안 지속되면 속으로 열이 많아지고 간장의 음기를 손상시켜서 간의 양기가 머리 쪽으로 상승하게 된다. 그로 인해 눈에 마치 모래알이 들어온 것처럼 불편해지고 머리가 아프고 얼굴이 붉어지며 손과 발바닥에 열이 나고 입이 쓴 느낌이 있다. 그러면서 어지럼증을 동반하게 된다.

2 기혈휴허(氣血虧虛)로 인한 어지럼증

오랜 병이나 장기간의 출혈 또는 기타 원인으로 기혈(氣血)이 소모되거나 또는 소화기관이 약해서 영양 섭취를 못하면 기혈을 생성하지 못하여 기혈이 모두 부족하게 된다. 기가 부족하면 맑은 기운이 위로 올라가지 못하고, 혈이 부족하면 뇌가 영양분을 공급받지 못하므로 어지럼증이 발생하게 된다. 주요 증상으론 얼굴색이 창백하고 피부와 입술, 손톱에 윤기가 없고 팔다리가 나른 하고 식욕이 저하되는 특징이 있다.

❸ 신장(腎臟)의 정기(精氣)가 부족하여 발생하는 어지럼증

신장의 정기가 부족하면 골수를 생성하지 못해서 뇌수(뇌척수액) 부족으로 인한 어지럼증이 나타난다. 증상으로는 귀에서 소리가 나고, 귀가 잘 안 들리 며, 허리와 무릎이 시리고 힘이 없다. 신양허가 심하면 팔다리가 차갑고 신음 허가 심하면 손과 발바닥에 열이 나기도 한다.

❹ 습담교저(濕痰交沮)로 인한 어지럼증

고지방식이나 고열량식을 과도하게 하면 비위(脾胃)의 기능이 상(傷)하고 습 (濕)한 기운이 쌓여서 담(痰)이 만들어지며 따라서 습과 담이 서로 엉키게 되는 데, 이때 맑은 양기가 위와 머리로 올라가지 못하고 탁한 음기가 순환이 안 되 어 머리에 머물러 있게 되어서 어지럼증이 발생한다. 증상으로는 온몸이 무거 우며 머리가 무겁고 속이 메슥거리며 구역감이 있고 누워 있고만 싶어진다.

맑은머리맑은몸 한의원의 어지럼증 치료법과 '뇌력(腦力)'

주로 뇌 관련 질환을 치료하는 한의사라고 하면 많은 사람들은 어떻게 한의 원에서 뇌 관련 질환을 치료한다는 것인가 미심쩍어한다. 최첨단 의학기기들 을 가지고도 뚜렷한 치료 성과가 잘 나오지 않는데 한약과 침, 뜸, 정골 요법 정도만 가지고 어떻게 그 복잡한 뇌의 문제를 해결하겠는가 하는 의구심 때문 이다. 그런 불안과 의구심은 인체의 원리를 모르기 때문에 갖는 오해와 편견 일 뿐이다. 뇌 관련 질환을 치료함에 있어서 뇌의 기능을 균형 상태로 회복시 키는 것이 관건인데 한의학이야말로 무너진 인체의 균형을 원래의 정상적인 균형 상태로 회복시켜줄 수 있는 최적의 치료 의학이기 때문이다.

두개골은 하나의 뼈가 아니고 15종 23개의 뼈로 구성된 것으로서 뼈와 뼈 사이의 결합을 이루고 있고 약간의 유동성이 존재하므로 장기간의 불균형 상태가 지속되면 두개골 사이에 변형이 발생하고 이것이 뇌의 문제를 일으키게 된다. 이러한 두개골 사이의 결합 중 중요한 결합은 경추후두 결합과 측두하악 결합이다. 집안에 몇 개의 방이 있듯이 두개골 안에도 뇌를 나누는 대뇌겸, 소뇌겸, 소뇌천막 등이 있고 뇌척수액, 정맥동 등 여러 구조물들이 배치되어 있고 두개골을 지지대로 하여 위치하고 있다. 뇌 혈액순환과 관련하여 뼈의 측면에서 두개골집합체 다음으로 중요한 것은 7개의 뼈로 구성된 경추골이다. 경추골은 두개골과 몸의 뼈인 흉추를 연결하는 다리(교량) 역할을 하기 때문이다. 그러므로 뇌 관련 질환을 치료하는 데 있어서는 두개골과 경추골·쇄골·견갑골의 정상적인 위치 회복이 반드시 이루어져야만 한다. 그런데 MRI나 CT로 뇌를 아무리 들여다보아도 이러한 인체 원리는 볼 수가 없다.

그 다음으로 중요한 게 혈액의 문제이다. 수돗물에 독극물이 들어오거나 수도관이 낡아서 녹이 묻어나온다면 그 물을 먹고 살 수 없듯이 혈액이 탁해지고 불순물이 많이 들어 있다면 뇌뿐만 아니라 모든 인체의 세포가 질식해서 죽을 것이다. 좋은 혈액을 생산하기 위해서는 혈액을 생산하는 공장인 오장육부가 정화되고 균형을 이루어야 하며, 혈액의 생산원료인 먹거리의 내용도 매우 중요하다. 아무리 좋은 자동차라 하더라도 도로가 정비되지 않으면 달릴 수 없듯이 근육이나 혈관, 림프관 등에 문제가 생기면 혈액세포라는 차는 달릴 수 없게 된다. 따라서 평소에 운동을 통해 좋은 신체 조건을 만들어야 한다.

결국 건강에 있어서 제일 중요한 조건은 건강한 혈액과 혈액의 순환에 있다고 할 수 있다. 건강한 혈액은 섭생과 혈액의 생산공장인 오장육부의 건강 상태와 밀접한 관련이 있다. 건강의 또 다른 중요한 축은 신경세포에서 분비되는 신경전달물질의 전달통로인데 뇌에서 직접 분지되는 뇌신경의 영역에 따라서 나타나는 통증과 마비(삼차 신경통, 안면신경마비) 등과 척수에서 분지되는 31쌍의 척수신경과 관련되는 디스크, 저림, 상지 무력, 하지무력 등이 있고 자율신경의 기능 실조와 부조화로 내장기능의 활성 저하는 결국 고혈압, 당뇨병, 암, 과민성 대장증후군, 핍뇨, 지뇨 등 소변 관련 질환 등 다양하고도 특이한, 흔히 말하는 원인 모르는 질환을 유발하게 되는 것이다.

이는 뇌와 내장근, 골격근과의 상호 유기적인 통로 체제가 붕괴되어 가는 것을 말하며, 결국 오장육부의 기능을 약화시키고 혈액의 생산 라인에 문제를 일으키고 탁한 혈액을 만들어 내는 원인을 제공하게 되며, 탁한 혈액은 다시 뇌의 기능 저하를 유발하고 뇌의 호르몬 생산이나 신경전달물질의 생산에 지장을 초래하는 악순환을 계속하게 되는 것이다. 결국 모든 질병 치료의 핵심은 이러한 악순환의 고리를 제거하고 뇌와 척수 말초신경과 자율신경과 골격근, 내장근 반사의 정상순환의 회복에 달려 있는 것이다.

뇌 기능을 정상화시키게 되면 만성 두통, 만성피로 증후군, 공황장애, 우울증, 불면증, 치매, 중풍 등을 예방하고 치료하는 데에서도 훨씬 수월해진다. 뿐만 아니라 신경 전달통로인 말초신경과 자율신경의 정상화를 통해서는 심근경색, 협심증, 호흡곤란, 천식, 갑상선기능항진, 가려움증(아토피 등), 간기능 저하, 신장과 방광 기능의 문제, 발기부전, 정력저하, 지뇨, 핍뇨, 빈뇨, 과민성 대장 증후군, 고혈압 등도 자연스럽게 치료될 수 있다.

어지럼증은 단독으로 나타나기도 하지만 대체로 다른 원인 질환들이 있는 경우가 많아서 원인질환들을 치료해주는 걸 치료 핵심으로 보고 있다. 뚜렷이 밝혀진 질병 없이 나타나는 어지럼증에 대해선 서양의학에서는 적극적인 치료책이 없지만, 한의학에서는 나타나는 증후별 특징을 관찰하여 적합한 약재를 투여하는 변증(辨證)이라는 기술을 통하여 치료처방을 운용할 수 있는데, 이것이 한방 치료의 큰 장점 중의 하나라고 할 수 있다. 특히 뇌가 정상적인 기능을 수행할 수 있도록 기본적인 조건을 충족시켜주는 것이 중요한데, 적절한 비율의 영양 공급으로 양질의 피가 뇌에 원활히 흐르도록 하면서 뇌를 둘러싸고 있는 근육의 경직을 풀어주면 어지럼증은 물론 그와 함께 수반되기 쉬운 두통이나 이명, 난청, 만성적 피로감, 공황장애 역시 동반 치료되는 것이다. 이처럼 뇌의 혈액순환을 1차 목표로 두고 2차적으로 원인 질환을 치료함으로써 맑은 뇌와 맑은 피를 회복하면 어지럼증 역시 해소된다.

맑은머리맑은몸 한의원에서는 뇌에 좋은 약재들을 감식초, 술, 누룩 등으로 각각의 특성을 살린 발효를 통해 약재의 효력을 증가시킨 '뇌력(腦力)'이라는 환을 만들어 환자에게 사용하여 탁월한 치료 효과를 얻고 있다. 뇌력은 허약한 장부를 강화하고 환자의 몸을 질병 이전의 상태로 회복시키는 약재로 뇌의 혈액순환을 원활하게 하는 침 요법, 뜸 요법과 함께 사용하고 있다. 어지럼증은 그 사람의 체질과 병력, 환자의 치료 의지와 생활 습관의 개선 등에 따라 10일 이내에 치료되기도 하며 1~3개월이면 만족할 만한 효과를 보이고 있다.

머리가 아프면서 어지럼증이 있는 경우에는 목과 머리 부위에 침을 놓고 소화불량, 구역질이 함께 나타나는 어지럼증에는 복부에 침을 놓거나 뜸을 뜬다. 또 주로 기운이 약해서 어지럼증이 생긴 경우에는 '족삼리(足三里)'나 '삼음교(三陰交)'라는 부위에 뜸을 뜨면 효과적이다. 다만 일부 뇌종양이나 뇌간의 신경에 심각한 이상이 발생하는 등 기질적인 이상이 있는 경우에는 외과적인 수술 요법이나 다른 서양의학적인 처치를 따라야 한다.

✳ 어지럼증을 예방하는 운동

1 머리에서 목덜미까지 양손 손바닥으로 가볍게 30회 정도 두드린다.

2 어깨를 손바닥으로 가볍게 20회 정도 때린다.

3 양손을 깍지 낀 채로 엄지손가락을 모아 턱밑에 대고 머리가 뒤로 젖혀지도록 10초 정도 민다.

4 팔을 머리 위로 하여 손가락 끝이 반대편 귀 위에 닿을 정도로 가볍게 당긴다.

어지럼증 치료 (신OO, 67세, 여)

치료 후기

마을 사람들은 나한테 효부라고 말한다. 남편을 먼저 보내고 일흔이 훨씬 넘은 치매의 시어머니를 40년째 모시고 살고 있기 때문이다. 5녀1남의 아이들을 낳아

키울 때까지 시어머니는 심한 시집살이를 시키셨다. 어머니는 툭하면 자기 아들한테 "어디 가서 아들이라도 낳아 와라. 이러다 조상들을 어떻게 볼꼬"라고 닦달을 하셨다. 그런 세월이 계속 되자 언젠가부터 가만히 있어도 죄를 지은 사람처럼 가슴이 벌렁거리고 숨이 막히고 시어머니의 기침 소리만 들어도 깜짝깜짝 놀라는 증상이 생겼다. 그런데 다행스럽게도 마흔이 다 되어서 마지막으로 아들을 낳을 수 있었다.

하지만 그 후에도 어머니의 태도는 별로 달라지지 않았다. 그러면서 나의 알 수 없는 증상들도 조금씩 심해졌다. 하루에도 몇 번씩 논밭 한가운데에서 어지럼증으로 주저앉는 것은 물론이고 머리가 울리고 귀에서 이상한 소리가 계속해서 들렸다. 시어머니의 치매와 노환이 심해질수록 내 어지럼증도 나날이 심해져서 정신을 잃을 지경에게까지 이르렀다. 게다가 울렁거림과 머리 오른쪽의 감각이 둔해지면서 목 아래도 경직되는 현상이 일어났다. 자식들이 병원에 데려가 CT와 MRI 검사를 받게 했지만 특별한 병명이 없다고 했다.

그러던 중에 하루는 결혼해서 서울에 살고 있는 둘째딸한테서 전화가 왔다. 나와 같은 병을 잘 고치는 한의원이 있으니 서둘러 서울로 올라오라는 얘기였다. 병이 낫기만 하면 어디든 못 가겠나 하는 심정으로 시어머니를 옆집 아주머니한테 부탁하고 한겨울에 딸과 함께 한의원을 찾아갔다. 인상 좋게 생긴 원장 선생님이 이것저것 내 증상을 물었다. 나는 지나 온 내 인생과 함께 시작된 지긋지긋한 증상들에 대하여 설명을 해주었다. 원장 선생님은 다 듣고 나더니 다 고쳐줄 테니 걱정하지 말라고 하셨다.

집이 멀다고 했더니 원장님은 일주일에 한 번씩 와서 치료를 받으라고 하였다. 그런데 신기하게도 첫날 침 치료를 마치고 난 다음날부터 머리가 가벼워진 걸 알 수 있었다. 치료 받으러 다닌 지 한 달쯤 되었을 때에는 어지럼증도 거의 사라지고 나이 탓으로만 느꼈던 기력도 상당히 많이 좋아졌다. 조금만 걸어도 숨이 차고 지쳤는데 이제는 계단을 오르내리는 일에도 별로 힘들지 않았다. 그리고 두 달쯤 지나면서는 모든 게 정상을 되찾았다. 머리가 울리고 이상한 소리가 들리는 현상도 사라지고 모든 기능이 결혼하기 전처럼 정상적이었다. 앞으로도 얼마나 더 시어머니의 시중을 들어야 할지 모른다. 하지만 지난날을 그렇게 살았듯이 시어머니를 모시는 일이 나의 본분이라고 받아들이며 열심히 살 생각이다. 어지럼증도 사라지고 이제는 건강까지 돌아왔으니 더 무엇을 바라겠는가.

코로 숨을 쉬어야
몸이 편안하다

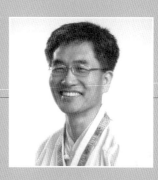

유용우 _ 유용우 한의원 원장

http://www.1000rian.com

숨길을 여는 출발은 비위를 맞추는 것에서부터 시작하는데 한약의 도움을 받으면서 식생활의 패턴을
개선해야 한다. 즉 비위를 맞추는 식생활이란 음식을 천천히 오래 씹어 먹으면서, 비장에 맞게 씹으면
씹을수록 맛있는 음식을 먹는 것이다. 위장을 맞추는 것은 위장의 용적에서 한 수저만 더 먹으면 딱 정
량이다 싶은 생각이 들 때 마지막 한 수저를 안 먹는 방법이다. 그리고 '숨길을 여는' 치료로서 부신 기능
을 활성화시키면서 임파 순환을 도와주는 방법으로 면역력을 증진시키는 더 확실한 처방으로, 약물의
도움이 아닌 자체 기능의 활성화를 통한 방법이므로 몸에 부담이 없고 지속성을 가지도록 하였다.

코로 숨을 쉬어야
몸이 편안하다

코는 건강의 바로미터이다

미국인 로버트 파커는 세계 최고의 와인 평론가이다. 그의 말 한마디에 와인의 가격이 좌우될 정도로 그는 와인 대국인 프랑스와 이탈리아에서까지 인정을 받고 있다. 그는 자신의 이런 재능에 혹여라도 문제가 생길 것에 대비해 100만 달러의 보험을 들고 있다. 와인을 입으로 맛보니 혀나 입에 해당하는 보험이라고 생각할 수 있다. 그런데 파커가 보험을 든 부위는 코이다. 그는 "와인 시음은 코가 95%를 차지한다"고 하면서 와인 감정에서 후각이 가장 중요하다는 점을 강조한다. 만약에 파커가 비염을 앓고 있었다면 그는 절대로 세계 최고의 와인 전문가가 될 수 없었을 것이다.

코는 이처럼 후각세포를 통해 냄새를 뇌로 전달하는 후각 기능 외에도 숨을 쉬면서 산소를 몸 안에 공급하고 탄산가스나 수분은 코를 통해 내보내는 호흡 작용, 공기가 폐로 도달하기 전에 온도와 습도를 증가시키고 정화시키는 가습 작용, 콧속의 비갑개를 통해 외부 공기의 온도를 몸의 온도와 맞춰 주는 가온 작용, 코털과 섬모는 공기와 섞여 들어온 입자와 먼지를 걸러주는 여과 작용과 자가정화 작용을 하고 있다. 이 중 어느 하나라도 정상적으로 이루어지지 않으면 몸에는 여러 이상 현상이 나타나게 된다. 그럼에도 사람들은 코의 최적의 건강을 유지하는 데에 관심을 갖기보다는 미관상의 코에 더 신경을 쓰곤 한다. 심지어 비염이 상당히 오래 진척되었는데도 불구하고 비염 치료에는 등한시하면서 미관상 좋은 코를 갖기 위해선 코 성형수술까지 감행한다. 그러나 아무리 보기 좋은 코를 가졌다고 해도 코의 기능이 원활하지 않다면 비단 코의 문제로만 그치지 않는다는 것이 우리가 코의 건강에 유의해야 하는 가장 큰 이유이다.

어떤 사람이 평소 만성피로, 불면, 두통에 시달리면서 입냄새도 있고 식욕도 저하되었다면 만성 비염을 의심해볼 수 있다. 비염은 코의 문제이기도 하지만 오랜 기간 방치될 경우엔 이처럼 몸의 여러 문제를 야기하기 때문이다. 비염 때문에 코로 숨을 쉬지 못하면 입으로 숨을 쉬게 된다. 그런데 입으로 숨을 쉴 경우 발생하는 문제점들이 생각보다 심각하다. 코가 막히면 머리가 무겁거나 냄새를 맡을 수 없을 뿐 아니라, 코를 통해 신진대사에 필요한 산소를 더 이상 공급할 수 없게 된다. 특히 코는 호흡을 통해 우리 몸에 들어온 세균과 바이러스를 일차적으로 걸러주는 역할을 하는데, 이 역할을 제대로 하지 못하게 되면 면역체계가 무너지게 된다. 입으로 호흡을 하면서 세균과 바이러스가 바로 몸 안으로 들어오기 때문이다. 그리고 입으로 호흡하면 편도에 찬 공기가 접촉되면서 편도의 온도가 낮아져 편도 비대와 염증이 일어나 면역의 악순환이 되풀이 된다.

또한 비염은 구내염과 구취의 원인이 되고 구강호흡으로 인한 2차 감염을 유발할 수 있다. 코가 막혀 있어 잘 때 코를 골거나 수면시 무호흡 등으로 숙면을 취하기 어렵게 되고, 아이들의 경우 성장호르몬 분비도 원활하지 못해 키가 잘 자라지 않고 외모에도 변형이 올 수 있다. 그뿐 아니라 입으로 호흡하면서 입을 벌리고 있는 것이 습관이 돼 앞니가 튀어 나오거나 주걱턱, 부정교합 등이 발생하기도 한다. 이런 경우 성형을 통한 교정치료가 필요하기는 하지만 근본 원인이 비염에 있다면 비염 치료가 선행되어야 한다.

이렇게 한 번 비염이 생기면 코의 기능이 제 역할을 하지 못하면서 몸의 건강도 깨지게 된다. 그러므로 일단 코에 문제가 생겼을 때에는 시간을 지체하지 말고 정확한 진단과 치료를 받아야 한다. 비염에는 감기가 오래 되어 비염이 된 것부터 만성 비염, 알레르기성 비염, 구조적 비염이 있다. 그런데 비염을 제때 치료하지 않게 되면 만성피로, 불면, 두통, 식욕저하, 뇌 기능 저하, 스트레스 등으로 이어질 수 있다. 나아가 이런 복합증상으로 인해 대인 관계에서도 자신감을 잃게 만든다. 결국 비염은 비염 자체의 문제만이 아닌 생활 전반에 영향을 미쳐서 삶의 질을 떨어뜨린다는 걸 알 수 있다. 건강한 생활을 위해서라도 비염 치료는 반드시 필요하고, 몸의 전체적인 기능을 회복시켜주는 한방 치료는 최적과 최선의 치료가 될 것이다.

다양한 증상을 동반하는 만성 비염

아래 눈꺼풀을 둘러싸고 있는 지방을 싸고 있던 막이 약해져서 불룩 튀어나와 코 옆 골격선을 따라 검은 그림자가 생기는 걸 흔히 다크서클이라고 한다. 다크서클이 있으면 늘 피곤해 보이고 전체적인 인상이 어두워 보여서 여러 방법으로 다크서클을 없애려고 노력하게 된다. 다크서클의 원인은 다양하지만 그 중에서 만성 비염이나 알레르기 비염이 있는 사람의 경우에도 흔하게 발견된다. 코의 이상으로 인해, 특히 비강 및 부비동(상악동)의 혈액순환 장애가 생기게 되면서 눈 밑이 어둡게 변하거나 아래에 지방이 축적되어 도드라지는 현상이 나타나기 때문이다.

실제 다크서클을 가진 이들의 공통점을 찾아보면 거의 코의 문제를 가지고 있으며 구강호흡을 하는 걸 발견할 수 있다. 그런데 코의 문제를 해결하지 않고 피부 관리를 받는다거나 레이저 시술을 받거나 미세지방이식 등으로 해결하는 것은 근본적인 해결책이 아니다. 코의 문제를 해소해야만 비강과 상악동의 순환이 개선되고 코 주변과 눈 아래 순환이 원활하게 되면서 다크서클이 자연스럽게 사라진다. 다크서클뿐만 아니라 코의 문제로 야기된 다른 증상들을 해결하기 위해선 비염 치료를 해주어야 한다.

　만성 비염은 급성 비염의 치료가 제때 확실하게 이루어지지 않아 비염이 반복되면서 나타나거나 부비동염이나 편도 조직의 만성적인 염증으로 인하여 비염이 오랫동안 지속되는 경우, 또는 몸의 영양 상태나 면역 상태가 좋지 않아 비염이 장기화되면서 만성으로 고착화되기도 한다. 주요 증상으로는 코막힘이 나타나고 심할 때에는 양쪽 코가 모두 막혀 입을 통해 호흡을 하게 된다. 대개 맑은 콧물이 나오지만 세균에 감염되었을 때에는 황록색을 띠기도 한다. 그리고 만성 비염은 염증으로 인해 비점막의 신경이 노출되면서 발작성 재채기를 일으키기도 하고, 후각 소실이나 후각 감퇴의 원인이 되기도 한다. 그런데 이런 증상이 없다고 해서 코에 아무 문제가 없다는 것은 아니다. 밤에 코로 숨을 쉬지 못하고 입으로 호흡을 하거나 코를 고는 식으로도 나타날 수 있기 때문이다. 지속적인 구강 호흡은 입 안을 드나드는 공기의 압력으로 인해 목 주변에 분포하고 있는 편도가 비대하게 부풀어 오르면서 코골이나 수면 중에 무호흡증을 유발할 수도 있다. 또한 수면 중 코골이로 산소 공급이 부족하게 돼 깊은 수면 단계에 이르지 못하여서 만성피로로 이어지기도 한다.

　성장기 아동의 경우 비염으로 인한 구강호흡의 부작용으로 쉽게 흥분하고 산만해지며 수면장애로 인해 두통과 집중력 저하가 생기게 된다. 불안정한 수면 패턴으로 인해 성장호르몬의 분비가 원활하지 못해서 발육과 성장이 더뎌지고 면역기능도 저하된다. 비염이 있는 아이들이 감기에 잘 걸리고 다른 질병에도 더 약한 건 이 때문이다. 면역력이 떨어지다 보니 몸의 순환도 안 좋아지고 달고 자극적인 음식을 선호하면서 비만 체질로 변하기도 한다. 따라서 성인이든 아동기든 만성 비염을 치료해주어야만 건강한 일상을 회복할 수 있다. 코를 치료하기 위해서는 코(비강 및 부비동)에 발생하는 염증을 다스려 점막의 기능을 회복하는 것이 우선이다. 이를 위해서는 면역력을 강화하는 치료가 선행되어야 한다.

환절기에 많이 나타나는 알레르기성 비염

알레르기성 비염은 코의 점막이 특정 물질에 대하여 과민반응을 나타내는 것으로 알레르기를 일으키는 원인물질(항원)이 코 점막에 노출된 후 코에 염증 반응이 발생하는 질환을 말한다. 대표적인 증상으로는 연속적으로 일어나는 발작적인 재채기, 맑은 콧물, 코막힘 등이 있으며 그 외에 코 주위 가려움증, 두통, 후각 감퇴 등의 증상이 동반될 수 있다. 합병증으로 중이염, 부비동염, 인후두염 등이 오기도 한다.

알레르기 비염은 특히 아이들에게 많고 대개 태열이 있는 아이들에게 많이 나타나는데, 급격한 계절의 변화로 오는 기온 차는 인체의 면역력을 떨어뜨려 비염을 유발하게 된다. 그 외에도 에어컨과 찬 공기 등의 한성 알레르기, 꽃가루나 집먼지 진드기, 향수와 음식 냄새 같은 자극적인 냄새, 음식 혹은 약물 등이 알레르기 비염의 원인이 된다.

알레르기 비염은 감기와 증상이 비슷하지만 콧물과 코막힘이 환절기 내내 지속된다면 비염을 의심해봐야 한다. 알레르기성 비염을 치료하려면 우선 코 안이 건조해지지 않도록 습도를 조절하고 염증이 발생하지 않도록 코를 깨끗하게 관리해야 한다. 그래서 코의 세정이 매우 중요하다. 코의 세정은 코 속의 온도와 습도를 조절하는 동시에 먼지와 이물질 등을 걸러내어 코의 여과 기능과 정화기능을 회복시켜 준다. 이때 따뜻한 물을 자주 마시면서 수분을 섭취하는 것이 코의 습도를 유지하는데 효과적이다. 알레르기성 비염을 방치할 경우 만성 비염으로 발전하고 축농증과 같은 질환을 초래할 수 있으므로 초기에 병원을 찾아 치료를 받아야 한다.

❋ 알레르기 비염의 주요 증상

1 유발 환경에 놓이면 발작적인 재채기가 나타난다.

2 심하면 콧물이 나며 가끔 끈적이는 콧물이 코를 막게 한다.

3 염증이 심하면 비갑개가 부어서 코를 막히게 한다.

4 아침에 자고 일어나면 이불에 있는 집먼지 진드기와 대기의 코에 닿는 공기의 변화로 인해 코가 가렵고 재채기와 콧물이 난다.

5 처음에는 재채기와 콧물이 흐르나 오래 되면 콧물이 누렇게 진해지면서 코막힘이 나타난다.

6 코나 눈 주위가 가렵고 집중력이 떨어지며 자꾸 훌쩍거려 대인과의 대화에도 불편하다.

비염의 합병증, 축농증

코 주변에는 빈 공간이 있는데 이를 부비동이라 한다. 각각 전두동, 상악동, 접형동, 사골동으로 불리며 부비동 점막에 발생한 염증성 질환을 축농증 또는 부비동염이라 부르고 있다. 축농증은 도시 인구의 약 15%가 가지고 있을 정도로 흔하게 나타나며, 냄새를 맡기 힘들고 숨쉬는 것도 어렵게 만든다. 심해지면 두통과 집중력 저하도 수반된다. 그런데 축농증은 비염과 증상이 비슷하기 때문에 축농증인지도 모르고 있는 사람들도 많다.

급성 부비동염은 기침만 나타나는 경우도 있지만 코막힘과 녹색 또는 황색의 콧물, 발열, 권태감, 졸림 등이 주로 나타나며 악화되면 얼굴 부위의 압통과 두통이 동반되기도 한다. 만성 부비동염은 코막힘, 지속적인 누런 콧물, 얼굴 통증, 목 뒤로 넘어가는 콧물 등이 주로 나타나며 심한 경우 후각 감퇴, 두통과 집중력 저하도 따른다. 나아가 중이염이나 만성 기관지염으로 발전하기도 한다. 3주 이상 지속되는 만성 기침이 있는 경우 부비동염을 의심해 봐야 한다.

축농증은 콧속 부비동 점막에 비정상적인 염증 반응이 지속적으로 생기는 증상으로, 가장 큰 원인은 인체의 면역체계가 깨졌기 때문이다. 한의학에서는 면역체계가 깨진 원인을 체온조절력 저하로 보고 있는데, 체열이 상하로 분리되어 뱃속 중심 체온이 내려가 백혈구가 무력해지면 쉽게 세균이나 바이러스에 감염되고 얼굴이나 상체로 체열이 몰려 코의 점막이 사막처럼 건조해지면서 외부에 쉽게 감염되고 열에 의한 염증이 급속히 진행된 것으로 해석하고 있다. 양방에서는 축농증이 심해지면 막힌 부위를 넓혀주고 병이 있는 부위를 제거하는 수술을 시행하지만 근본적인 치료가 아니기 때문에 수술로 인한 다른 부작용을 초래하게 된다. 따라서 수술이 아닌 체온면역치료법으로 축농증을 치료하는 것이 가장 안전하고 효과적인 치료라고 할 수 있다.

✳ 축농증의 자가 진단법

1 이유 없이 얼굴이 아프거나 얼굴이 눌리는 느낌이 있다.

2 두통이 잦다.

3 코막힘 증상이 있다.

4 콧물이 목구멍으로 넘어간다.

5 누런색 또는 황록색 콧물이 나온다.

6 감기에 걸렸다 하면 10일 이상 지속된다.

7 심하진 않지만 늘 가벼운 열감이 있다.

8 입이나 코에서 나쁜 냄새가 난다.

9 윗니가 욱신욱신 아프다.

유용우 한의원의 치료법 '숨길을 열다'

비염은 다양한 원인과 환경과의 관계에서 여러 가지 패턴으로 드러난다. 일반적으로 코 자체의 구조적 요인, 장부의 편차에 따라 드러나는 장부의 요인, 면역력이 저하되어 드러나는 알레르기 요인, 열악한 환경에 점막의 피로가 가중되어 나타나는 환경적 요인 등이 있다. 그러므로 치료의 시작은 질병이 어디에서 시작되었는가 하는 부분을 정확하게 파악하는 데에 있다. '숨길을 열다'의 비염 치료는 크게 다음과 같은 관점으로 진행되고 있다.

1 비염의 원인이 되는 장부에 대한 해석법이 다르다.

비염 증상의 가장 대표적인 증상인 코막힘과 콧물을 비위(脾胃) 관계와 연결하여 해석하고 이를 치료하여 비염을 다스리고 있다. 즉, 비염에서 코막힘은 비장(췌장)의 문제가 주를 이루고, 콧물은 위장의 문제가 주를 이룬다는 것이다. 우리가 흔히 말하는 비위에 대하여 여러 가지 말들이 있다. 일상에서 자주 쓰는 "비위를 맞춘다"는 말의 유래는 원래 한의학에서 나온 것인데, 숨길을 여는 것의 출발도 비위를 맞추는 것에서부터 이루어지는 것이다.

그 방법은 비장(췌장)의 능력을 넘어서 음식을 과하게 먹으면 췌장이 과항진되면서 위에 부담을 주고 위산의 역류와 혈액순환의 장애를 초래하면서 호흡기와 소화기의 점막을 건조하게 하여 코를 건조하게 만든다. 동시에 이를 보상하기 위한 생리 작용으로 코가 점점 부어서 코막힘을 초래한다. 그러므로 비장의 이상을 치료하고 이후 상태를 유지하기 위하여 식사를 적절히 조절하도록 권하고 있다. 또한 위장의 문제가 발생하면 위기능이 저하되고 위장의 혈액순환에 장애가 발생되면서 인체의 전체적인 말초 순환에도 장애를 받게 된다. 즉 손발이 차가워지고 피부의 순환이 지체되며, 코의 점막 순환이 느려지고 코 점막의 온도가 저하되는 것이다. 코의 점막이 이런 상태가 되면 코의 전체적인 대사 기능이 저하되면서 면역력이 발현되지 않고 염증이 쉽게 발생할 수 있는 상태가 되면서 콧물이 많아지고 심하면 물이 줄줄 흐르는 상태에 이르게 된다.

따라서 숨길을 여는 출발은 비위를 맞추는 것에서부터 시작하는데 한약의 도움을 받으면서 식생활의 패턴을 개선해야 한다. 즉 비위를 맞추는 식생활이란 음식을 천천히 오래 씹어 먹으면서, 비장에 맞게 씹으면 씹을수록 맛있는 음식을 먹는 것이다. 위장을 맞추는 것은 위장의 용적에서 한 수저만 더 먹으면 딱 정량이다 싶은 생각이 들 때 마지막 한 수저를 안 먹는 방법이다.

2 면역력 증진과 한양방의 관점을 통합하여 새 방안을 도출하였다.

기존의 한방 면역력을 기르는 것은 폐를 보하고 전체적인 건강을 증진시키는 단순한 방법이었다. 반면에 양방에서의 면역력을 기르는 방법은 백신의 예방주사나 항생제의 활용, 약물에 의한 임파구 조절 등으로 한계가 있었다. 이러한 한방과 양방의 장단점 때문에 비염으로 고생하는 환자들이 막연하게 급성은 양방, 만성은 한방으로 치료하는 게 좋다는 편견을 가지고 있었다. 이런 근거 없는 모호함을 해소하기 위하여 '숨길을 열다'에서는 부신 기능을 활성화시키면서 임파 순환을 도와주는 방법으로 면역력을 증진시키는 더 확실한 처방을 개발하게 되었다. 이 처방의 장점은 양방의 항생제와 같은 즉효성을 가지면서도 약물의 도움이 아닌 자체 기능의 활성화를 통한 방법이므로 몸에 부담이 없고 지속성을 가진다는 것이다.

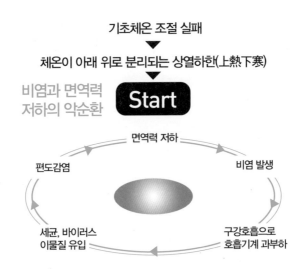

❸ 기초체온 조절력을 회복할 수 있는 툴을 만들었다.

비염의 원인에는 여러 가지가 있지만 비염의 최종 관문은 코 점막이 일정한 온도를 유지하는가 그렇지 못하는가에 달려 있다. 외부의 온도가 변할 때, 즉 일교차가 심할 때 코의 점막과 편도 임파절 등이 일정한 온도를 유지하면 면역력의 변동도 적고 대사기능이 일정하여 코의 변화가 완만하여야 비염에 잘 걸리지 않는다. 그러나 코가 일교차에 적응하지 못하여 온도가 떨어지면 코의 점막에서 이루어지는 면역력은 36%가 저하되고, 대사기능은 절반으로 저하되는 현상이 발생되며 편도의 기능이 저하되고 임파액 순환이 느려지면서 전반적인 면역력 저하와 더불어 비염이 발생한다. 그러므로 비염을 완치하고 재발을 방지하기 위한 조건은 외부 환경 변화에 대한 기초체온을 유지할 수 있는 조절력을 확보하는 데에 달려 있다.

우리나라의 평균 일교차는 10도 전후이며 환절기엔 12도 이상, 심한 날은 15도 이상의 일교차를 보인다. 그런데 비염 환자는 일교차가 심한 환절기에 많이 발생하며 하루 중 일교차가 가장 심한 새벽 4시에서 6시 사이 영향 때문에 아침 증상이 심해지는 것이다. 그러므로 환절기 일교차와 새벽 무렵의 일교차를 이겨낼 수 있는 힘을 기르는 것이 비염 치료의 최종 목표이며 건강의 지표가 되는 것이다. '숨길을 열다'의 목표는 이러한 온도 변화를 이겨낼 수 있는 기초체온 조절력의 확보를 최종 목표로 두고 있으며, 이를 해결할 수 있는 치료의 핵심 열쇠를 찾아냈기 때문에 수많은 비염 환자들로부터 완치를 이끌어낼 수 있는 것이다.

✳ 비염 예방을 위한 생활 습관

1 머리는 차갑게 하고 발은 따뜻하게 한다.

2 손끝으로 머리를 자주 두드린다.

3 일찍 자고 하루 8시간 숙면을 취한다.

4 손끝, 발끝을 자주 주무른다.

5 맨발 운동을 통해 발바닥을 자극한다.

6 균형 있는 식사를 양쪽으로 잘 씹어서 먹는다.

7 따뜻한 음식을 먹어서 몸을 따뜻하게 한다.

8 반신욕이나 목욕을 통해 혈액순환을 촉진한다.

9 짜고 맵고 시고 달고 쓴맛이 강한 음식은 피한다.

10 차가운 음식은 인체의 면역기능을 떨어뜨리므로 자제한다.

11 대사기능을 높여 주는 효소 음식을 많이 먹는다.

12 비타민이 풍부한 녹황색 채소를 충분히 먹는다.

성인 열성 비염 환자

IT회사에 다니는 39세의 남자 환자 정OO는 직업적 특성 때문에 평소 야근이 잦고 술자리도 많았다. 하루 종일 책상 앞에 앉아서 수많은 정보와 컴퓨터 작업에 매달리다 보니 만성피로와 스트레스가 오는 건 당연한 순서였다. 밤에는 코를 심하게 골아 가족들이 잠을 못 잘 지경이었고, 이외에도 얼굴과 머리에 무언가 꽉 들어찬 듯한 답답한 느낌과 수족냉증, 눈이 건조하고 충혈되는 현상, 구취, 탈모, 얼굴 상열감 등이 있었다. 남들이 보면 비전 있는 직장에서 열정적으로 살아가는 듯했지만 본인으로선 그야말로 하루하루가 전쟁을 치르듯 고된 날들이었던 셈이다.

진료실에 들어와서 자신의 불편한 증상과 거기에서 오는 일상의 고통을 호소하는 데만도 적지 않은 시간이 걸릴 정도로 복합 증상이 많았다. 진단을 해보니 가장 큰 원인은 열성 비염으로 인한 것이었다. 늘 책상에 앉아 머리를 쓰는 일을 주로 하고 운동은 거의 하지 않으면서 과로와 과음을 반복하다 보니 면역력이 저하되고 그로 인해 코에도 문제가 생긴 것이었다. 이런 열성 비염 환자들은 상체로 몰린 열을 내려주고 체열의 균형을 맞춰주는 것이 가장 우선되어야 한다. 자연스럽게 상체의 열을 발산하고 하체의 기를 돋우기 위해 하체 위주의 운동을 규칙적으로 하게 했다. 그리고 음주를 줄이고 건강식 식단을 지키면서 밤 12시 이전에는 반드시 잠을 자도록 했다. 그렇게 해서 몸의 전체적인 체온이 조절되자 코 점막의 열에 의한 부담이 적어지면서 면역력이 좋아지고 코의 습도와 온도 조절 능력이 되살아나게 되었다. 그러면서 앞에서 열거한 복합적인 비염 증상도 사라지게 되었다.

이 환자가 일하고 있는 IT 분야는 앞으로도 더 많은 발전과 변화를 가지면서 놀랄 만한 진보를 하게 될 거라고 본다. 그런 점에서 해야 할 역할이 얼마나 많겠는가. 하지만 꿈과 비전이 아무리 크고 좋아도 건강을 해친 다음에 얻어지는 것이라면 무슨 의미가 있겠는가. 지금 우리나라의 많은 직장인들이 이처럼 자기 몸을 혹사하면서 일을 하고 있다. 병증은 대부분 환자의 생활 습관이나 환경에서 많은 영향을 받는다. 병에 걸리지 않으려면 병에 걸리기 쉬운 몸을 만들지 말아야 한다.

어머니가 쓴 아들의 비염 치료

제 아이는 양방은 물론 유명하다는 코 전문 한의원 두 곳에서 3년간 치료도 받았습니다. 더구나 N한의원에서 콧속에 찔러 넣는 치료를 해서 너무 고통스러웠던 데 반해 차도는커녕 콧속이 다 헐어서 속상했습니다. 유용우 한의원을 인터넷으로 검색하고 마지막이라고 생각하고 반신반의하는 심정으로 치료를 결정했습니다. 약을 처음 복용할 때 원장님 말씀대로 며칠 동안 변이 많이 나오고 소변 색이 짙어지다가 정상으로 돌아왔고 코 세정제도 열심히 하고 매일 패치도 붙였습니다. 원장님이 권해 주신 대로 운동을 하기 위해 수영을 다니는데, 치료받은 지 두 달 만에 수영을 해도 코에 전혀 무리가 없어서 믿기지 않을 정도입니다.

코도 많이 편해졌고 얼굴과 온 몸의 심한 아토피도 많이 좋아졌습니다. 생각해 보니 겨우내 감기에 걸리지도 않아서 유용우 원장님을 왜 빨리 못 만나고 여기저기 다니면서 고생했을까 생각했습니다. 그래서 비염 있는 아이 둔 친구들에게 알려주고 있습니다. 앞으로도 비염 치료를 잘 마무리할 수 있도록 약과 패치와 세정제, 연고 등 열심히 따르겠습니다. 혹시 아이 때문에 저 같은 고민을 가지고 있는 분들께 권해 드려요!

환자(9세, 남, 유OO)의 어머니 씀

면역체계를 조절하여 류머티즘을 고친다

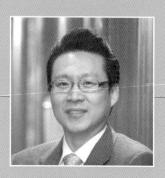

유창길 _ 유창길 한의원 원장
http://www.ra75.com

한의학에서는 류머티즘을 전신질환으로 파악하고 있으며, 각자마다 다른 다양한 원인에 의해 발생하는 것으로 보고 있다. 나타나는 증상이 비슷하더라도 치료법과 사용하는 약의 처방이 환자마다 각각 달라야 이유는 발생 원인이 개인마다 다르기 때문이다. 따라서 나타나는 증상을 억제하고 통증을 없애는 데에만 중점을 두는 양방 치료와는 접근 방법이 다르다. 물론 극심한 통증은 완화해주면서 치료하지만 그 자체가 치료의 핵심이지는 않다. 류머티즘을 발생하게 한 환자의 식습관 및 생활 습관 교정을 통해 환자의 전체적인 몸의 기능을 조절하여 재발이 되지 않도록 해야 한다.

면역체계를 조절하여
류머티즘을 고친다

원인불명의 염증성 질환, 류머티즘

프랑스의 화가 르누아르는 50대 중반부터 류머티즘을 앓았다. 점차 심해져서 손가락 관절이 굽어 붓조차 쥘 수 없게 되자 손목에 붓을 묶고서 그림을 그렸다고 한다. 르누아르의 아내는 남편의 병세가 심해지자 몸을 많이 움직여야 좋다는 말에 집안에 당구대를 설치하는가 하면, 공기 좋은 곳으로 이사를 가기도 하면서 내조를 하였다. 르누아르는 그런 아내 덕분인지 극심한 통증을 겪으면서도 끝까지 붓을 놓지 않았고, 그림 그리기를 중단하라는 주위의 권고에 "고통은 금방 지나가버리지. 그러나 영원히 남는 게 있다네"라는 말을 했다고 한다. 그렇게 르누아르는 78세로 세상을 뜰 때까지 류머티즘 투병 기간에만 수백 점의 그림을 그렸다.

르누아르의 창작에 대한 열정도 감동적이지만 주목해야 할 대목은, 르누아르가 류머티즘으로 20년 이상을 앓으면서도 1919년에 78세의 나이로 세상을 떠날 때까지 어떤 방법으로도 그 병을 치료할 수 없었다는 사실이다. 그 후 100년 가까운 세월이 지나면서 의학은 급속도로 발전하여 여러 난치성 질환에 대한 치료 방법을 찾아내면서 사람들의 평균 수명을 연장하는 데에 혁혁한 공을 세웠다. 하지만 안타깝게도 여전히 류머티즘은 현대의학에서 '원인을 알 수 없는 난치성 질환'으로 분류하고 있으며 치료 관점 역시 통증을 완화시키는 수준에 머물러 있다.

류머티즘(rheumatismus)은 전신의 관절이나 근육 등에 다발성 동통과 운동 장애를 가져오는 만성의 염증성 질환군을 총칭한다. 어원은 '흐름'을 의미하는 그리스어 'rheuma'에서 나왔는데, 병독(病毒)이 관절이나 근육 등으로 흘러 들어가서 통증을 일으킨다는 특징 때문에 만들어진 말이다. 류머티즘이라 할 때엔 일반적으로 만성 류머티즘 관절염을 말한다. 류머티즘 관련 질환은 몸의 관절과 연골, 뼈, 근육, 인대 등에 생기는 모든 질환을 의미하는 것으로 류머티즘성 열(fever), 강직성 척추염, 전신성 홍반성낭창(루푸스), 베체트씨병 등 종류만 무려 120여 가지가 넘는다. 우리나라 전체 인구의 1%에 해당하는 약 50만 명이 앓고 있는 것으로 추정될 정도로 많은 사람들이 이 질환을 가지고 산다. 대한류마티스학회에 따르면 관절염의 경우 인구 1,000명 당 유병률이 2001년의 109.2명에서 2005년엔 146.4명으로 높아졌고, 여성의 환자가 더 많으며, 같은 기간 여성 유병률은 163.1명에서 201.5명으로 늘었다.

류머티즘 질환은 주로 관절과 그 주위 조직에 문제를 일으킨다. 대표적 질환인 류머티즘 관절염의 경우, 관절을 둘러싸고 있는 활막에 염증이 생겨서 활막이 두꺼워지고, 여러 종류의 세포들이 모여서 염증을 일으키는 질환이다. 이런 문제는 활막 자체보다는 인체 면역에 이상이 있어서 생기는 경우가 많다. 우리 몸에 속한 물질이 아닌 다른 물질이 인체에 들어오면 면역반응을 일으킨다. 그런데 '자가면역 질환'은 면역반응에 이상이 생겨서 자기 몸을 외부에서 들어온 대상으로 착각하고 공격하는 것이다. 그 공격 대상이 주로 활막을 비롯한 관절인 경우 류머티즘 관절염으로 나타난다.

류머티즘 질환은 대부분 원인을 알지 못하는 경우가 많다. 하지만 유전적 소인이 있는 사람에게서 특정한 환경적 요인이 더해지면 발생한다고도 알려져 있다. 때문에 한두 가지 검사만으로 진단을 하기보다는 여러 임상 증상이

나 혈액 검사, 방사선 사진 등을 종합해서 판단해야 한다. 그런데 100년 전 한 천재화가의 말년을 그토록 지난하게 만들었던 이 질환이, 100년 후 여전히 변변한 치료약을 내놓지 못하고 있는 서양의학과는 달리 한의학에서는 근원적인 치료가 가능하며 치료 결과도 매우 좋다는 사실은 그나마 불행 중 다행이라고 할 수 있겠다.

연골이 닳아서 생긴 퇴행성 관절염

연로한 어른들 중에는 보행이 불편하거나 다리가 아프다고 하면서 잘 걷지 못하는 분들이 많다. 특히 오랫동안 농사를 지었거나 육체노동을 많이 했던 노인들은 관절 부위의 극심한 통증을 호소한다. 또한 서양식 입식 위주의 생활로 바뀌기 전엔 주로 좌식 생활을 했던 지금의 노인들은 그만큼 하체 관절을 많이 사용할 수밖에 없었다. 때문에 노인들에게서 나타나는 관절염의 대부분은 퇴행성 관절염이다. 50세 이상 여성들에게 많이 나타나며, 전 인구의 약 12% 가량이 퇴행성 관절염을 앓고 있는 것으로 추정될 정도로 매우 흔한 질환이다.

퇴행성 관절염은 관절 사이에서 완충 역할을 해주는 연골이 닳아 없어지고, 연골 밑의 뼈가 비정상적으로 커지면서 관절의 통증과 운동 제한이 나타나는 질환이다. 고령화 사회로 접어들면서 주변에서 가장 흔하게 볼 수 있는 관절 질환이 되었다. 류머티즘 관절염은 주로 손과 발가락 관절에 많이 나타나지만 퇴행성 관절염은 무릎이나 엉덩이 관절 같은 체중이 실리는 큰 관절에 나타나며, 손에서는 손가락 끝마디 관절에 잘 나타난다. 그리고 류머티즘 관절염이 주로 아침에 뻣뻣하고 아픈 것에 비해 퇴행성 관절염은 주로 관절을 사용하고 난 후인 저녁에 통증을 호소하고, 류머티즘 관절염이 양쪽에 대칭적으로 나타나는 것에 비해 퇴행성 관절염은 비대칭적으로 한쪽 관절에 주로 나타난다.

퇴행성 관절염의 주원인이 관절을 많이 사용해서 온 것이기 때문에 휴식을 취하면 증상이 완화되었다가 몸을 사용하게 되면 다시 악화된다. 그러면서 오래 되면 관절의 변형이 나타난다. 무릎 관절과 엉덩이 관절에 변형이 심하게 오면 보행 자체가 힘들어진다. 시골의 할머니 할아버지들이 대개 엉거주춤하고 불편한 자세로 걸어 다니는 건 그 때문이다. 퇴행성 관절염은 류머티즘 관절염처럼 2~3년 사이에 급속히 진행되면서 변형이 오는 것은 아니고, 서서히 수 년 또는 몇 십 년에 걸쳐서 진행된다. 따라서 환자가 몸을 무리하게 다루지 않으면서 적절한 치료를 받으면 관절이 변형되는 상태까지는 가지 않을 수 있다.

비가 오려나~~

평생 열심히 살아오다 노후엔 여유 있고 자유롭게 여기저기 다니며 살고 싶은 게 대부분 노년층의 바람이다. 그런데 퇴행성 관절염으로 인해 마음껏 걸어 다니지도 못하게 된다면 당사자 입장에선 억울하기도 하고 절망스럽게 된다. 그런데다가 치료에도 뾰족한 방법이 없다면 지난날 자신이 왜 그토록 열심히 살았던가 후회도 들게 마련이다. 그래서 노년층의 퇴행성 관절염 치료엔 의사의 섬세한 손길 외에도 주변 사람들의 애정과 배려가 더욱 요구된다.

최근엔 퇴행성 관절염이 20~30대에게도 많이 나타나는데 무리한 운동이나 잘못된 생활 습관 때문에 오는 결과이다. 예기치 않게 젊은 층에 찾아온 퇴행성 관절염이나 평생 열심히 살아온 노년층에 찾아온 퇴행성 관절염이나 중요한 것은 조금이라도 증상이 나타나기 시작했을 때 서둘러 치료를 받아야 한다는 것이다. 관절을 혹사하면서 '설마 큰일이야 있을라고' 하는 막연한 기대는 하지 않는 것이 좋다. 몸은 자기가 받은 그대로를 발현하기 때문이다.

관절 변형까지 가져오는 류머티즘 관절염

　1980년대 이전만 해도 우리나라에서 생소한 질병이었던 류머티즘은 최근에 와서 서구화, 현대화된 식습관과 생활 습관으로 인해 계속 증가하고 있다. 퇴행성 관절염이 연골이 손상되는 시점인 50대 이후 발생하는 것에 비해 류머티즘 관절염은 20~30대 젊은 나이에서도 많이 발병하고 특히 여성에게 더 많이 나타난다. 증상은 관절이 붓고 통증이 심하며 관절 운동 범위가 제한되는 것이 대표적이다. 진행이 이루어지면 관절 주위가 벌겋게 변하기도 하고 눈이 충혈되기도 하며 간혹 폐와 심장 등의 장기에 염증성 변화가 생기기도 한다. 아침에 일어날 때 관절이 아프고 뻣뻣해서 30분 이상 움직이지 못하는 '조조강직 현상'이 나타나기도 한다.

　오늘날 현대의학의 눈부신 발전으로 류머티즘 환자의 증상을 감소시키는 소염진통제, 스테로이드, 면역억제제와 같은 다양한 약들이 사용되고 있고, 최근에는 생물학적 주사제제가 개발되어 사용되고 있지만 엄밀한 의미에선 근본 원인을 제거하는 치료약이라고는 할 수 없다. 단지 통증을 억제해주는 약의 성격을 갖기 때문이다. 따라서 양방에서는 류머티즘을 치료나 완치의 개념이 아닌, 고혈압이나 당뇨처럼 꾸준히 관리해주며 평생 끌고 가야 하는 질환으로 취급하고 있다. 환자들은 통증이 심하고 관절 변형에 대한 두려움이 크다 보니 양방의 그런 소극적인 치료 방법에라도 의존할 수밖에 없게 된다. 물에 빠진 사람이 허우적대면서 지푸라기라도 잡고 싶은 심정이 되듯 극심한 통증과 장애 앞에서 한없이 약해지는 것이다.

　초기에는 증상이 본격적으로 나타나지 않기 때문에 대부분의 환자들은 그냥 몸이 피곤하거나 감기 몸살 정도로 가볍게 여기게 된다. 이 시기에 나타나는 증상을 보고 류머티즘으로 진단하기 쉽지 않으므로 숙련된 의사의 진찰이 요구된다. 이렇게 몸이 피곤하고, 체중도 줄고, 컨디션이 안 좋은 상태로 지내다가 수 주 또는 수 개월 지나면서 본격적인 증상이 나타나게 된다. 한의학에서는 류머티즘의 발병을 주로 어혈, 담음, 풍한습 등에 의한 것으로 보고 있으며 그 외에도 개인마다 다양하고 복합적인 원인이 작용한 것으로 보고 있다. 따라서 류머티즘 약을 먹어서 당장 증상을 완화시키는 데에 연연하지 말고 발병을 가져온 식습관과 생활 습관의 교정을 통해 몸의 기능을 회복시키려는 노력이 꼭 필요하다.

✳ 류머티즘 관절염의 주요 증상들

1 새벽 또는 아침에 관절이 뻣뻣하고 열이 나면서 아프다가 몇 시간 지나면 풀린다.

2 손목과 손가락 관절이 뻣뻣하고 부으면서 열감과 통증이 나타난다. 주먹을 쥘 때 뻑뻑하다.

3 몸의 좌우 대칭적으로 관절이 붓고 통증이 나타나며 한쪽이 더 심할 수 있다.

4 발가락 관절이 붓고 아프고 걸을 때 복사뼈 주위로 발바닥이 아프다.

5 무릎이 아프고 구부리고 펴는 게 힘들다.

6 팔꿈치 안쪽이나 바깥쪽으로 통증이 있다.

7 뒷목이 뻣뻣하다.

8 어깨 관절이 아프면서 옷을 입고 벗는 동작시에 통증이 느껴지고 뻣뻣해서 불편하다.

9 엉덩이 부위 관절이 아프다.

10 눈이 뻑뻑하면서 충혈이 생기고 목소리가 변하며 쉰소리가 나기도 한다.

11 턱관절이 아프다. 입이 잘 벌어지지 않고 턱관절과 귀에서 소리가 난다.

12 양 젖꼭지 사이 가운데 가슴뼈 부위가 아프고 죄어드는 느낌이 든다.

13 팔, 다리, 손, 발, 배가 매우 차고 냉한 느낌이 난다.

14 팔꿈치, 손가락, 발가락, 무릎 주위 피부 밑으로 딱딱하게 튀어나온 몽우리가 만져진다.

15 폐, 간, 심장, 안구, 피부, 혈관, 신경, 근육 등으로 침범된 증상이 나타난다.

허약체질에 더 잘 나타나는 소아 류머티즘

소아 류머티즘이란 만 16세 이전의 어린이에게 발생하는 류머티즘을 말한다. 16세 이하의 연령대에 6주에서 3개월 이상 지속되는 관절염 증상이 있으면서 다른 관절염 증상을 배제할 수 있을 때 소아 류머티즘이라고 진단할 수 있다. 전신형, 다발성 관절형, 소수 관절형으로 나눌 수 있는데, 이 중 10%의 경우에는 고열, 피부발진, 간과 비장 종대, 임파선이 붓는 전신형으로 발생된다. 즉 관절에만 국한되는 병이 아니고 장기에도 침범할 소지가 있으며 합병증으로 안구의 포도막염과 성장장애가 있다. 치료를 늦추거나 결코 방치해선 안 되는 위험한 질환인 것이다.

최근 들어 양방에서는 류머티즘 환자들과 소아 류머티즘 환자를 둔 보호자들에게 면역억제제와 생물학적 제제를 류머티즘 발병 초기부터 적극적으로 병행하여 사용할 것을 점점 더 강하게 권장하고 있다. 마치 그것만이 최선의 치료책인 양 하지만 복용하는 약의 양을 계속 늘리다 보면 짧게는 몇 년 길게는 10여 년 후 어떤 부작용을 초래하게 될지 모른다. 어린 환자들은 성인과 달리 성장하면서 몸에 어떤 변화를 거치게 될지 장담할 수 없기 때문이다. 그런데 보호자들은 일단 아이가 통증을 호소하면 어떻게든 아이를 편하게 해주고 싶어진다. 그러다 보니 증상을 완화시켜주는 양약 처방에 흔들릴 수밖에 없다.

소아 류머티즘 관절염의 초기 증상 중 하나는 '유사 성장통'이다. 아이가 다리를 절뚝이거나, 무릎이 아프다고 할 때, 다리가 아프다고 할 때 보호자는 그것이 일반적인 성장통 때문인지 유사 성장통 때문인지를 잘 지켜봐야 한다. 그렇지 않다간 소아 류머티즘으로 인한 통증을 성장통으로 오해해서 치료 시기를 놓치는 일이 일어날 수 있다. 그런데 성장통은 주로 밤 시간에 나타나며 마사지나 온찜질을 하면 통증이 줄어드는 반면에 소아 류머티즘 관절염은 아침에 통증이 심해지는 특징이 있다.

소아 류머티즘 관절염 역시 양방에서는 난치성 질환으로 분류하고 있지만 한방에서의 치료 예후는 매우 좋은 편이다. 초기 진단 후 적극적인 치료를 받으면 완치 가능성도 높다. 『동의보감』을 포함한 한의학 서적들에서는 선천적으로 허약한 상태에서 풍(風), 한(寒), 습(濕)과 같은 사기(邪氣)가 체내에 침범해 소아 류머티즘 관절염이 발생하는 것으로 기록하고 있다. 허약체질이다 보니 면역력이 떨어진 채로 지내게 되고, 이 상태에서 감기에 걸리거나 나쁜 기운 등이 몸속에 침투하면 각종 염증 반응이 나타나면서 발병한다는 것이다. 따라서 어린이 환자의 허약한 체질을 강화시키고 면역력을 높이면서 관절을 보강하는 한방 치료를 하게 되면 대부분 완치되는 걸 볼 수 있다.

✳ 소아 류머티즘 관절염의 주요 증상

1 아이가 아침에 잘 일어나지 못한다.

2 이유 없이 걷기 싫어한다.

3 38℃ 정도의 열이 일주일 넘게 지속되면서 감기 증상이 반복된다.

4 무릎, 팔꿈치, 발목 등 관절이 붓고 통증을 호소한다.

5 눈이 충혈되거나 림프선이 붓기도 한다.

류머티즘, 왜 한의학으로 치료해야 하는가

일반인을 비롯하여 대부분의 양방 의사들은 류머티즘의 한방 치료에 대하여 부정적인 시각을 가지고 있다. 한방 치료를 하게 되면 틀림없이 관절의 변형이 올 거라고 환자에게 경고하는 의사들도 많다. 그런 의사들에게 묻고 싶다. 그럼 양약을 복용하면 관절의 변형을 막을 수 있느냐는 것이다. 지금까지 수많은 환자들이 한방 치료를 받았다. 그 중에는 십 년 이상씩 양방 치료를 받다가 관절의 통증과 변형을 피할 수 없어서 찾아온 사람들도 많았다. 그들은 한방 치료를 받으면서 점차적으로 면역억제제인 MTX나 스테로이드를 끊고도 염증 수치가 정상이 되었고, 부어오르던 관절들이 가라앉고, 굽어졌던 손가락이 펴져서 건강한 삶을 되찾게 되었다.

관절의 변형은 한방 치료를 받아서 오는 것이 아니라 병이 낫지 않아서 온 것이다. 양방에서 말하는 '류머티즘의 지속적인 관리'가 의미하는 것은 치료가 아닌 증상의 완화이기 때문에 결국엔 관절의 변형을 초래할 수밖에 없다. 양약의 복용이 완치 혹은 치료를 목적으로 한 것이라면 약을 열심히 복용한 사람들은 관절의 변형이 오지 않아야 한다. 그러나 양약을 복용해도 면역억제와 염증을 조절하는 정도의 관리 차원일 뿐이기 때문에 관절 변형은 피할 수 없게 된다. 그런데도 류머티즘 환자들은 그렇게라도 통증을 줄이면서 동시에 심리적으로 '치료받고 있다'는 일말의 안도감을 얻으려 하는 것이다.

양약을 오랜 기간 복용해도 결국 관절 변형이 나타나는 이유는 병이 근본적으로 낫지 않았기 때문이다. 스테로이드, 면역억제제와 같은 약물은 류머티즘 증상을 감소시키지만 이후에 다시 증상이 나타나게 된다. 근본적인 원인을 해결하지 않고 단지 증상만을 억제하기 때문이다. 환자는 약을 늘리고 새로운 약을 추가하면서 세월만 흘러가다가 결국 손가락, 발가락, 무릎 관절이 틀어지는 변형이 오고 결국엔 우울증, 진정제, 항경련제, 수면제 계통의 약까지 복용하면서 삶 자체가 황폐화되고 만다. 류머티즘 환자들이 흔히 호소하는 부작용으로는 빈혈, 간기능 장애, 구토, 백혈구 감소, 불면, 위장장애, 탈모, 두통, 잦은 감기, 수족냉증, 체온 저하, 안면부종, 체중 증가, 골다공증, 피부 발진 등이며 가임기 여성은 류머티즘 약의 복용으로 임신을 미루는 일도 생긴다. 그러나 양방 치료가 증상을 없애는 치료에 머물러 있다면 한방 치료는 원인을 없애는 치료라고 할 수 있다. 그래야만 재발의 가능성이 적고 부작용도 없는 치료 효과를 볼 수 있는 것이다.

유창길 한의원의 3단계 치료법

한의학에서는 류머티즘을 전신 질환으로 파악하고 있으며, 각자마다 다른 다양한 원인에 의해 발생하는 것으로 보고 있다. 나타나는 증상이 비슷하더라도 치료법과 사용하는 약의 처방이 환자마다 각각 달라야 하는 이유는 발생 원인이 개인마다 다르기 때문이다. 따라서 나타나는 증상을 억제하고 통증을 없애는 데에만 중점을 두는 양방 치료와는 접근 방법이 다르다. 물론 극심한 통증은 완화해주면서 치료하지만 그 자체가 치료의 핵심이지는 않다. 류머티즘을 발생하게 한 환자의 식습관 및 생활 습관 교정을 통해 환자의 전체적인 몸의 기능을 조절하여 재발이 되지 않도록 해야 한다.

대개 소아 류머티즘 환자는 체격이 왜소하거나 몸이 약해서 감기에 잘 걸리는 허약체질 아이들에게서 많이 나타나고 있다. 한방 치료는 부작용이 없는 치료이며 성장장애를 유발하지 않고 몸이 균형있게 자랄 수 있도록 할 뿐만 아니라 뼈도 튼튼하게 만들어준다. 소아 류머티즘 환자에게는 되도록 약하고 부드러운 작용을 하는, 안전성이 검증된 한약으로 증상을 조절하고 합병증을 예방하는 데 중점을 두고 있다. 천연 약재를 사용하기 때문에 부작용의 위험이 없으며, 몸의 면역력을 강화시켜 치료와 동시에 성장을 촉진하고 최종적으로는 약을 복용하지 않아도 되는 상태를 유지할 수 있게 한다. 무엇보다도 소아 류머티즘 관절염은 초기에 발견해서 치료하는 것이 관건이다. 가정에서의 협조도 반드시 필요하다. 가령 통증 때문에 걷기 싫어하는 아이를 위해 함께 운동을 하는 등 부모의 관심과 배려가 함께 이루어져야 한다.

유창길 한의원에서는 류머티즘 환자 각자마다의 발병 원인 제거는 물론 환자의 식습관이나 생활 습관의 교정을 통해 질환 자체만을 치료하기보다 인체의 전체적 건강을 회복시켜 재발하지 않도록 교정하는 3단계 치료법을 개발하여 뛰어난 치료 결과를 보여주고 있다. 관절이 완전히 굳은 경우가 아니라면, 이 치료법으로 대부분의 류머티즘 환자가 짧게는 3개월 길게는 1년 정도의 기간을 거치면서 완치되는 결과를 보여주었다.

이런 치료 사례와 연구 결과를 좀 더 객관화하고 정보를 공유할 필요성을 느껴서 꾸준히 논문을 발표하고 있다. 2009년 4월엔 대한한방소아과학회지에 한의학계에서는 드물게 전신형 소아 류머티즘 치료 사례에 관한 「고열·발진을 동반하는 전신형 소아기 류마티스 관절염 환아 증례 1례 보고」를 발표하였고, 2009년 10월엔 류머티즘 양약 복용으로 임신할 수 없었던 5명의 가임 여성을 대상으로 한 치료 사례와 임신 성공 사례를 다룬 논문 「항류마티스제(DMARDs)를 복용하던 가임기 류마티스 관절염 여성환자의 한방 치료를 통한 임신 사례 5례」를 대한침구학회지에 발표하는 등 여러 학회지를 통하여 류머티즘 연구 논문을 계속 발표하고 있다. 연구 논문들을 통해 더 많은 사람들이 류머티즘이 더 이상 난치성 질환이지만은 않다는 희망을 갖게 되기를 바라며, 동시에 류머티즘 질환을 치료하는 다른 의사들에게도 도움이 되었으면 한다.

✳ 유창길 한의원의 3단계 치료법

1단계 ; 해독과 청혈

몸 안의 독소를 빼내고 피를 맑게 하는 과정이다. 오랜 기간 양약을 복용한 환자의 경우는 1단계 치료 기간이 길게 걸리고 그렇지 않은 경우는 오래 걸리지 않는다. 몸 안의 혈액을 맑게 하고 간 기능 회복을 통하여 3단계 치료를 받을 수 있는 몸 상태를 만들어 준다. 해독탕, 해독청간환, 청혈탕, 청간탕 등의 한약이 처방되며 환자 상태에 따라 운동 요법이나 목욕 요법이 병행된다. 복용 중이던 양약은 계속 복용하면서 1단계 치료가 이루어지는데 몸 상태에 따라서 조금씩 약의 양을 줄여나간다.

2단계 ; 면역 조절

1단계 과정을 마친 후 몸의 면역력을 조절하는 단계이다. 면역이 항진되어 있는 경우는 중간 상태로 면역을 적절히 조절해준다. 이와 반대로, 면역력이 떨어져 있는 경우엔 면역력을 증강시켜 적절한 면역력이 유지될 수 있도록 조절한다. 이 과정에서 흐트러진 몸의 면역체계가 잡히면서 환자의 몸이 류머티즘을 극복할 수 있는 조건을 갖추게 된다.

3단계 : 관절 강화

1, 2단계를 거치면서 류머티즘의 발생 원인이 제거되고 증상들이 대부분 소실된 상태에서 관절을 구성하는 뼈를 비롯한 인대, 힘줄과 같은 조직을 강화한다. 보골강근탕, 보골산, 공진보골단 등을 위주로 처방한다. 류머티즘이 재발

되지 않도록 몸 상태를 고정시키는 단계이다. 오랜 기간 양약을 복용했던 환자나 류머티즘이 발병한 지 오래 된 환자의 골다공증 진행을 방지하고 변형된 관절을 보충해 주는 치료 단계이다.

그 외 FCST(턱관절 균형) 요법

1, 2, 3단계 치료 과정 중 턱관절에 통증, 잡음, 개구장애가 나타난 류머티즘 환자의 경우엔 턱관절 치료가 함께 병행된다. 턱관절에 류머티즘 염증이 침범하면 턱관절 장애, 턱관절 증상이 나타날 수 있다. 이런 경우 턱관절 장애와 턱관절 증상을 반드시 먼저 치료해야 한다. 왜냐하면 턱관절은 3차 신경을 통해서 뇌신경계로 직접 연결이 되어 있기 때문이다. 류머티즘과 류머티즘 관절염이 오래 된 분들 중에서 뒷목, 어깨, 팔꿈치, 손목 통증이 잘 낫지 않는 분들이 꽤 많은데, 류머티즘으로 통증을 오래 느끼다 보면 손목에 통증이 발생하지 않을 때에도 뇌에서는 계속 통증을 인식하는 상태로 신경섬유가 변성되어 있기 때문이다.

그러므로 반드시 뇌신경계의 통증 전달 인식 경로를 치료해야 한다. 그래야 뇌로 전달되는 신호들이 뇌를 편안한 상태로 만들어주고, 뇌에서는 통증을 안 느끼게 된다. 그러기 위해선 턱관절의 균형을 조절해주는 FCST(턱관절 균형) 요법을 시행하면 대부분 그 증상이 사라지게 된다. 임상을 통해 시행해본 결과 해당 부위의 통증이 즉각적으로 줄어들고, 혈액 검사상 전신의 염증 수치도 정상 회복되는 걸 확인할 수 있었다. 기존의 여러 한방 치료를 받아 보았는데도 호전되지 않았던 류머티즘 환자의 경우, FCST 요법(턱관절 균형의학)을 시행하면 상당한 개선 효과를 보인다. 따라서 턱관절 균형의학(FCST) 치료 후 류마티스 염증 수치가 정상 회복된 사례들을 턱관절균형의학회에 계속하여 보고하는 한편, 턱관절균형의학 정규 강의가 이루어지고 있는 대학에서의 강의를 통해 의사, 한의사, 치과의사 전 의료인들에게 턱관절 균형 조절의 중요성을 알리고 있다.

✻ 류머티즘 예방과 면역력을 높이는 생활 습관

1 과로하지 않는다.

2 너무 자주 오래 걱정하거나 고민하지 않는다.

3 마음을 느긋하게 갖고 화를 내지 않는다.

4 몸을 자주 움직이면서 근육을 사용하고, 적절한 강도의 운동을 꾸준히 한다

5 영양소를 고루 섭취하고, 인스턴트와 패스트푸드, 가공식품은 삼간다.

6 제철 음식과 신선한 과일을 섭취하고, 현미잡곡밥을 위주로 한 자연식 식습 관을 유지한다.

7 주변 사람들과 원만하게 지낸다.

8 자신이 좋아하는 취미생활을 즐긴다.

9 소리 내어 크게 자주 웃는다.

10 자연을 가까이 하며 오감을 자극한다.

11 물은 반드시 냉기 가신 실온의 물이나 따뜻한 물을 마시는 것이 좋다.

12 특히 류머티즘 환자들은 몸을 항상 따뜻한 상태로 유지해야 한다.

13 가급적 밤 11시 이전에 취침하도록 한다.

음식 치료로
빠르고 확실하게
불임을 치료한다

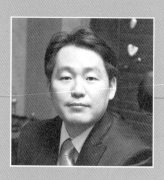

윤영진 _ 경희궁의봄 한의원 원장
http://www.gungbom.com

약과 음식은 서로 근원이 다르지 않다. 먹는 모든 것이 약이 되기도 하고 독이 되기도 한다. 한의학에서 가장 많은 약재가 기록이 되어 있는 서적인 『본초강목(本草綱目)』에는 1,800여 가지의 약재가 수록이 되어 있다. 이 중에서 너무 약력(藥力)이 강하거나 특이한 약재들을 제외하고 약력이 비교적 부드럽고 독성이 없으며, 안정적으로 효과를 볼 수 있는 약재 200~300여 가지가 한의원에서 기본 약재로 사용되고 있다. 갑자기 몸이 나빠졌거나 치료 중 잘 낫지 않아 그 원인을 추적해 보면 의외로 자신에게 해로운 음식을 섭취하고 있는 경우가 많다. 그런데 사람들은 이 문제를 간과한 채 식습관은 바꾸지 않고 약으로만 치료하려는 경향이 있다. 원인을 그대로 두면서 하는 치료는 근본적인 치료가 될 수 없다. 불임도 마찬가지이다. 음식을 개선하지 않는다면 치료 기간이 길어지고 불임증 자체가 근본적으로 개선되지 않는다.

음식 치료로 빠르고 확실하게 불임을 치료한다

부부의 행복을 좌우하는 임신과 불임

불과 50여 년 전까지만 해도 7남매나 9남매 혹은 그 이상의 자녀를 두고 있는 집이 흔했다. 그런데 요즘은 그만큼의 자녀를 둔 부부는 TV 프로그램에서 화제로 다룰 정도로 드문 일이 되었다. 사회가 복잡해지고 경쟁구도가 심화되면서 자녀를 적게 두는 것이 일반화되었고, 결혼관과 자녀관도 바뀌고 있기 때문이다. 그러다 보니 대개 한 집에 자녀가 1~2명, 많아야 3~4명이다. 그래서 8남매니 9남매니 하는 자녀를 두고 있다는 삼십대 사십대의 젊은 부부들은 당연히 사람들의 주목을 받을 수밖에 없다. 그런데 재미있는 건 그런 부부들이 자식을 많이 두게 된 이유에 대해 "아휴, 말도 말아요. 자식이 이렇게 많은데 저라고 또 낳고 싶었겠어요? 그냥 뭐… 하루 남편이 대책 없이 달려들었는데… 그게 딱 임신이 된 거예요…" 하는 식의 말을 한다는 것이다. 이런 부부들에게 임신과 출산은 그야말로 쉽고 간단한 일처럼 보인다.

하지만 모든 부부가 그렇게 임신을 쉽게 하는 건 아니다. 어떤 부부에게는 10년 이상을 기다려도 오지 않는 일이기도 하다. 그런데 부부생활을 영위하는 데에는 두 사람의 가족과 주변의 여건도 있다 보니 어떤 부부에게 불임은 불행의 단초가 되기도 한다. 특히 아들 부부의 불임을 주로 며느리 탓으로 돌리는데에 익숙한 한국 정서에서 불임은 불임 여성과 시집식구와의 심각한 갈등을 초래한다. 20~30년 전까지만 해도 이런 집에서 시어머니들이 며느리에게 "네가 들어와서 우리 집안 대를 끊어 놓았다!"라거나, 아들에게 "밖에서 애라도 만들어 와야 하는 것 아니냐?" 하는 말을 심심찮게 하곤 했었다. 이런 시어머니들의 단골 멘트 중 하나가 "우리 때는 논 갈다가 밭 매다가 중간에 애 낳고 와서 다시 밭을 맸다"는 것이었다.

그러나 현실적으로는 남성불임의 비율도 만만치 않게 높고 남녀 동시 불임인 경우도 많다. 보건복지사회연구원에 따르면 2008년을 기준으로 우리나라 불임 부부의 수는 8만7,000여 쌍으로 8쌍 중 1쌍이 불임이다. 불임을 유발하는 환경에 지속적으로 노출되어 살고 있는 현대인으로선 선택이나 의지의 문제가 아닌 것이다. 환경 호르몬, 스트레스, 해로운 식생활, 만혼 등은 임신에 모두 부정적인 영향을 주고 있다.

결혼 초기에 대부분의 부부들은 자신들이 원하는 시기에 임신을 할 수 있을 거라는 생각을 하고 있다. 하지만 상당수의 부부들이 시간이 지나도 임신을 하지 못하고, 기다리다 못해 병원에서 각종 검사를 받아 보는데 이때 정확한 불임 원인을 알게 되면 다행이지만 많은 부부들이 아무 이상이 없다는 진단을 받게 된다. 둘 다 이상은 없다는데도 임신은 좀처럼 되지 않으면 부부들은 초조해지고 온갖 민간요법을 찾아 시도해 보기도 한다. 하지만 불임은 하나의 현상이다. 즉, 그 사람이 가지고 있는 몸의 상태를 표현하고 있는 여러 현상 중 하나인 것이다. 그런데 몸의 상태를 회복시켜 줄 노력은 하지 않고, 용하다는 하루방이나 찾아가서 코를 천 번씩 만진다고 안 생길 애가 생기는 건 아니다.

양방은 불임의 원인을 자궁이나 생식기능에서만 찾는 경향이 있지만, 한방에서는 그 외에도 몸의 전체 기관이 유기적으로 연결되어 서로 영향을 주고받는다고 보고 각 부위에서 일어나는 증세를 파악하고 망문문절(望聞問切)이라는 네 가지 진단방법을 통해 더 근본적인 원인을 찾아내고 있다. 그리고 그 원인으로 인한 현상인 생리통, 생리전증후군, 생리주기의 불규칙함 이외에도 만성피로, 쉽게 지침, 아침에 기상시 상쾌하지 못함, 부었다 빠졌다를 반복하는 현상, 소화불량, 시원하지 않은 대변, 여기저기 어깨가 결리거나 허리가 아픈 증상, 손발이 차거나 배가 찬 증상 등등 외부로 드러난 증상의 대부분이 개선될 수 있도록 근본적인 원인을 바로잡으면 불임은 자연스레 치료되게 마련이다.

일반적으로 불임이란 정상적인 부부 관계를 1년 이상 가졌으나 임신이 되지 않는 경우를 가리키는데, 불임 때문에 내원하는 환자 중 많은 수가 양방의 진단검사에서 생식기능에 아무 문제가 없는 것으로 밝혀진 이들이다. 신체검사 결과상 이상이 없을 수 있지만 과학적으로 증명하지 못하는 부분이 있기 때문에 '이상이 없다'가 아니라 '원인불명'이라고 설명하고 있는 것이다.

불임에 대한 판단과 검사 시점도 알고 있을 필요가 있다. 대개 정상적인 부부생활을 하면서 피임을 하지 않는데 1년 정도 임신이 되지 않을 때에, 특히 난소의 기능이 떨어지는 30대 중반 이후의 여성들은 불임 검사를 해봐야 한다. 또한 과거에 임신이 잘 되었는데 출산 후 무월경 시기를 지나고 임신 시도를 한 지 1년 이내에 임신이 되지 않는 경우도 불임에 대한 기본적인 검사를 할 필요가 있다. 불임의 원인에는 여러 가지가 있지만 원인불명의 불임, 자궁질환으로 인한 불임, 무월경으로 인한 불임, 과소월경으로 인한 불임, 무리한 다이어트로 인한 불임, 습관성 유산으로 인한 불임, 첫째를 출산한 뒤 둘째가 생기지 않는 불임, 남성에게 원인이 있는 불임 등등이 있다. 한의학에서 불임을 보는 가장 중요한 관점은 임신에 적합한 균형 잡힌 건강 상태를 이루고 있느냐이다. 오장육부의 기능 즉, 음양(陰陽)의 균형과 한열(寒熱)의 균형이 조화를 이룰 때 비로소 임신에 적합한 몸이 되었다고 보는 것이다.

원인불명으로 인한 불임

불임에서 30% 이상이 원인불명의 불임이다. 일반적인 불임 검사로 특이할 만한 이상 소견을 발견할 수 없거나 불임 요인을 교정한 후에도 임신이 되지 않는 경우를 말하는데, 검사 결과 호르몬 수치가 정상이고 정상적인 배란을 하는 등 불임이 될 만한 소견이 없어 원인불명의 진단을 받으면 당사자들은 막연하고 당혹스럽게 된다. 그러나 양방 검사상으로 원인을 찾지 못했다고 해서 원인이 없다고는 단정할 수 없다. '경희궁의봄 한의원'에서 가장 잘하는 치료 중 하나가 이 원인불명의 불임이다.

양방 검사상으로 호르몬 수치도 정상이고 내막의 두께, 나팔관 그리고 다른 검사 소견도 정상이고 배란도 잘 되는데 1년, 2년 임신이 잘 안 되는 경우와 양방 검사상으로 자궁내막증이나 선근증 그리고 다낭성난소증 등으로 인공수정, IVF 시험관 시술을 받아도 계속 임신에 실패하는 사람들이 있다. 또한 내막의 두께가 얇아서 시험관 시술을 미루었다가 양약으로 두께가 8mm 이상 되었는데도 임신이 잘 안 되는 경우도 있다. 다른 것은 문제가 없다고 하지만 배란이 잘 안 되어 클로미펜과 같은 배란 유도제를 썼는데도 반응을 잘 안 하는 경우도 있고, 배란은 되어도 계속 불임이 되는 경우도 있다. 그 외에 자궁 상태가 좋다는 소견을 받았지만 불임이 되는 경우, 기능이 저하된 난소에서 난자가 배란이 되었더라도 난자 기능이 약해 수정을 못하거나 수정이 되었더라도 나팔관이 운동성이 약해서 완전히 통과를 못하고 나팔관 내에서 소멸되어 임신에 이르지 못하는 경우의 불임도 있고, 수정란이 어느 정도 건강한 경우에는 난관에 주저앉아 자궁외임신인 나팔관임신이 되기도 한다. 이런 경우들이 모두 원인불명의 불임에 해당한다.

자궁 질환으로 인한 불임

1 자궁근종

자궁근종이 불임의 원인 인자인지에 대해서는 논란이 많으나 일반적으로 자궁근종 환자에게 불임 빈도가 높으며 가임력의 저하 혹은 불임, 유산 가능성이 증가하고 있다. 자궁근종은 일반적으로 자각 증상이 없는 경우가 많고, 약 25% 정도가 증상을 동반한다. 어느 정도 크기가 커질 경우 환자들은 생리량

과다, 생리통, 부정기적 출혈 증상을 흔하게 호소하며 성교통이나 만성 골반통증이 있을 수 있다. 근종이 방광이나 직장을 압박하면 소변이 자주 마렵고 배뇨 곤란, 변비, 골반통, 다리가 붓는 증상이 나타나고, 2차적 합병증으로 빈혈과 쇠약감이 나타나기도 한다. 근종은 크기 및 숫자뿐만 아니라 어디에 생겼느냐도 중요한데 위치에 따라서 임신에 별다른 영향을 주지 않는 것과 내막 쪽으로 치우쳐 있어 착상과 임신에 영향을 주는 근종이 있기 때문이다. 그리고 자궁근종이 나팔관을 막으면 불임을 유발할 수 있으며 자궁 내막 근처에 있을 때는 배아의 착상을 방해하거나 유산 또는 조산의 원인이 되기도 한다.

2 다낭성난소증

다낭성난소증은 희발 생리를 주된 증상으로 하며 무배란, 무월경, 불임, 기능성 자궁출혈을 초래할 수 있는 질환으로 가임기 여성의 불규칙한 희발 생리의 70~80%를 차지하는 질환이다. 다낭성난소증은 무배란의 주요 증상 이외에도 남성 호르몬의 증가로 인한 다모증, 비만증이 나타나기도 한다. 다낭성난소증을 가진 가임기 여성은 생리를 몇 달씩 거르기도 하고, 3개월에 한 번 정도의 빈도로 생리를 하기도 하고, 1년에 1~2번 생리를 하는 등 증상의 차이가 있다. 이처럼 가임기 여성이면서 이유 없이 생리가 자꾸 늦어지거나 몇 개월씩 생리가 없으면서 임신이 잘 되지 않고 체중이 늘고 있다면 다낭성난소증을 의심해볼 필요가 있다.

다낭성난소증은 초음파 소견과 호르몬 수치의 불균형과 같은 소견을 통해서 진단이 되는데 배란과 착상이 잘 안 될 수 있다는 문제가 있다. 배란 유도제를 통해서 배란이 잘 되었다는 말을 듣고 임신 시도를 5회 정도 하였는데도 임신에 도달하지 못하는 경우도 종종 있다. 다낭성난소증을 가지고 있는 대부분의 여성들은 배란만의 문제로 생각하기 쉽지만 착상에도 문제가 있는 경우가 많다. 하지만 지속적인 배란 유도는 오히려 자궁 내막을 얇게 만들 수 있으므로 신중해야 한다. 다낭성난소증으로 임신을 시도하는 분들 중 배란 유도 5회에서 모두 배란이 잘 되었는데도 왜 임신이 잘 안 되는지 답답해하는 경우가 있는데 다낭성난소증은 배란의 문제뿐만 아니라 착상의 문제도 함께 동반하는 질환이기 때문이다. 이런 경우 근본적인 원인 인자를 치유하는 한방 치료가 가장 확실한 치료가 될 수 있다.

❸ 자궁내막증

자궁내막증이란 자궁 내막 조직이 자궁 이외의 부위 즉 난소, 나팔관, 난관, 골반강 내 복강, 복막, 폐 등에 생겨 정상 자궁 내막과 마찬가지로 난소 주기에 반응하여 증식, 분비, 출혈을 일으킴으로써 여러 증상을 야기하는 질환이다. 자궁내막증 환자의 30~50%가 불임증이며 불임 여성의 40%에서 자궁내막증이 진단된다는 연구 보고가 있을 정도로 많다. 증상으로는 심한 생리전 증후군, 생리통, 성교통, 배변시 통증, 불임증, 자연유산, 점상출혈 등이 있다. 그러나 내막증과 생리통을 포함한 임상 증상의 심한 정도가 반드시 비례하는 것은 아니다. 통증은 그 정도에 있어서 개인별 차이가 심하며 어떤 경우에는 거의 증상을 보이지 않는 경우도 있다.

무리한 다이어트로 인한 불임

임신이 가능하려면 적당량의 지방이 있어야 한다. 그런데 지방이 22% 이하로 감소되면 무생리와 같은 생리 이상이 올 수 있다. 시상하부-뇌하수체-난소로 이어지는 호르몬의 균형이 잘 이루어져야 정상적인 배란과 생리를 해 임신을 할 수 있는데, 그러려면 몸에 적당한 지방이 있어야 한다. 그런데 지나치고 무분별한 다이어트로 지방이 부족하게 되면 배란과 생리에 이상이 생겨 임신을 할 수 없게 된다. 한의학에서는 이처럼 너무 말라 임신이 안 되는 것을 체수불임(體瘦不姙)이라 하고 혈허(血虛), 기허(氣虛), 기혈양허(氣血兩虛)로 설명하고 있다. 몸의 피뿐만 아니라 피를 돌게 하는 힘까지 약해진 것을 뜻한다. 이렇게 몸이 약해지면 어렵게 임신이 되었다 하더라도 수정란과 태아를 유지하기가 힘들어 유산하게 된다. 피가 부족해 태아에게 충분한 영양을 줄 수 없거나, 혈은 어느 정도 있더라도 태아에게 도달하는 힘이 약하기 때문이다. 혈허,

기허, 기혈양허로 인한 불임 환자들은 대개 생리량이 적거나 생리 날짜가 늦어지거나 불규칙하고, 평소에 어지러움을 느끼고 기운이 없고 피로하며, 여기저기 아프고 얼굴이 창백한 특징이 있다.

습관성 유산으로 인한 불임

습관성 유산은 마지막 생리 개시일 이후 20주 이전에서 임상적으로 임신 소실이 반복적으로 3회 이상 일어나는 것으로 정의되어 왔는데, 최근에는 2회 연속 자연유산이 되거나 특히 임신 소실 전에 태아 심장 운동이 인지된 경우, 임신부의 나이가 35세 이상인 경우, 어렵게 임신을 하게 된 경우에는 습관성 유산을 염두에 둔 치료를 해야 한다.

습관성 유산에 대한 원인은 주로 염색체 이상과 관련되어 약한 수정란을 모체에서 걸러내는 과정이라고 알려져 왔으나, 최근 외국에서는 면역학적인 문제로 인한 사례가 증가하고 있다. 대개 임신 12주 이전인 임신 초기에 유산이 되기 쉬우며, 임신 20주 전에 자연유산이 되는 빈도는 15~20%로 비교적 높은 발생을 보이고 있다. 통계에 따르면 한 번 유산 경험이 있으면 다음에 다시 유산할 확률은 15%에 이르며 세 번째는 25%, 네 번째는 40~50%로 자연유산 후 유산 횟수가 늘어날수록 그 위험성은 더욱 증가한다.

불임 여성들은 단 한 번이라도 임신이라는 것을 해보았으면 하는 바람을 갖지만 습관성 유산 환자들은 임신 확인 그 순간부터 유산에 대한 공포로 불안, 초조, 걱정에 시달리게 된다. 더욱이 50% 이상은 뚜렷한 원인을 모르기 때문에 더욱 답답할 수밖에 없다. 그러나 원인 없는 결과는 없다. 한의학에서는 자꾸 미끄러져 나간다는 의미로 '활태(滑胎)'라 하여 임신시 가장 중요한 합병증의 하나로 다루고 있다. 습관성 유산은 무엇보다도 건강한 임신이 되도록 충분한 몸 상태를 만드는 일이 중요하며, 그 후에 자궁과 난소의 기능을 강화시켜서 임신에 이르게 하면 된다.

여성의 몸을 봄처럼 회복시켜 주는 '경희궁의봄 한의원'의 불임 치료

불임의 원인은 복잡하고 다양하지만 한의학에서는 불임의 원인을 크게 신허(腎虛), 기혈허(氣血虛), 간울(肝鬱), 습담(濕痰), 습열(濕熱), 어혈(瘀血)에 의한 것으로 보고 있다. 신허의 대표적인 증상은 무월경과 불규칙한 월경, 기혈허는 생리량 감소와 만성피로, 간울은 아랫배 통증, 습담은 비만과 다낭성난소증후군, 습열은 생리 기간이 늘어나고 부정기적인 소량 출혈, 어혈은 생리통 등의 증상을 보인다. 그런데 불임을 야기하는 이 다섯 가지가 어느 하나의 패턴으로만 오는 것은 아니다. 서로 영향을 주고받으면서 복합적인 작용을 하기 때문에 정밀한 진단이 반드시 필요하고 그에 따른 정확한 치료를 해주어야만 한다.

'경희궁의봄 한의원'에서는 원장인 내가 직접 맥진뿐만 아니라 최첨단 의료기기로 환자를 검진한 이후 전통적인 한약과 침, 뜸으로 불임 치료를 하는데, 약재의 선택과 처방에 엄격한 기준과 판단을 가지고 있다. 불임의 원인이 복합적이어서 환자에게 투여되는 약재를 엄격하게 선택하지 않으면 정확한 효과를 볼 수 없기 때문이다. 그래야만 오장육부의 균형이 이뤄지면서 자궁의 기혈 흐름이 순조롭게 되어 임신에 적합한 몸이 될 수 있다. 때문에 직접 일일이 약재를 구매하고 검수하고 있는 것이다.

양방 검사 소견 상으로 이렇다 할 원인을 발견하지 못한 원인불명의 불임 치료는 자궁내막증, 선근증, 다낭성난소증과 함께 한방 부인과의 치료 영역에서 가장 고전적이고도 순수 한의학적인 정밀한 진단과 세밀한 치료가 요구된다. 신허, 기혈허, 간기울결, 습담, 습열, 어혈의 여섯 가지의 원인을 구분하여 환자의 불임의 원인이 이 중에서 어떤 요인과 얼마나 결부되어 있는지를 판단하여 치료를 해야 한다. 또한 평소에 가지고 있던 자궁 및 난소와 관련한 생리전 증후군, 생리통, 생리주기, 생리혈의 색, 양, 기간 및 얼핏 생각하기에 부인과 증상이 아니라 생각해서 지나치기 쉬운 모든 몸 전체의 증상이 개선될 정도로 정교한 치료를 해주어야 한다. 그런 점에서 원인불명의 불임 치료는 모든 여성 질환 치료의 기본이 되는 치료법이라고 할 수 있다. 그럼으로써 생리통, 생리전 증후군, 생리주기의 불규칙함 이외에도 만성피로, 쉽게 지침, 아침에 기상시 상쾌하지 못함, 부었다 빠졌다를 반복하는 현상, 소화불량, 시원하지 않은 대변, 여기저기 어깨가 결리거나 허리가 아픈 증상, 손발이 차거나 배가 찬 증상 등등이 함께 개선된다.

이처럼 한의학에서의 치료는 모든 증상이 세밀한 톱니바퀴처럼 서로 연관되어 있다. 이런 연결고리를 정확하게 진단하고, 도미노 현상을 일으키게 하는 첫 번째 발단처럼 불임을 야기하게 된 근본 원인을 찾아서 치료를 하게 되면 생각하지도 못하거나 오랫동안 낫지 않았던 증상과 질환이 사라지게 된다. 그러면서 자궁과 난소이 기능이 좋아지고 호르몬의 균형을 이루면서 자연스레 임신이 이루어지는 것이다.

다낭성난소증의 원인에는 여러 가지가 있지만 한의학에서는 주된 원인을 습담(濕痰)에 의한 것으로 보고 있다. 습담은 노폐물이 체내에 쌓여서 호르몬의 균형을 깨뜨리는 질환으로 이를 치료하려면 습담이 생기게 된 원인을 근본적으로 치료하여 호르몬의 균형뿐만 아니라 몸 전체의 균형까지 회복시켜 주어야 한다. 특히 자궁내막증과 같이 재발이 잘 되는 난치병은 균형 잡힌 확실한 편식이 선행되어야 한다. 부인과 치료에 들어가기 전, 최근에 같은 질환으로 타 클리닉의 치료 경험이 있었던 37명의 환자들에게 "일상적으로 접하는 먹을거리에서 부적합 반응이 나타나는 명현 현상을 한 번이라도 경험해 본 적이 있으십니까?" 하는 질문을 해보았다. 그러자 31명의 환자들이 "그런 것이 있습니까?"라고 되묻거나 "그런 경험을 한 적이 없습니다" 하는 답을 하였다.

그런 다음 37명의 내원 환자들에게 '경희궁의봄' 음식 교정 프로그램을 거치게 한 이후에 다시 "평소의 식습관 패턴에 문제가 있었다면, 이번과 같은 음식 치료를 통해서 자궁 내막증이 개선될 수 있을까요?"하는 질문을 해보았다. 그랬더니 35명의 환자들이 '음식 치료'가 신기한 경험이었다고 입을 모으며 "나에게 맞는 식습관 패턴과 음식 처방을 아는 것이 자궁내막증 치료에 매우 중요하다"라는 답을 해주었다. 환자들이 자신들의 몸의 변화를 통해서 음식 치료의 중요성과 효과를 실감하게 된 것이다.

이처럼 제대로 된 음식 치료는 매우 중요하고 그 어떤 치료보다도 선행되어야 한다. 약과 음식은 서로 근원이 다르지 않다. 먹는 모든 것이 약이 되기도 하고 독이 되기도 한다. 한의학에서 가장 많은 약재가 기록이 되어 있는 서적인『본초강목(本草綱目)』에는 1,800여 가지의 약재가 수록이 되어 있다. 이 중에서 너무 약력(藥力)이 강하거나 특이한 약재들을 제외하고 약력이 비교적 부드럽고 독성이 없으며, 안정적으로 효과를 볼 수 있는 약재 200~300여 가지가 한의원에서 기본 약재로 사용되고 있다. 그런데 나머지 천여 가지의 약재들 중에는 일상생활에서 접할 수 있는 음식의 일반적인 재료인 돼지고기, 소고기, 닭고기, 현미, 찹쌀, 밀가루, 메밀, 시금치, 부추, 파, 마늘, 밀가루, 당근 등등의 성질과 효능이 기록되어 있다. 이처럼 동양의 의학에서는 음식과 약의 구분이 없다. 단지 비교적 강한 약효로 단기간에 효과를 낼 수 있는 것이 약이요, 부드럽고 완만한 성질을 가지고 있는 것이 우리가 일반적으로 생각하는 음식이다. 자신에게 잘 맞고 자기 몸에 이로운 음식을 먹는다면 굳이 약의 도움을 받을 필요가 없는 것이다. 갑자기 몸이 나빠졌거나 치료 중 잘 낫지 않아 그 원인을 추적해보면 의외로 자신에게 해로운 음식을 섭취하고 있는 경우가 많다. 그런데 사람들은 이 문제를 간과한 채 식습관은 바꾸지 않고 약으로만 치료하려는 경향이 있다. 원인을 그대로 두면서 하는 치료는 근본적인 치료가 될 수 없다. 불임의 경우에도 마찬가지이다. 먹는 음식을 개선하지 않는다면 치료 기간이 길어지고 불임증 자체가 근본적으로 개선되지 않는다.

어떤 질환이든지 치료가 미흡하면 그 질환을 완전하게 치료할 수 없다. 그동안 수많은 불임 환자를 치료하면서 확신하게 된 건 음식 치료야말로 불임 치료의 핵심이라는 것이다. 음식 처방을 잘 따라주는 불임 환자와 그렇지 않은 불임 환자의 결과는 다를 수밖에 없다. 자신에게 맞는 음식이 무엇이며 어떤 음식을 먹으면 해로운지를 잘 이해하고 그대로 지켜주는 불임 환자들은 몸이 원래의 기능을 회복하는 시간이 매우 빠르다. 그래서 임신으로 이어지는 기간도 그만큼 단축된다.

환자들을 진료하면서 음식을 일일이 관리하고 처방해주는 일은 사실 생각처럼 간단한 일은 아니다. 그만큼 한 환자에게 많은 시간과 에너지가 투여되어야 하기 때문이다. 불임 환자들은 불임에 이르게 된 여러 가지 복합적인 환경과 배경, 환자 고유의 기질을 가지고 있다. 그런 모든 상황들을 세심하게 살피고 정확한 처방을 하기 위해서는 환자와 많은 대화를 나누면서 사소한 것까지 흘려듣지 않는 노력과 관심이 필요하다. 그러면서 진료를 통해 환자의 건강이 어떻게 변화하고 있는지를 주시해야 하고, 그때그때의 처방과 조언을 해주어야 한다. 그러다 보니 나는 다른 의사들에 비해 하루에 볼 수 있는 환자 수가 많지 않다.

사람들은 가끔 나에게 쉽고 간단한 진료 방법을 두고 왜 그처럼 복잡하고 골치 아픈 진료를 자청하느냐고 묻는다. 물론 나도 의사이기 이전에 사람이다. 왜 나라고 쉽고 편한 길을 가고 싶지 않겠는가. 그러나 이런 치료가 아니라면 그것은 미흡한 치료가 될 것이 분명하고, 그 영향은 고스란히 환자들에게 돌아갈 수밖에 없다. 나는 '미흡한' 치료가 아닌 '완전한' 치료를 하고 싶은 것이다. 무엇보다도 이런 불임 치료를 통해 환자들의 몸이 제 기능을 찾아가는 걸 보면서 가장 큰 보람을 느낀다. 난임과 오래 된 불임증이 치료가 되고 생리가 늘 불규칙해서 언제 생리를 하게 될지 모르던 환자의 생리주기가 규칙적이 되고, 극심한 생리통으로 진통제를 하루에 7~8개씩 먹으며 고통스러워하던 환자의 생리통이 사라지고, 면역력 저하로 생겼던 만성피로가 사라지는 것은 물론이고 그 외에 고질적인 피부 질환, 어깨·허리·다리의 통증, 소화기와 대장의 불편함, 요실금, 잔뇨감, 부종, 수면장애 등의 증상이 개선되는 걸 보면서 내 치료 방법에 확신을 가질 수밖에 없다. 음식 치료를 하게 되면 이런 몸의 기능 회복이 아주 빠르게 나타난다는 것이다. 일반적인 치료를 하게 되면 환자의 몸이 치료되는 데에 6개월 이상 걸리는 과정이 음식 치료가 함께 되면 2~3개월로 줄어들 정도로 음식 치료는 가장 근본적이면서도 핵심적인 치료 방법이라고 할 수 있다.

그런데 음식 치료를 하다 보면 많은 환자에게서 명현 현상이 나타나는 걸 볼 수 있다. 환자의 증상이 치료 전보다 많이 개선될수록 명현은 더 강하고 확실하게 나타난다. 음식이 약으로 효능을 드러내는 과정의 하나인 것이다. 그런 점에서 음식은 분명한 약인 것이다. 이러한 명현은 회복된 기혈의 흐름을 망가뜨리는 잘못된 음식섭취에서 잘 나타난다. 소량의 섭취로도 급성병처럼 갑자기 순식간에 강하게 나타난다. 그런 강렬한 경험을 통해 환자는 음식의 중요성을 실감하게 된다. 그렇다고 모든 음식을 흑백 논리로 일일이 다 가릴 필요는 없다. 자신에게 가장 많은 영향력을 미치는 음식 리스트를 파악하고 있는 것이 중요하다. 만약에 평소에 100가지의 음식을 주로 먹는다고 하면, 자신에게 가장 안 좋은 음식의 순서로 1에서 20까지를 알고 있으면 좋다. 평소에 즐겨 먹지만 자신의 치료를 방해하는 해로운 음식의 상위 20%가 몸에서 80% 정도의 부정적인 영향력을 미친다고 보면 된다. 아무리 침과 뜸을 잘 놓고 좋은 탕약을 처방해준들 해로운 음식이 계속해서 환자의 자연 치유력을 흐트러트리고 있으면 소용이 없다.

그러므로 몸 전체에 생긴 부조화의 원인을 정확하게 진단하고 탕약과, 침, 뜸과 함께 음식 치료로 몸 상태를 최고조로 만들어 임신이 가능하도록 하는 것이 '경희궁의봄 한의원'의 치료법이라고 할 수 있다. 생명이 자랄 수 없는 한겨울과 같은 몸에서 새싹이 돋아나는 생명력 넘치는 봄의 몸으로 만들어주는 치료인 셈이다. 그 과정에서 양방에서 진단한 자궁상의 문제는 자연스레 모두 해결된다. 그러므로 임신이 잘 안 되는 난임(亂妊)이라도 치료를 잘 받고 음식 처방을 잘 지켜 주기만 하면 얼마든지 임신에 성공할 수 있다. 오장육부의 기능 즉, 음양(陰陽)의 균형과 한열(寒熱)의 균형이 아름답게 조화를 이룬 몸이 되기 때문이다.

적극적인 갱년기 관리가
행복한 중년을 만든다

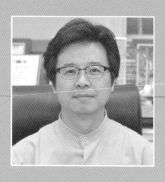

윤종천 _ 석문 한의원 원장
http://www.sm-clinic.net

갱년기가 되었다고 지나치게 민감해 할 필요도 없고 당황하며 우울해 할 일도 아니다. 오히려 자신에게 찾아온 갱년의 시기를 어떻게 하면 좀 더 건강하고 성숙된 모습으로 보낼 것인가 관심을 갖고 노력하는 지혜가 필요하다. 어떻게 보면 갱년기는 제2의 성장통으로도 볼 수 있다. 누구의 배우자가 아니고, 누구의 부모도 자식도 아닌 자신이 중심이 된 자신만의 인생을 이제 다시 한 번 더 생각해보는 시점인지도 모르겠다. 긴 호흡으로 지금까지의 삶을 다시 한 번 더 살펴보고, 문제가 있다면 하나씩 수정하면서 고칠 것은 고치고 버릴 것은 과감하게 버려가면서 천천히 자신의 모습을 본인이 꿈꾸는 모습으로 그려나가야 될 것이다.

적극적인 갱년기 관리가
행복한 중년을 만든다

갱년기는 과거를 극복하고 새롭게 출발하는 시기이다

사람은 누구나 유년기, 소년기, 성년기, 장년기, 갱년기, 노년기의 과정을 거치게 된다. 장년기에서 노년기로 넘어가는 시기인 갱년기는 계절로 따지면 환절기와 같은 것이다. 인생에서 지극히 자연스러운 시기이자 매우 중요한 시기이다. 그렇기 때문에 단순히 몸과 마음이 불편해지는 시기라는 인식은 갱년기가 의미하는 본질을 축소시킬 수가 있다. 인류는 고통과 인내 속에서 성장을 거듭하면서 발전해 왔으며, 한 개인에게서도 마찬가지이다. 청소년기에 인생과 삶에 대하여 고민을 한 이후에 자신의 길을 찾아갔듯이, 갱년기가 되면 다시 한 번 더 자신의 삶과 살아갈 방향에 대하여 '고통받고 있는 육신과 마음을 통해' 자신의 내면과 깊은 대화를 해야 하는 것이다.

그래서 갱년기가 되었다고 지나치게 민감해 하거나 당황하며 우울해 하거나 특별히 비장한 각오를 다질 필요도 비통하게 맞을 일도 아님에도 불구하고 많은 사람들이 유독 이 갱년기를 겪는 것에 민감한 반응을 보이며 두려워하게 된다. 이는 갱년기 증후군이라고 부를 정도의 다양한 증상이 나타나면서 몸과 마음을 지치게 하기 때문이다. 그런 변화들은 심리적인 위축감을 주어서 또 다른 증상을 유발하기도 한다. 문제는 갱년기를 어떻게 이해하고 받아들이며 관리 또는 치료할 것인가이다. 갱년기는 나이 들어가면서 누구나 거치는 과정이지만, 다양하게 나타나는 갱년기 증상에 대해선 '반드시'라고 할 수 없다는 점에 주목할 필요가 있다.

인생을 장거리 경주라고 볼 때 대부분 숨이 차고 여기저기 통증을 호소하기도 하면서 끝까지 달리게 된다. 그런데 몸과 마음이 약하거나 다소 문제가 있다면 완주를 하기는 힘들 것이다. 인생도 그렇고 갱년기를 보내는 것도 그렇다. 갱년기를 거치면서 겪는 여러 가지 증상들이 누구나 당연히 겪고 지나가는 것이 아닌 것은 모든 사람들이 갱년기 증후군에 시달리는 건 아니라는 사실만으로도 분명해진다. 결코 당연하지 않은 이런저런 증후군에 시달리면서도 "갱년기니까 당연한 거겠지" 하다보면 몸과 마음의 불균형을 계속 악화시킴으로써 노년기에는 돌이킬 수 없는 질병을 초래할 수 있다.

흔히 여성 갱년기의 대표적인 변화로 인식되는 게 폐경이다. 여성들은 자궁과 생리가 상징하는 '여성성' 때문에 갱년기에 들어서면 폐경을 한다는 것만으로도 갱년기에 대해서 심리적인 압박과 저항감을 갖고 있다. 그러면서 갱년기는 무조건 나쁜 것, 슬픈 것이라는 편견을 갖게 된다. 그러나 갱년기에 들어서서 폐경을 하게 되는 건 자연의 섭리이자 여성에 대한 배려이며, 여성에 대한 일종의 보호 장치이다. 나이를 먹으면서 생리로 인한 몸의 손실을 최소화시켜 여성의 몸을 보호하겠다는 의미도 담겨 있기 때문이다. 따라서 갱년기 폐경은 오히려 자연스러운 현상이기 때문에 고통 없이 순조롭고 부드럽게 지나가야 되는 것이 마땅한 것이다.

따라서 평소 건강관리를 잘해온 건강한 여성이라면 별다른 증상들을 동반하지 않거나, 있더라도 잠깐 나타났다가 사라지는 평범한 갱년기 과정을 거치면서 노년기에 안착할 수 있는 것이다. 문제는 갱년기가 되어 다양한 이상 질환을 나타내는 것이다. 이 부분은 남성들도 마찬가지이다. 갱년기 이전에 육체적, 정신적 압박과 스트레스로 인해 몸과 마음의 관리를 잘하지 못한 사람들은 크고 작은 다양한 이상 증상들을 겪게 된다. 사람에 따라서 몇 개월, 몇 년 지속되기도 하고 어떤 사람들은 사는 동안 내내 겪기도 한다. 사람마다 증상과 지속 기간이 저마다 다른 건 개개인의 건강 상태가 다르기 때문이다. 그래서 갱년기 증상은 치료와 관리가 반드시 필요한 것이다. 적시에 적절한 치료를 해주지 않으면 갱년기 증상이 악화되어 삶의 질을 떨어뜨릴 수 있다.

아울러 갱년기 때의 중요한 변화는 심리적인 변화와 감정적인 변화이다. 이때 나타나는 다양한 변화는 이전과는 다른 패턴으로 진행된다. 동일한 감정이라 할지라도 훨씬 더 증폭되고 불안정하며 불규칙하게 나타나며, 과거엔 별로 나타나지 않던 감정도 자주 발생됨으로써 스스로 혼란에 빠지기도 한다. 판단하고 결정하고 기억하고 추진하는 모든 의식적인 행위들의 조절능력도 현저하게 떨어지게 된다. 이때 흔히 나타나는 감정들이 불안감, 우울감, 분노, 슬픔, 무기력, 조울증 등인데 이런 증상들은 전반적인 갱년기의 육체적인 증상들과 동반해서 나타나게 되지만 일정하지는 않다. 육체적인 다른 불편함 없이 심리적인 변화들만 드러나는 경우도 많기 때문이다. 이런 심리적 변화, 감정적 변화들은 각자 처해져 있는 상황 속에서 나타나고, 과거와 현재 그리고 미래를 향한 '앞으로 어떻게 살아나가야 할 것인가?'하는 삶에 대한 궁극적이며 복합적인 회의를 갖게 하는 것이 특징이다.

갱년기는 한자로 '更年期'라고 쓴다. '更'은 '다시' 혹은 '새롭게'의 의미를 갖는다. 갱년기를 받아들이는 데 꼭 필요한 마음가짐이라고 할 수 있다. 사람은 누구나 다 늙는다. 다른 사람보다 조금 더 빠르거나 조금 더 늦거나의 차이만 있을 뿐이다. 따라서 갱년기가 되었다고 지나치게 민감해 하거나 당황하며 우울해 하지 말자, 오히려 자신에게 찾아온 갱년기를 좋은 기회라 생각하고 어떻게 하면 좀 더 건강하고 성숙된 모습으로 보낼 수 있을까 하는 부분에 관심을 갖고 노력하는 지혜가 필요하다. 어떻게 보면 갱년기는 제2의 성장통으로도 볼 수 있다. 누구의 배우자가 아니고, 누구의 부모도 자식도 아닌 스스로가 중심이 된 자신만의 인생을 다시 한 번 더 생각해 보게 되는 시점인지도 모르겠다. 물론 필요한 치료는 해야겠지만 긴 호흡으로 지금까지의 삶을 다시 한 번 더 살펴보고, 필요하다면 변화와 개혁을 통해 문제를 하나씩 수정해 나가면서 자신이 꿈꾸는 모습으로 새롭게 그려나가야 될 것이다. 생기발랄하고 뜨거운 열정의 청춘을 지나, 마냥 가쁘기만 한 호흡과 불안정하기만 했던 시기를 거쳐, 어느덧 삶을 성찰하고 관조할 수 있는 시기에 다다라 들숨과 날숨을 조절할 수 있도록 만들어진 갱년기야말로 한 사람의 인생에 있어서 얼마든지 더 새롭게(更) 아름다워질 수 있는 시기인 것이다.

삶의 질을 떨어뜨리는 여성 갱년기

여성의 몸은 40대 이후가 되면 점차적으로 에스트로겐이 감소한다. 노화로 인해 난소 기능이 떨어지기 때문에 일어나는 현상이다. 보호막인 에스트로겐의 상실은 곧 폐경과 함께 다양한 몸의 변화를 가져온다. 이 시기를 갱년기라고 하는데 많은 여성들이 안면홍조, 발한, 수면장애, 소변장애, 골다공증, 심장의 두근거림, 질 건조, 요통, 자궁근종, 관절통, 감정 기복, 상실감 등 다양한 증상을 겪게 된다. 대한폐경학회의 조사에 의하면, 갱년기 증상은 중년 여성의 75%에서 나타나는데 이 중 25%는 5년간, 약 5%는 평생 계속된다고 한다. 이 조사에서도 알 수 있듯 갱년기 증상은 모든 여성들이 반드시 겪는 것은 아니다.

폐경은 여성 갱년기에 나타날 수 있는 수많은 증상 중에서 그저 하나일 뿐이다. 그런데 대부분의 여성들은 다른 심각한 증상들에 대해서는 대체로 무심하면서도 폐경에 대해서는 지나칠 정도로 예민한 반응을 보인다. 하지만 실제로 나타나는 모든 증상들을 주의 깊게 살펴야 하며, 중요한 점은 그 증상들이 의미하는 몸과 마음의 불균형이다. 갱년기에 들어서면서 몸 상태가 좋지 않거나 정신적인 스트레스가 많았던 여성들은 건강한 갱년기 여성들에 비해 훨씬 더 불안정하게 이 시기를 맞게 된다. 몸도 마음도 불편한 곳이 많아지는 것이다.

불교의 금언 중에 "너의 과거가 궁금하면 현재를 봐라. 너의 미래가 궁금하면 그 또한 현재를 봐라"는 말이 있다. 지금 현재의 모습은 바로 과거를 거치면서 내가 해온 것들에 대한 결과이고, 현재 내가 하고 있는 행동이 바로 내 미래를 결정한다는 말이다. 이 교훈은 갱년기를 겪는 여성들에게도 딱 맞는 말이다. 현재 갱년기 증상을 왜 겪고 있는지 궁금하다면 지난날 어떻게 몸을 관리해 왔는지를 보면 알 수 있고, 앞으로 어떤 노년기를 보내게 될지 궁금하다면 지금 갱년기 건강을 어떻게 관리하고 있는지를 생각하면 된다. 그런 점에서 갱년기 관리와 갱년기 증상의 적극적인 치료는 곧 노년기를 대비한 관리이기도 한 셈이다.

현재 양방에서는 가장 보편적인 여성 갱년기 치료 방법으로 호르몬 요법을 하고 있다. 하지만 호르몬 요법은 여성의 몸을 근본적으로 회복시켜주는 해결책이 되지 못한다. 더욱이 부작용 우려도 적지 않다. 2002년에 미국에서 '여성건강주도연구(WHI)'를 하였는데, 50~79세의 폐경 여성 1만6,608명을 대상으로 복합호르몬 요법 조사를 한 결과, 에스트로겐과 프로게스테론 등 호르몬 요법을 쓰면 안면홍조와 질 건조증, 골다공증과 같은 증상은 줄어들지만 비슷한 연령대와 비교했을 때 유방암 발생률이 26%나 증가, 심장 질환은 29%, 뇌졸중은 41%가 증가한다고 보고하고 있다. 그뿐만 아니라 호르몬 요법을 받는 갱년기 여성에게서 불규칙적인 질 출혈과 체중 증가, 복부 팽만감, 유방통 등의 부작용이 나타난다는 것이다. 그러므로 갱년기 치료는 더 종합적이고 근원적인 치료가 수반되어야 한다.

자율신경계불균형

척추, 골반이상
신경계 압박

장부기능저하

에스트로겐 감소

여성 갱년기의 대표적인 정신 증상
우울증, 조울증, 불안증, 건망증, 기억력 저하, 무기력, 스트레스
여성 갱년기의 대표적인 신체 증상

안면홍조, 발한, 불면증, 수족냉증, 소변장애, 질염, 골다공증, 소화기장애, 만성피로, 요실금, 복부 비만

여성 갱년기의 대표적인 성적 장애

성욕 감소, 질 건조증, 성교통

성생활까지 위축시키는 남성 갱년기

'갱년기 증후군'라는 단어는 오랫동안 여성들의 범주로만 취급되어 왔다. 그러나 최근엔 남성들 또한 갱년기를 맞아 신체적으로 정신적으로 여성들과 마찬가지의 다양한 증상을 겪으면서 남성들의 갱년기 관리에도 관심이 커졌다. 질병과는 다른 차원의 이상 증상들이 나타나면서 삶의 질을 떨어뜨린다는 점과 개인의 건강 상태에 따라 각자가 느끼는 증상과 그 정도가 다를 수 있다는 점에서 여성 갱년기 증후군과 큰 차이가 없다.

테스토스테론은 남성을 남성답게 유지시켜주는 대표적인 남성 호르몬이다. 이런 남성 호르몬은 30세를 정점으로 해마다 1%씩 감소하는데, 40~60세 남성은 7%, 60~80세 남성은 21%, 80세 이상 남성은 35%나 감소하게 된다. 이 때문에 다양한 갱년기 증상을 보이게 된다. 여성은 나이가 진행되면 모든 여성 호르몬이 거의 고갈되는 폐경의 현상을 겪으면서 급격한 노화 과정을 겪는 것에 반하여, 남성은 40~50세 이후 점진적이고 지속적인 노화 과정을 밟게 된다. 남성은 30세부터 연령이 증가하면서 혈청 남성 호르몬치가 지속적으로 서서히 감소하며, 젊었을 때에 비해 상대적으로 남성 호르몬 결핍 상태에 놓이게 된다. 이러한 현상은 '노화'라는 과정에서 자연스럽게 나타나는 것이라서 인식을 하지 못하는 사이에 많이 진행되어 버리는 경우가 많다. 남성 갱년기 증상을 치료하는 데에 있어서 시기를 놓치게 되는 이유이다.

남성 갱년기는 성기능의 약화가 중요한 증상이라 할 수 있다. 각종 성기능 장애는 신기능이 약해지면서 나타나는 현상이다. 다른 주요 원인으로는 스트레스와 방만한 생활 습관을 들 수 있다. 과도한 스트레스, 음주, 흡연, 비만 등

은 남성 호르몬의 원활한 분비를 저하시켜서 갱년기 증상을 부추기는 것이다. 따라서 대표적인 변화로는 성욕 감소와 발기부전 등의 성기능 장애가 있다. 그 외에도 지적 능력과 공간 인지 능력 저하, 의욕 감퇴, 불안·우울·흥분 등의 심신 증상, 복부를 중심으로 한 체지방 증가나 체형 변화, 근육량 및 근력 저하, 탈모나 체모 감소, 피부 노화, 골밀도 감소로 인한 골다공증 등의 근골격 증상 그리고 안면홍조, 시력과 청력 저하 등의 증상들이 나타난다. 하지만 남성들은 여성들과는 달리 이런 증상을 알리고 표현하는 것에 대해 소극적이다. 생활환경의 변화로 남성 갱년기 증후군에 시달리는 숫자는 급속도로 늘어나는 반면에 이 문제를 치료의 영역으로 인식하고 있는 사람들은 극히 드물다는 것도 큰 문제이다. 이러한 남성 갱년기 치료는 단순한 성적인 문제의 회복에 국한되지 않고 몸과 마음의 균형과 안정을 만들어가는 것이며, 궁극적으로는 노화와 성인병 예방과도 밀접한 관계가 있게 된다.

남성 갱년기의 대표적인 정신적인 증상

초조감, 불안감, 우울증, 결단력과 자신감 저하, 집중력과 기억력 저하

남성 갱년기의 대표적인 신체 증상

피로감, 불면증, 근육과 뼈의 양이 줄어 지구력 저하, 골다공증, 체지방 증가, 복부 비만, 체모 감소, 여성형 유방

남성 갱년기의 대표적인 성적 장애

성욕 감소, 성기능 장애(발기부전, 지루, 조루증)

갱년기 증후군보다 더 위험한 조기 폐경

폐경은 여성의 생리가 끊어지는 걸 말한다. 정상적인 폐경은 40대 중후반부터 시작해 나타나고 폐경 전후를 갱년기라고 부르며, 여성은 육체적으로 여러 가지 변화를 겪게 된다. 그런데 현대에는 폐경이 오면 안 되는 연령대에 폐경을 맞는 여성들이 점점 늘어나고 있다. 의과학과 생활환경의 발달로 평균 수

명이 늘어나고 있어 폐경 시기도 늦추어지는 게 당연한 시대에 오히려 반대의 상황을 맞는 것이다.

조기 폐경은 결코 당연하지 않다. 몸에 문제가 일어났다는 것을 인식해서 신속하게 대처해야 한다. 그렇다고 해서 조기 폐경을 비관할 필요는 없다. 조기 폐경은 바이러스 질환이 아니며 어떤 병이라기보다는 증세라고 볼 수 있다. 한마디로 여성의 몸이 보내는 매우 강렬한 SOS 신호인 셈이다. 그런데도 그 신호를 무시하고 그대로 두면 몸은 점점 노화가 되어간다. 골다공증이 있을 때나 노년기에나 올 법한 증세들이 나타난다. 현재 전체 여성의 1~2%가 조기 폐경 환자로 추정되고 있다고 한다. 20대에 조기 폐경이 올 경우는 결혼과 출산에도 문제가 있는 만큼 여성들의 자기관리가 절실히 요구된다. 현대사회의 문화는 밤늦도록 활동하는 문화, 밤낮이 바뀌는 문화, 적극적인 육체적 활동보다는 가만히 앉아서 업무를 보는 문화, 인스턴트 식품을 주식으로 하는 문화 등 나쁜 문화들이 많다. 자궁은 여성의 컨디션에 따라서 생리의 양상으로 심신의 상태를 조절하는 기능을 하는데 불규칙한 생활 습관으로 인해 신체의 밸런스가 깨지면서 자궁의 기능 역시 혼란에 빠지는 것이다.

여성의 생리가 갑자기 줄거나 없어진다는 것은 다른 곳에 사용되어지는, 즉 혈액이 필요한 부분이 더 많아졌다는 정황이 되며, 갑자기 그렇게 되었다는 건 응급 상태가 발생되었다는 걸 의미한다. 가령 과도한 스트레스로 인해 심신의 컨디션이 나빠지면 생리 변화가 금방 나타나게 되는데 이는 그만큼 여성의 몸과 마음과 자궁이 서로 밀접하게 영향을 주고받고 있다는 것을 의미한다. 따라서 조기 폐경을 치료함에 있어서도 인위적으로 생리를 하게 하는 데에 주목할 것이 아니라 생리를 할 수 있는 몸과 마음의 환경을 스스로 만들어주도록 해야 한다.

그래서 치료의 순서를 잡아갈 때도 그 동안 내 몸에 다른 이상이 없었는지를 먼저 확인하면서 치료를 진행하여 나가는 것이다. 가령 평소 위장이 많이 약했다면 위장을 먼저 치료한 다음 관리를 하는 것이 우선이다. 또 평소 많이 긴장하고 예민하고 신경질적이었다면 이 부분도 노력해서 고쳐나가야 하고, 평소 과로를 많이 하고 수면 시간도 충분하지 않았다면 이 역시도 개선이 필요하다. 그리고 별다른 이상이 없었는데 갑자기 조기 폐경이 발생했다면 최근에 심리적, 육체적 충격이 없었는지를 살펴야 한다. 그런 다음 그 원인에 따라 그것을 조절하면서 전문적인 치료를 받아야 한다. 단순하게 생리만의 문제로만 인식하여 임시방편으로 알약 몇 개 먹고 생리가 나온다고 해서 그것을 '치료'라고 생각했다간 돌이킬 수 없는 결과를 낳을 수도 있다. 기본적으로 조기 폐경이 의미하는 것은 몸의 불균형이다. 그런데 몸의 기능을 좋게 하여 정상적으로 생리를 유도하는 것이 아닌, 단지 물리적으로 생리를 유도하는 방법은 근시안적인 해결책이다. 왜 생리가 중단되었는가를 좀 더 근본적으로 생각하고 그 원인을 개선하지 않고 그대로 둔다면 몸은 점점 나빠질 수밖에 없다.

요즘은 심신의 과로뿐만 아니라 좋지 않은 식습관과 운동 부족, 그리고 환경오염 등으로 인해 30대 중반부터 '폐경 전 증후군'과 같은 갱년기 증상들이 나타나고 있다. 인간은 유한한 에너지를 가지고 있다. 그 에너지를 잘 관리해 나가는 것이 건강함을 유지하는 것이라 볼 수 있다. 조기 폐경도 적절한 치료를 통해 개선하고 치료해나갈 수 있다. 하지만 젊음만을 믿고 스스로의 몸을 아끼고 사랑하는 일에 소홀히 한다면 그 어떤 명약과 명의도 건강을 되돌릴 수 없게 될 것이다.

석문 한의원의 갱년기 치료법, '심신조화 세러피'

석문 한의원의 치료법은 몸과 마음이 하나라는 통합적인 관점, 전체 속에서 부분을 치료하고 각각의 부분을 다스릴 때 전체를 생각하며, 몸과 마음을 각각 따로 다스리지만 전체 속에서 전체와 통합적으로 조절하고자 하는 관점, 나아가 환자와 치료자 간의 상호 소통과 공감, 그리고 천지자연과 인간과의 빛과 에너지의 교감을 통한 모든 사람의 몸과 마음의 조화와 균형이라는 관점에서 출발하고 있는 치료 프로그램이다. 남성과 여성의 갱년기 치료를 통하여 궁극적 가치를 '행복의 실현' '자기 가치의 실현'에 두고 있다. 모든 것에는 원인과 결과가 있다. 갱년기 증상도 원인에 따른 결과가 있게 되며 그 치료에도 원인에 따라서 정확하게 치료를 하여야 한다. 일시적인 미봉책으로 갱년기를 치료한다면 당장은 편안할 수 있을지 몰라도 결국엔 또 다른 고통과 불편함을 야기하게 될 것이다.

몸은 마음을 담고 있는 그릇과 같다. 신체를 편안하게 하고 혈액순환이 잘 되게 해주면 모든 것은 정상으로 돌아갈 수 있을 것이다. 석문 한의원의 치료는 해독과 순환, 회복과 증진, 이완과 심신조절, 기초체온의 상승, 기공과 호흡 등의 요법들을 통해 혈압, 맥박, 호흡, 체온 등과 같은 생리기능뿐만 아니라 장부의 기능, 면역기능, 자율신경, 호르몬의 안정을 되찾도록 하고 있다. 그럼으로써 갱년기를 더 평화롭고 건강하게 보낼 수 있도록 하는 데에 주안점이 있다.

✳ 갱년기 증후군의 핵심 치료

❶ 신장 강화와 자율신경 조절

신장 기능(실제적으로는 부신을 이야기한다)이 강화되면 궁극적으로 수승화강(水升火降)이 원활해짐으로 해서 몸의 열조절 시스템이 안정되고 자율신경의 균형이 이루어진다. 자궁과 난소는 자율신경계의 영향을 많이 받고 있으며 신장(부신)에서 분비되는 성 호르몬은 여성 호르몬의 전구물질이 된다. 결국 자율신경과 신장의 안정은 자궁과 난소의 기능 조절에 밀접한 영향을 주고 있다는 것이다. 따라서 갱년기 증후군의 극복과 치료에 있어서 신장의 기능과 자율신경의 안정과 회복이 꼭 필요한 부분이다.

특히 남성의 경우 남성 갱년기는 신장과 직접적인 관련이 있다. 신장은 한방으로 보면 수(水)의 장부에 해당된다. 수(水)라는 것은 정(精)으로 볼 수 있다. 정(精)이 충분하게 되면 신장의 기능이 왕성해지게 된다. 그러면 스태미나(체력, 정력)도 강해진다. 체력이 생기고 정력이 강해지면 자신감도 생기면서 남성 갱년기를 쉽게 극복하기도 한다. 아울러 자율신경까지 안정이 되면 충분히 안정이 될 수 있다.

❷ 장부 기능 강화

나이가 들어가면서 모든 장부는 그 기능이 조금씩 떨어지게 된다. 아울러 각자의 환경 속에서 다양한 원인들로 인한 관리 소홀과 관심 부족으로 인해서도 각 장부와 조직의 기능이 약해지게 된다. 인간의 장부는 서로 연관이 되어 시너지 효과를 내거나 다른 장부에 악영향을 미치기도 한다. 그로 인해 호흡을 맡고 있는 장부, 순환을 맡고 있는 장부, 소화와 배설을 맡고 있는 장부 또한 호르몬계, 신경계, 면역계, 근골격계 등을 맡고 있는 장부기관 등 신체 전반의 모든 장부와 기관들은 서로 유기적으로 기능을 하면서 존재하고 있지만 세월 때문에, 혹은 다른 원인에 의해 점차 그 기능이 약해지면서 각종 갱년기 증상들도 악화시키게 된다.

특히 현대인들의 부적절한 식생활 문화에 의한 소화기관과 배설기관의 문제는 일차적으로 소화기관과 배설기관 자체의 문제를 넘어서서 이차적으로 순환장애를 비롯한 신체 전반에 악영향을 일으키며 자궁과 난소의 기능에도 영향을 주게 된다. 따라서 각자의 현재의 심신의 상태와 장부의 상황에 대한 정확한 인식이 필요하며 여기에 따른 적절한 치료와 관리가 중요하다. 이것이 곧 갱년기를 안정시키는 것이며 궁극적으로는 심신을 안정시키고 건강하게 만들며 삶의 질을 높이는 방법이다.

❸ 스트레스 요인 관리

만성적인 스트레스는 모든 갱년기 증상의 근원이 된다고 할 수 있다. 스트레스가 발생하는 환경을 바꿀 수는 없어도 스트레스를 적절히 해소하고 관리해주며 몸이 스트레스를 잘 이겨낼 수 있도록 만들어주면 증상을 완화하는데 큰 도움이 된다. 신장 기능 저하와 자율신경 부조화는 지속적이고 극심한 스트레스와도 연관이 있다고 볼 수 있으며, 아울러 자궁과 난소의 기능 저하도 이런 부분에서 자유로울 수는 없다. 따라서 스트레스의 원인을 관리하고 치유하는 것은 갱년기 증상 치료에 매우 중요하다.

4 호르몬 분비의 균형

갱년기에 접어들면 자궁과 난소를 비롯한 신체 전반의 기능이 떨어지게 되는데, 이때 여성 호르몬이나 인체 전반적인 호르몬들의 부족과 불균형도 같이 나타나게 된다. 이들 호르몬의 균형과 조절은 몸과 마음의 안정과 회복에 매우 중요하며, 특히 여성 호르몬 분비의 균형을 잡아주는 것이 갱년기 증상 완화에 매우 중요한 부분이 된다.

5 꾸준한 운동, 생활 습관과 식습관 개선

오랜 기간 굳어진 잘못된 생활 습관이나 식습관이 몸과 마음의 스트레스를 가중시킬 수 있다. 또한 운동 부족은 기혈순환을 방해하고 에너지 소비를 줄여 몸에 독소를 쌓이게 한다. 이러한 습관들을 근본적으로 바꾸면 치료가 끝난 후 재발의 위험을 낮추며 스스로 자기 몸을 관리할 수 있게 된다.

✱ 갱년기 증상을 다스리는 '심신조화 세러피(therapy)'

1 한약 요법

한약은 대자연의 에너지로서 탕약, 환약 등 다양한 제형으로 효율적인 치료를 하여 견딜 수 있는 힘을 주며, 부족한 부분은 채워주고, 강한 부분은 안정을 시켜주게 된다. 특히 갱년기의 증상을 치료할 때 한약 요법은 상열제거, 심장 안정, 신장 기능 강화, 호르몬 조절, 자율신경 안정, 위장 및 배설기관 회복, 면역 강화, 혈액순환 증가, 기초체온 상승 등 다양한 부분에서의 그 기능들을 돕게 된다.

2 | 세러피 요법

신체 특정 경혈 부위에 한약으로 만든 스티커를 붙임으로써 인체의 경락과 경혈 및 자율신경과 함께 각 장부 기능의 조절에도 영향을 미치게 된다. 사용에 간편하며 붙일 때 통증도 없다.

3 온궁 요법

황토 구들장에 여성의 몸에 맞는 한약재를 도포하여 훈증 요법을 시행한다.

여성의 하체와 아랫배를 보하여 냉증을 없애고 독소를 배출하며 수승화강을 돕는 데에 뛰어난 효과가 있다.

❹ 운동 요법

갱년기의 많은 증상들은 순환의 문제에서 비롯되는 것이 많다. 특히 출산, 육아, 가사노동, 회사생활로 인한 척추와 골반의 순환 장애로 인해 척추가 틀어져 있는 경우가 많다. 이러한 부분을 적절한 관리와 치료 및 운동 요법을 통해 틀어진 척추와 골반을 바로잡아 줌으로써 통증을 완화시켜주고 신체의 밸런스를 맞추게 된다.

❺ 숨 세러피 및 이완 요법

우리 몸과 마음은 긴장과 이완이 적절하게 반복되어 균형을 이루어야 하는데 현대 사회의 각종 스트레스는 지속적인 긴장 상태를 만들어준다. 숨 세러피는 최고의 이완 요법으로서 근육, 근막, 자세, 중추신경, 경락과 생체에너지(기운)를 조절하여 긴장된 신체의 기혈 소통을 원활히 해줌으로써 몸과 마음의 여러 증상을 완화시키는데 도움을 준다. 특히 이 요법을 잘 익히게 되면 스트레스에 대한 대처 능력이 좋아지고 체력과 면역력이 좋아지게 되므로, 향후 스스로 몸과 마음을 관리하여 질병을 예방하는 데 많은 도움이 될 수 있을 것이다.

조용히 찾아오는 간 질환을 확실하게 개선시킨다

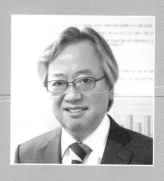

이상태 _ 소망 한의원 원장
http://oklivernew.co.kr

치혈보간환은 영남 일대에서 100여 년 전부터 간 질환 치료제로 민간에 널리 알려졌던 약으로서 수십 년간 그 비방이 전수되지 않아 사용되지 못하다가 최근에 다시 집중적인 한방 연구로 새롭게 부활한 탁월한 간 질환 전문 치료제이다. 치혈보간환은 피를 맑게 하고 몸속의 모든 독을 빠른 속도로 제거하며 몸 전체의 기(氣)를 회복시키는 100% 순수 생약 성분의 한방약이다. 질병의 8할은 피에서 온다는 말이 있듯이, 치혈보간환을 복용할 경우 몸 전체의 피를 맑게 하므로 간염, 간경화, 간암, 고지혈증 바이러스 등 각종 간 질환은 물론 위장, 대장, 신장 등 대부분의 신체 장기가 건강해진다.

조용히 찾아오는 간 질환을
확실하게 개선시킨다

세계 인구 3분의 1의 간이 병들고 있다

2011년 7월28일은 세계보건기구(WHO)가 정한 제1회 '세계 간염의 날'이었다. 28일은 1967년에 세계 최초로 B형 간염 바이러스를 발견하여 간염과 간암 예방을 가능하게 하고 그 공로로 1976년에 노벨생리의학상을 받은 블럼버그의 생일이기도 하다. 그의 업적을 기리는 한편 하루만이라도 세계가 간염의 예방과 진단·치료에 관심을 갖자는 취지에서 이 날이 제정되었다. 세계보건기구에 따르면 전 세계 인구의 약 3분의 1에 해당하는 20억 명이 간염 바이러스에 감염되어 있으며 매년 100만 명 이상이 간염으로 사망한다는 것이다. 그리고 간염 보균자 중 대다수는 자신이 보균자라는 사실을 알지 못한 채 다른 사람에게 전염시키고 있으며, 언제라도 발병해 사망할 수 있는 상태라고 WHO는 경고하고 있다.

간염의 심각성은 우리나라도 마찬가지이다. 해마다 2만여 명이 간 질환 및 간암으로 사망하고 있는 추세이며 그 중 만성 B형 간염이 차지하는 비율은 50~70% 정도나 된다. 그런데 최근까지도 간염 환자들은 사회로부터 냉대 아닌 냉대를 받아왔다. B형 간염 보균자로 밝혀지면 취업에서도 제한을 받았던 것이다. 그러다가 2000년부터 전염병 예방법이 개정되어 B형 간염 환자의 취업 제한을 법적으로 인정하지 않게 되었다. 하지만 그 후에도 현실적으로는 여전히 많은 곳에서 간 기능 검사 수치가 높으면 채용에 불합격을 시키는 일이 빈번하게 일어나고 있다. 간염에 대한 이해 부족도 이유 중 하나지만 무엇보다도 B형 간염에 대한 확실한 치료책이 없다는 사실과 전염성이 강하다는 사실에 필요 이상 과민 반응을 하게 되는 것이다.

간은 몸속의 중요한 '화학공장'이라 불릴 만큼 중요한 역할을 하고 있다. 간의 활동은 대표적으로 섭취한 음식 등의 원료로 여러 가지 효소와 몸에 필요한 다양한 물질을 합성하고, 섭취한 물질 가운데 몸에 유해한 물질을 해독하고, 노화해 필요가 없어진 적혈구의 헤모글로빈을 처리하는 일을 한다. 그런데 계속 간에 무리를 주면 다양한 병을 일으키게 되고 심해지면서 생명까지 위태롭게 만든다. 그래서 간 질환에 걸리지 않도록 주의해야 하고, 일단 간 질환에 걸리게 되면 서둘러 치료를 해야 한다.

서양의학과 달리 한의학에서의 간 질환 치료법은 환자에 따라서 각각 다를 수밖에 없다. 사람마다 간의 크기와 기능, 상태 등이 다르듯이 증세도 모두 다르고 그래서 처방도 각각 달라야 하기 때문이다. 무엇보다도 간에 병이 오게 되는 근원은 바이러스이다. 바이러스는 전염성(활동성)이 강해서 빠른 시간 안에 비활동성으로 만들어 주어야 한다. 그런데 간은 '제2의 심장'으로 불릴만큼 중요하면서도 '침묵의 장기'로 알려진 만큼 간 질환에 걸려도 특별한 자각 증상을 보이지 않는 경우가 많다. 일단 어떤 증상들이 나타나기 시작했다면 이미 돌이킬 수 없는 지경에 이르렀다고 봐야 한다. 그래서 예방접종을 해야 하며 혈액 검사를 통해 간 질환 여부를 체크해야 한다. 규칙적인 검사를 하게 되면 초기에 병을 발견할 수 있게 되므로 치료도 그만큼 수월해진다. 따라서 서양의학에서는 간 질환에 걸리면 불치 또는 난치의 판정을 내리지만, 한의학에서의 간 질환은 결코 정복되지 못할 불치병이 아니다.

간염의 종류와 특징

간염 바이러스가 몸 안에 침입하면 영양이 풍부한 간세포에 증식하게 된다. 그러면 간이나 몸 안의 면역세포는 바이러스와 맞서 싸우게 되는데 이때 바이러스가 강하고 면역력이 약하면 간세포가 파괴되면서 염증이 발생하게 되는데 이런 상태를 간염이라고 한다. 간염의 종류에는 급성 바이러스성 간염으로는 A, B, C, D, E 형이 있고, 만성 간염으로는 B, C, D 형이 있으며, 그 외에 알코올성 간염, 독성 간염, 자가면역성 간염, 전격성 간염 등이 있다.

급성 간염이란 간염 바이러스에 의해 빠르게 유발되는 간염을 의미한다. 감염되는 나이가 어릴수록 무황달성 간염 후 대부분 만성 간염으로 이행되는 반면에 성인에게 감염되면 황달을 동반하는 심한 급성 간염을 앓은 후 대부분 자연 회복된다. 그런데 면역능력이 떨어진 성인에게선 대부분 만성 간염으로 이행된다. 만성 보균자의 약 85~90%는 자연 회복되며, 10~15%는 만성 간염을 경과하고, 이 중 10%는 간경변증으로 이행되며, 약 1%에서 간세포암이 발생된다. 간경변증 및 간세포암으로 악화되는 가장 중요한 소견은 간조직 생검 소견상 심한 간염을 앓고 있는 경우이다. 그 외에 처음 진단시 간 질환이 상당히 진행된 경우도 마찬가지로 악화될 가능성이 높다.

만성 간염은 간의 염증 및 간세포 괴사가 6개월 이상 지속되는 상태를 말하는데 간염 바이러스, 알코올, 약물, 자가면역, 대사(代謝) 질환 등 다양한 원인에 의해서 초래될 수 있다. 그 중에서도 가장 문제가 되는 것은 만성 B형 간염이다. 우리나라에서는 대개 인구의 5~8%가 감염되어 있는 것으로 추산되고 있다. 실제로 20세 이상의 성인에서는 50% 이상에서, 특히 40세 이상에서는 70% 이상에서 B형 간염 바이러스가 몸에 들어왔던 흔적을 발견할 수 있다고 한다.

한의학에서 급만성 간염에는 황달(黃疸), 협통(脇痛), 울증(鬱症), 적취(積聚), 고창(고脹), 주상(酒傷), 노권상(勞倦傷) 등이 범주에 속한다. 중국의 가장 오래 된 의학서 『황제내경(黃帝內經)』을 보면 '요황적안와자황달(尿黃赤安

臥者黃疸 : 소변색이 노랗고 붉으며 몸이 무거워 눕는 것이 편하면 황달)'이라

했고, 『동의보감』에서는 '천행역려역능발황위지온황(天行疫癘亦能發黃謂之

瘟黃 : 하늘이 내린 전염병으로 인체를 노랗게 만든 것은 전염성 황달)' 이라고

하고 있다.

❶ A형 간염

A형 간염 바이러스의 감염에 의한 염증성 질환으로 위생 상태가 좋지 않은

개발도상국에 많으며 B형, C형처럼 만성으로 진행하지 않고 급성으로 발생한

다. 원래 A형은 소아에 많은 급성으로, 한 번 앓고 나면 평생 면역이 된다. 국

내에서는 1980년대 이후 위생 상태가 개선되면서 사라졌다가 1990년대 이후

다시 빈발하고 있다. 환자의 대변과 함께 배설돼 물을 오염시키거나 음식물에

묻어 다른 사람에게 감염된다.

❷ B형 간염

B형 간염 바이러스의 감염에 의한 염증성 간 질환이며 혈청 간염이라고도

한다. B형 간염의 95%는 자연적으로 치유가 되지만 나머지 5%는 바이러스가

자연 소멸되지 않고 간세포 속에서 남아 질병을 만들어낸다. 세계적으로 사망

순위 9위를 차지하는 가장 흔한 감염 질환 중

하나이다. 이로 인한 만성 간염 · 간경변 · 간

암으로 세계에서 연간 100만 명 정도가 사

망한다. 특히 아시아와 아프리카에

서 보유 빈도가 높으며 한국의

경우 전 인구의 5~10%가 B

형 간염 바이러스 보유자로

알려져 있다. 예방 백신을 맞

은 후 3개월이 지난 다음 항

체가 형성되었는지 검사

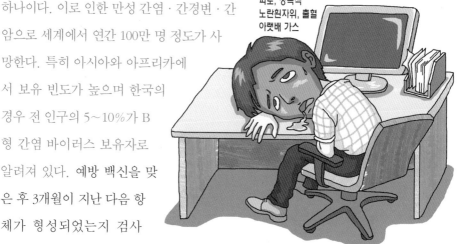

피로, 청흑색
노란흰자위, 출혈
아랫배 가스

해야 한다. 외국의 경우 30% 정도의 B형 간염 환자가 간경변증으로 진행된다고 나와 있으나 우리나라에서는 더 높아서 20년 동안에 만성 B형 간염 환자의 60% 정도가 간경변증으로 진행하였으며, 만성 C형 간염도 이와 비슷할 것으로 추정하고 있다.

❸ C형 간염

C형 간염 바이러스의 감염에 의한 염증성 간 질환으로 혈액이나 체액을 통하여 감염된다. 우리나라에서는 B형 간염이 더 많지만 미국, 일본, 서유럽 등지에서는 C형 간염이 더 많다. 특징적인 증상이 없으며 예방접종이 없어 일단 전파되면 감염되기 쉽고 만성화율도 높다.

❹ D형 간염

D형 간염 바이러스의 감염에 의한 염증성 간 질환으로 우리나라에서는 드물고 남미, 중동, 동남아에서 주로 발생한다. 독자적으로는 간염을 일으키지 못하고 B형 간염 환자에게만 감염되는 게 특징이고, B형 간염 환자가 D형 간염 바이러스에 감염되면 증세가 급속히 악화된다.

❺ E형 간염

E형 간염 바이러스의 감염에 의한 염증성 간 질환으로 미얀마, 인도, 네팔, 티베트, 중앙아시아 등지에서 발생하는 것으로 보고된다. 피로, 구역질, 식욕부진 등의 증상이 있으나 황달은 감염자의 30% 정도에서만 나타난다. A형과 같이 입을 통해 감염되며 급성 간염만 일으키고 만성으로 진행되지는 않지만 일부는 치명성 급성 간염으로 사망하고 예방 백신도 없다. 특히 임산부에 감염되면 사망률이 약 20% 이상으로 매우 위험하다.

✳ 간 기능 검사의 유형

❶ B형 간염 바이러스 DNA

DNA(Hepatitis B viral DNA 또는 HBV DNA)는 B형 간염 바이러스를 구성하는 물질로 양성이면 B형 간염에 걸려 있다는 것이고 농도가 높으면 증식이 활발하다는 것이다. 임상적으로는 e항원과 더불어 항바이러스 치료의 반응을 보는 용도로 많이 쓴다.

❷ AST, ALT

AST 및 ALT(종래의 GOT, GPT)는 간세포 안에 들어 있는 효소로서 간세포가 파괴되거나 손상을 받으면 유출되어 혈중 농도가 증가하게 된다. 따라서 간염의 정도를 대략적으로 알려주는 검사로서 흔히 '간 수치'라고 부르는 것이다. 이 검사는 간염의 정도를 정확하게 반영하는 것은 아니므로 수치의 등락에 너무 예민하게 반응할 필요는 없으며, 정상은 대개 40까지로 본다. 간경변증 환자의 AST, ALT 수치는 오히려 정상에 가까운 것처럼 보이는 경우가 많으므로 주의가 필요하다.

❸ B형 간염 표면 항원(Hepatitis B surface antigen 또는 HBsAg)

B형 간염 바이러스의 껍데기 성분으로서, 피검사에서 이것이 양성이면 B형 간염 바이러스에 감염되어 있음을 의미한다.

❹ B형 간염 표면항체(Hepatitis B surface antibody 또는 HBsAb)

B형 간염 표면 항원에 대하여 우리 몸에서 만들어지는 항체로서, 이것이 양성이면 B형 간염 바이러스에 대한 면역을 지니고 있음을 의미한다.

▶ 간염의 진단 분류

간 기능 수치	e-항원	e-항체	HBV-DNA	진단
비정상	양성	음성	양성	만성 활동성 간염
정상	음성	양성	음성	보균자
정상	양성	음성	양성	만성 간염(증식기 & 면역 관용기)
비정상	음성	양성	양성	돌연변이형 만성 간염

간 조직이 딱딱하게 굳어지는 간경화(肝硬化)

간경화란 간경변증이라고도 하는데 만성적인 간의 염증으로 인해 정상적인 간 조직이 단단하게 굳어지는 현상 등을 보이며 간의 기능이 저하되는 것을 말한다. 간경화의 증상은 외관상 정상인과 별 차이가 없을 수도 있고 병색이 완연하고 수척하고 복수가 차서 완연한 병증을 보일 수도 있다. 간경화는 있으나 합병증을 동반하지 않고 임상적으로 괜찮은 전자와 같은 상태를 대상성 간경화라 하고, 각종 합병증을 동반하는 후자와 같은 진행된 상태를 비대상성 간경화라고 한다. 물론 더 문제가 되는 건 비대상성 간경화이다.

B형 간염 바이러스에 의한 만성 간 질환의 경우 만성 간염 상태에서 비대상성 간경화로 이행하는 비율은 12~20%, 대상성 간경화에서 비대상성 간경화로 이행하는 비율은 20~23% 가량이다. 무엇보다도 간경변증에서 대두되는 문제는 크게 네 가지로 '잔여 간 기능의 저하', '문맥압(門脈壓) 항진', '만성 간염의 동반', '간암으로의 이행'이다.

술 권하는 사회의 알코올성 간 질환

인맥과 관계를 중요하게 생각하는 우리나라는 회식문화가 특히 발달되어 있다. 잦은 회식은 과음으로 이어지고 상대방에게 술을 권하고 건배를 청하는 음주문화는 알코올성 간 질환을 불러오게 된다. 알코올성 간 질환은 지속적이거나 지나친 음주로 간세포가 손상되는 급만성 간 질환을 통칭하며 초기에는 증상이 없지만 지방간, 간염, 간경변으로 진행되면 심각한 결과를 초래한다. 알코올성 간 질환은 B형 간염 바이러스 다음으로 우리나라에서 두 번째로 많은 만성 간 질환의 원인이 되고 있다. 건강보험공단 발표에 따르면 알코올성 간 질환으로 진단받은 직장가입자(2007년 기준)는 11만 명 선으로, 2003년 9만 명 선에 비해 15%나 증가했다.

알코올성 간 질환은 대부분 초기 증상이 없다가 심한 지방간·간염·간경변증으로 진행되면서 전신쇠약감, 피로감, 구역질, 복통, 발열, 복수, 위장관 출혈, 간성혼수 등의 증상이 드러나게 된다. 알코올성 간 질환은 어느 정도 진행되었는가에 따라 금주 후 완치될 수도 있으므로 늦지 않게 치료를 받는 것이 최선이다. 알코올성 간 질환은 술을 끊겠다는 본인의 의지가 약할 수 있으므로 가족이나 주위 사람의 도움이 필요하다.

최근에 술과 접하게 되는 연령대가 낮아지면서 청소년의 알코올성 간 질환 문제도 심각하다. 중고생 음주 경험률은 2005년의 경우 54.1%에서 2006년엔 59.7%, 2007년엔 58.6%로 늘어났다. 이 중에서 상당수의 청소년들이 반복해서 술을 마시고 있으며 마시는 양도 성인에 비해 결코 적지 않다는 데에 문제가 있다. 청소년 알코올성 간 질환자도 점점 늘어나는 추세로 2004년엔 4만 5,428명이던 게 2007년엔 5만6,354명이나 되었다. 이런 환경에서 생활하고 있는 청소년이 성인이 되었을 때 돌이킬 수 없는 간 질환에 걸리게 될 확률이 높은 만큼 가정과 학교, 사회에서의 계도가 시급하다.

한약에 대한 편견과 한방 치료의 기본 원리

현재 간염 치료제로 주로 쓰이고 있는 약은 두 가지이다. 인터페론은 주사제로서 주로 근육이나 피하 주사로 이용된다. 일주일에 3~6회씩 6개월간 주사하며 가격은 보험 적용되는 경우 300만 원 가량 된다. 치료 효과는 30~40% 정도이고 우리나라에서는 그보다 더 떨어진다. 치료에 성공한 경우라도 약 10% 정도의 재발률을 보이며 열과 오한, 전신통, 식욕 부진, 불안 등의 부작용이 있다. 다른 약재인 라미부딘(제픽스)은 1일 1회 경구 투여하여 보통 1~2년간 복용해야 한다. e항원 소실률은 약 30% 정도이며 e항체 생성률은 약 20% 정도이다. 심각한 부작용은 없으나 장기간 사용시 내성 바이러스가 생길 수 있고 약을 끊으면 간염 수치가 다시 초기 상태로 돌아갈 확률이 높다. 결론적으로 AST, ALT 등 간 기능 수치를 떨어뜨리는 약은 일부 있지만 HBV DNA 수치를 직접적으로 감소시키는 약은 아직까지 공식적으로 존재하지 않는 실정이다.

하지만 한의학에서는 얼마든지 수치 감소와 간 질환을 개선시키고 치료할 수 있다. 그럼에도 대부분의 양방 병원에서 의사들이 간 질환 환자들에게 한약을 먹지 말라고 말하고 있다. 이런 주장과 의견들이 다양한 통로로 매스컴에 노출되면서 환자들은 한약이 간에 해롭다는 편견을 가지고 있다. 특히 치료가 필요한 간 질환 환자들이 이런 잘못된 정보를 접하면서 한의원을 찾지 않기 때문에 치료의 기회조차 아예 갖지 못하게 된다. 하지만 한의학도 수천 년간 임상적으로 효과가 입증된 과학의 일부이며, 간 질환 역시 오랜 기간 한의학의 치료 대상이었다. 어떤 약이든 맞게 사용하면 효과를 보고 잘못 사용하면 역효과가 나타나는 것처럼, 간 질환에도 적절한 약을 사용할 경우 어떤 양방 처방보다도 뛰어난 효과를 볼 수 있다.

한약재는 질병의 유형에 따라 수 천 가지 종류가 있으므로 간에 좋은 것도 있고 그렇지 않은 것도 있다. 문제는 환자와 병에 대한 '정확한 정보'이다. 간질환의 유형, 상태, 투병 기간 그리고 당뇨병이나 신장병 등 합병 증세에 대해 정확하게 파악하는 것이 중요하다. 정확한 정보를 가지고 한의사가 올바르게 처방한 약은 결코 간에 부담을 주지 않는다. 일부 한약재 중 간에 부담을 주는 한약재도 있지만 한약재 전체가 모두 간에 나쁜 영향을 주는 것처럼 호도하는 것은 분명 잘못된 것이다. 그런데 굳이 따지자면 간에 부담을 줄 수 있는 건 음식에도 있고 양약에도 있다. 더욱이 간에 부담을 줄 수 있는 약재를 환자에게 굳이 처방할 한의사는 없다는 사실을 알아야 한다.

사실 한방 치료의 원리를 알게 되면 간염에 대한 한방 치료를 수긍하기가 그리 어렵지 않다. 현대의학에선 이 바이러스를 죽이는 약이 없다. 하지만 한방에서는 바이러스를 죽이는 약이 없어도 간염 치료가 가능한데, 그 이유는 이미 우리 몸속에 바이러스를 퇴치할 수 있는 수많은 면역세포들이 존재하기 때문이다. 그런데 간염 환자들은 면역력이 애초에 약했거나 나빠졌기 때문에 간염 바이러스의 침입을 막아내지 못하고 감염된 것이므로 체내의 면역세포들을 증식시키고 강력하게 만들어주면 자연스레 간염 바이러스가 제압되면서 치료되는 것이다. 이것이 간염 치료에 대한 한방 치료의 기본적인 원리이다.

소망 한의원의 치료법과 치혈보간환(治血補肝丸)

바이러스 질환의 특성상 바이러스의 활동성이 활발하면 활발할수록 전염시킬 가능성이 높아질 뿐만 아니라 간세포의 염증 발생 부위도 커지게 된다. 따라서 B형 간염바이러스가 활동성을 띠는 시기에는 발열 증상과 함께 실증에 해당하는 병증으로 분류하여 실증 치료를 해주고, 바이러스가 비활동적인 시기에는 열이 없는 간세포에 남아 있는 만성 염증, 즉 허증 측면에서 접근하여 치료를 하는 것이 효과적이다. 이때 바이러스 활동성이 높은 실증의 치료를 위해서는 항바이러스 작용이 강한 양방적인 치료법이 더욱 효과적으로, 강하게 균을 억제하게 되면 더 이상의 염증 확산을 막을 수가 있어 간염 부위가 넓어지는 것을 막을 수가 있다. 그러나 비활성 바이러스 기간에는 이미 발생된 염증이 가라앉지 않는 만성 간염의 상태가 되는데 한방에서는 이때를 음허증으로 진단하게 된다. 음허증은 체내의 진액이 부족하여 염증 인자, 노폐물, 독소의 배출이 어려워 염증 인자가 지속적으로 쌓이는 병증으로, 염증 인자와 노폐물을 배출해주고 간 수치를 안정화시키는 치료가 필요하다.

한방에서는 같은 만성 B형 간염 환자라도 체질과 증상에 따라 치료법을 달리 한다. 예를 들면 습열훈증형(濕熱薰蒸型), 열독내치형(熱毒內熾型), 간기울체형(肝氣鬱滯型), 음액휴손형(陰液虧損型) 등으로 나누어 증상과 체질에 따라 치료를 한다. A형 급성 간염의 경우 한의학에서는 습열황달이라 하는데 황달 증상을 보일 때 보통 한약을 1~2주일 복용하면 이상 증상이 대부분 없어진다. B형 만성 간염에서 오랜 치료에도 불구하고 GOT, GPT의 수치가 300~400(정상 수치는 GOT 30, GPT 40)이 되는 경우를 종종 볼 수 있다. 한방으로 평균 2주 정도 치료하면 300~400 되는 수치가 100~200 수준으로 떨어지고, 평균 2~3개월 치료하면 거의 정상 수치로 회복된다. A형 간염이나 C형 간염의 경우에도 바이러스의 종류에 차이가 있기는 하지만 실증과 음허증을 분리하여 치료를 하여야만 염증의 범위를 줄이고 간경화나 간암으로의 발전을 예방하는 데 효과적이다.

❋ 소망 한의원의 간 질환 치료 원리

1 청혈(淸血) 치료

간에 저장된 혈액이 탁한 경우 얼굴색이 탁하고 검게 변하며 여드름 등이 나게 된다. 자주 피로해지며 깊은 잠을 자지 못하게 된다. 심할 경우 심장에까지 영향을 미쳐 가슴이 답답해지고 혹은 가슴의 통증까지 나타나게 된다. 이러한 경우 간의 혈액을 맑고 건강한 혈액으로 바꾸어 주는 청혈 과정이 필요하다. 간의 혈액이 맑아지면 얼굴색이 밝아지고 윤기가 나며 숙면을 취할 수 있게 된다. 또한 식욕이 좋아지고 소화가 잘 되며 황금색 대변을 보고 소변색이 맑아진다.

2 보혈(補血) 치료

간의 혈액이 맑아지려면 간이 저장할 수 있는 혈액을 많게 해야 한다. 간의 혈액이 많아져야만 면역력이 생길 수 있는 기반이 마련되기 때문이다. 간의 혈액이 많아지게 되면 피곤하지 않고 기운이 나며 활력이 생겨서 의욕이 증가하게 된다.

3 기를 보강하는 치료

간의 혈액이 많아지려면 간의 기를 보강해야만 한다. 간의 기라고 하는 것은 바로 간의 면역력을 뜻한다. 간의 기가 보충되면 얼굴색이 붉어지게 되며 열이 나게 된다. 열이 나고 얼굴이 붉어진다면 면역력에 의해 항체가 형성되고 있다는 반응이다.

4 면역력 향상 치료

깨끗해진 혈과 충만한 기운으로 면역 반응을 일으켜 항체가 형성되면 몸 전체의 면역력 향성으로 다른 질병에 대해서도 강해진다. 간과 관련된 대장, 위, 심장, 피부 등도 좋아진다.

❋ 소망 한의원의 대표 간 질환 치료제, 치혈보간환(治血補肝丸)

치혈보간환은 영남 일대에서 100여 년 전부터 간 질환 치료제로 민간에 널리 알려졌던 약으로서 수십 년간 그 비방이 전수되지 않아 사용되지 못하다가 최근에 다시 집중적인 한방 연구로 새롭게 부활한 탁월한 간 질환 전문 치료제이다. 치혈보간환은 피를 맑게 하고 몸속의 모든 독을 빠른 속도로 제거하며 몸 전체의 기(氣)를 회복시키는 100% 순수 생약 성분의 한방약이다. 질병의 8할은 피에서 온다는 말이 있듯이, 치혈보간환을 복용할 경우 몸 전체의 피를 맑게 하므로 간염, 간경화, 간암, 고지혈증 바이러스 등 각종 간 질환은 물론 위장, 대장, 신장 등 대부분의 신체 장기가 건강해진다. 이를 객관적으로 입증하기 위해 연구소에 과학 실험을 의뢰하였고, 2004년 12월1일부터 12월10일까지 실험용 쥐에 대한 치혈보간환의 간 기능 회복에 대한 효능 실험을 실시한 결과 다음과 같은 시험 결과를 얻을 수 있었다.

AST : 치혈보간환 10mg/ml에서만 P값이 0.0029로 유효성이 있는 것으로 확인되었다.

ALT : 치혈보간환 모든 처리 농도에서 유효성이 있는 것으로 확인되었다.

LDH : 치혈보간환 모든 처리 농도에서 유효성이 있는 것으로 처리되었다.

치혈보간환은 단순히 간 수치를 낮추는 것만이 아니다. 간염 바이러스를 활동하지 못하도록 죽이는 것을 목표로 한다. 즉 바이러스의 활동성을 비활동성으로, HBeAg 양성을 음성화시키면서 HBeAb를 만들어 혈청 전환을 시킴으로써 HV DNA 음전환시킨다. 문제는 과연 바이러스를 죽일 수 있느냐 하는 것이다. 그래서 치혈보간환과 시중의 항암약을 일반 제약회사 연구소에 의뢰해서 실험해 보았다. 그 중 가장 관심을 끌 만한 연구는 'B형 간염 바이러스(HBV)에 대한 억제 실험'이었다. 이 실험은 송파구의 한 유명 병원에서 11명의 실제 B형 간염 바이러스 혈청을 떼어서 활성화시킨 후 인체와 같은 환경(37도)에서 2시간 투약한 결과를 관찰하는 실험이었다. 그 결과, 1회 복용만으로도 평균적으로 농도를 21.8% 감소시켰으며 유일하게 반응하지 않은 환자인 한 명을 제

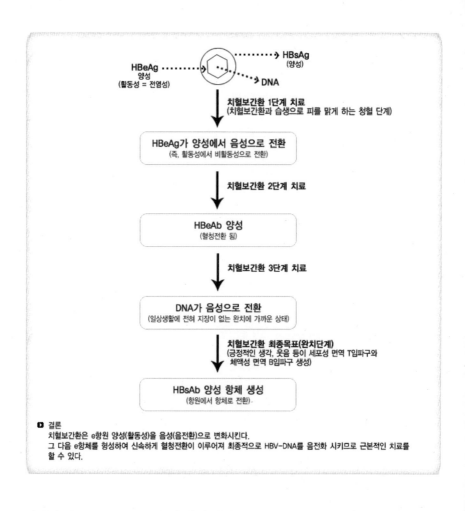

HBeAg
양성
(활동성 = 전염성) ┈┈┈►

┈┈┈► HBsAg
(양성)

┈┈► DNA

치혈보간환 1단계 치료
(치혈보간환과 습생으로 피를 맑게 하는 청혈 단계)

HBeAg가 양성에서 음성으로 전환
(즉, 활동성에서 비활동성으로 전환)

치혈보간환 2단계 치료

HBeAb 양성
(혈청전환 됨)

치혈보간환 3단계 치료

DNA가 음성으로 전환
(일상생활에 전혀 지장이 없는 완치에 가까운 상태)

치혈보간환 최종목표(완치단계)
(긍정적인 생각, 웃음 등이 세포성 면역 T임파구와
체액성 면역 B임파구 생성)

HBsAb 양성 항체 생성
(항원에서 항체로 전환)

▶ **결론**
치혈보간환은 e항원 양성(활동성)을 음성(음전환)으로 변화시킨다.
그 다음 e항체를 형성하여 신속하게 혈청전환이 이루어져 최종적으로 HBV-DNA를 음전화 시키므로 근본적인 치료를
할 수 있다.

외하면 평균 24.3%, 즉 B형 간염 바이러스 농도의 4분의 1이 감소하는 놀라운 결과를 보여주었다. 단 두 시간 투약으로도 이런 효과를 내는 약을 하루 세 번씩 일주일, 한 달, 세 달 이상으로 일정 기간 복용하게 되면 어떤 결과를 가져올지 충분히 짐작할 수 있을 것이다.

소망 한의원에서는 이런 탁월한 효능을 지니고 있는 치혈보간환으로 간염, 간경변, 알코올성 간 질환 등의 간 질환 환자 각각에 맞는 정확한 개별 맞춤 처방을 함으로써 더 빠르고 확실하게 간 질환의 고통으로부터 벗어나도록 하고 있다.

❉ 간장병 환자가 지켜야 할 수칙

1 식이요법을 한다.

간장병 치료는 절대 하루아침에 되지 않으며 어느 한 가지만으로는 치료되지 않는다. 가장 중요한 건 식이요법이다. 식이요법을 하지 않으면 어떤 좋은 치료도 효과를 떨어뜨린다. 현대의학에서의 요법이나 자연식이요법(한약 또는 생약 포함) 중 어느 한쪽만을 맹신하지도 불신하지도 말아야 한다. 특히 산패된 기름 및 튀긴 음식, 인스턴트 음식, 가공식품, 청량음료(탄산음료), 화학조미료, 훈제음식 등은 질병을 악화시키므로 가급적 먹지 않는다.

2 소문이나 엉터리 정보에 의존하지 않는다.

만성질환을 오래 앓다 보면 주위에서 전문가 아닌 전문가를 너무 많이 보게 된다. 각종 소문이나 엉터리 정보와 과대광고를 따르다간 나중에 부작용이나 병을 더 악화시킬 수 있다.

3 심신의 안정이 중요하다.

간장병에서 과로와 스트레스는 죽음을 앞당기는 행위이므로 안정이 최우선이다. 안정을 통한 충분한 영양의 공급은 간장의 회복에 필수적이다.

4 어떤 종류의 약이든 함부로 먹지 않는다.

특히 감기약, 진통제, 해열제, 항생제, 피부약, 피임약 등을 비롯한 많은 약물 복용은 간에 독이 될 수 있다.

5 치료 중 방심하지 않는다.

간 기능 검사상 어느 정도 호전되었다고 무리하거나 방심하여 잘못된 식습관으로 돌아가면 병이 악화된다.

6 낫겠다는 신념을 갖는다.

간경화나 암일지라도 병을 극복해 나을 수 있다는 믿음을 포기하지 않으면 얼마든지 기적과 같은 결과를 가져올 수 있다.

✱ 간이 건강하지 못할 때의 이상 신호 20

1 충분히 쉬어도 피곤하다.

2 어깨나 목이 늘 무겁고 이유 없는 근육통에 시달린다.

3 매사에 의욕이 없다.

4 눈이 피로하고 시력이 갑자기 나빠진다.

5 배에 가스가 차고 구역질과 변비 증상이 있다.

6 얼굴에 황달이 생긴다.

7 소변 색이 진하고 냄새가 심하며 거품이 난다.

8 방귀가 자주 나오고 냄새가 심하다.

9 기운이 없고 자꾸 눕고만 싶다.

10 얼굴에 기미가 생기고 푸석푸석하다.

11 가슴과 등에 작고 붉은 반점이 생긴다.

12 두드러기나 피부 가려움이 있다.

13 빈혈이 있고 머리카락이 많이 빠진다.

14 감기에 자주 걸린다.

15 가끔 코와 잇몸, 항문에서 피가 난다.

16 정신이 멍해지고 기억력과 집중력이 떨어진다.

17 매사에 짜증이 나고 사소한 일에도 신경질이 난다.

18 팔다리가 시리거나 저리며 이명이 있다.

19 손 가장자리가 유난히 붉다.

20 몸에 부스럼이 잘 난다.

혈당 수치에 속지 말아야
당뇨병이 완치된다

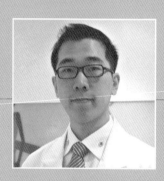

이승언 _ 선 한의원 원장
http://www.sunhanbangdang.co.kr

당뇨병 환자에게 가장 위험하고 걱정이 되는 부분은 합병증이다. 합병증은 말 그대로 '함께 병행해서 나타나는 증상'이다. 곧 기준 이상으로 혈당이 상승하게 된 몸의 원인이 있다면, 원인에 의해 당 수치 상승과 더불어 나타나는 증상이 합병증이다. 그러므로 당 수치만 정상 범위로 관리한다고 해서 합병증의 근본 원인이 제거되었다고 할 수는 없다. 당 수치를 상승시킨 생활 습관을 교정하고 몸의 이상 부분을 바로잡아야만 당뇨병의 근본적인 치료가 되고 합병증도 예방할 수 있다.

혈당 수치에 속지 말아야
당뇨병이 완치된다

세계는 지금 당뇨병과 싸우고 있다

몇 년 전에 김혜수가 주연으로 나왔던 〈열한 번째 엄마〉라는 영화가 있었다. 그 영화에서 김혜수는 당뇨병 환자로 나오는데 혈당이 오르면 다른 사람들의 눈을 피해 자기 몸에 인슐린 주사를 놓는 장면이 나온다. 이런 장면은 다른 영화에서도 종종 등장하곤 하는데, 그래서 사람들은 당뇨병 환자라고 하면 모두 인슐린 주사를 맞아야만 정상적인 생활을 영위할 수 있다고 생각한다. 당뇨병은 인슐린 분비의 이상으로 생기는 병인 만큼 인슐린 투여가 중요한 건 사실이다. 그러나 모든 당뇨병 환자가 인슐린 주사를 꼬박꼬박 맞아야 하는 것은 아니다.

현재까지 서양의학에서는 당뇨병을 류머티즘 질환처럼 '완치'의 개념이 아닌 '평생 관리'를 해야 하는 질병으로 규정하고 있다. 그 이유를 엄밀하게 따지면 '치료할 수 없는 병'이 아닌 '확실한 치료 방법을 찾지 못한 병'이기 때문이다. 당뇨병의 발병률이 세계적으로 평균 총 인구의 5~10%가 될 정도로 높고 젊은 층의 발병 빈도가 계속 증가하고 있는 추세임에도 불구하고, 서양의학에서는 여전히 인슐린 수치를 정상 범위에 맞추는 방법 외에는 근본적인 치료책을 내놓지 못하고 있다. 그러다 보니 인슐린 수치는 정상이어도 합병증이 이어지거나 심한 경우 투석을 해야 하는 상황이 벌어지고 있다. 이렇게 당뇨병 치료의 한계로 야기되는 문제는 세계 모든 나라의 중대 고민거리이기도 하다. 세계 인구 중 성인 2억4,000만 명이 당뇨병 환자가 될 것이란 WHO와 UN의 경고가 있던 2007년에는 빌 클린턴 전 미국 대통령이 '당뇨병 리더십 글로벌 포럼'에 참석한 자리에서 전 세계가 당뇨병과 싸워야 한다는 연설을 하기도 하였으며, 총 인구의 10% 내외가 당뇨병 환자로 추정되는 중국에서도 당뇨병과의 전쟁을 선포한 바 있다.

우리나라도 예외는 아니다. 국내 당뇨병 환자는 전체 인구의 10%에 해당하는 5백만 명으로 추정되고 있다. 미국과 같은 선진국이 5% 미만인 것과 비교하면 매우 높은 수치이다. 더욱이 예방이 비교적 잘 되어 환자의 수가 주춤하고 있는 선진국들에 비해 우리나라는 해마다 빠른 속도로 증가하고 있으며, 특히 10~30대의 당뇨병 환자가 늘어나고 있어서 머지않아 국민 건강이 휘청거릴 정도로 위태로운 상태이다. 최근에 대한당뇨병학회선 2030년에 당뇨병 대란이 올 것이라고 경고하기도 하였다. 그렇게 되면 20년 후에는 당뇨병 환자가 총 인구의 20%에 육박하면서 여러 문제를 초래할 것이다. 1960년대에 국민의 1%도 되지 않던 당뇨병이 불과 50년 후인 지금 10배나 증가했으며, 20년 후에는 전체 국민의 5분의 1이 당뇨병 환자가 될 수 있다는 이 현실을 우리는 결코 무시하면 안 된다.

선진국의 당뇨병 증가가 2000년 이후 주춤하고 있는 것은 국가 차원의 예방 사업과 국민들의 협조 덕분이었다. 하지만 우리나라는 지금 국민 전체가 매우 심각한 위기 상황에 처해 있음에도 불구하고 변변한 예방 교육도 이루어지지 않고 있으며, 당뇨병에 치명적인 영향을 주는 서구화된 고칼로리 식습관에 점점 길들여지고 있다. 국민 전체가 당뇨병과 그만큼 더 빨리 가까워지고 있는 셈이다. 더욱이 당뇨병은 일단 걸리고 나면 그로 인한 여러 합병증이 나타나서 건강한 생활을 영위할 수 없게 만든다. 그런데 안타까운 사실은 많은 사람들이 건강을 위해 관심을 갖고 시간과 에너지를 투여하는 것에 비해 당뇨병에 대해서는 유난히 둔감하다는 것이다. 하나의 질병이 가져오는 위험성과 다양한 합병증이 이토록이나 심각하고, 질병의 발생률 또한 이렇게 높은데도 사람들은 당뇨병을 자신들이 싸워야 할 적으로 인식하지 못하고 있는 것이다. 그러나 전쟁은 이미 오래 전에 시작되었다. 당뇨병과 어떻게 싸워 이길 것인가를 고심하지 않는 한 현대인들의 건강은 당뇨병 앞에서 백기를 들 날이 오게 될 것이다.

제대로 알아야 당뇨병을 치료할 수 있다

✳ 당뇨병이란

당뇨병에 대한 정의를 처음 내린 사람은 17세기 영국의 해부학자이며 의사였던 윌리스이다. 그는 해부학과 감염성 질환에 대해 많은 업적을 남겼으며, 특히 당뇨병을 연구하여 "설탕이나 벌꿀이 들어 있는 것처럼 오줌에서 단맛이 난다"고 표현한 유럽 최초의 의사이다. 그 후 에드워드 샤퍼는 1905년에 췌장의 랑게르한스섬에 어떤 변화가 생기면 당뇨병이 발생한다는 사실을 알아냈으며, 1916년에는 췌장에 존재하면서 당 대사를 조절하는 물질이 있을 거라는 가설을 세우고 이 가상물질을 인슐린이라 명명하였다.

당뇨병이란, 말 그대로 '소변에서 당이 검출되는 병'을 말한다. 임상적으로는 인슐린 분비의 절대 혹은 상대적 부족을 의미하며, 인슐린의 생물학적 효과의 감소로 인하여 발생되는 고혈당 상태 및 이에 수반되는 대사장애를 일컫는다. 우리가 음식을 먹으면 우리 몸은 음식에 있는 탄수화물을 분해하여 당분으로 전환시키고, 이 당분은 우리의 혈액 속에 녹아들어서 각각의 세포로 운반이 되어 우리 몸의 에너지로 사용된다. 하지만 당뇨병이 있는 경우에는 이 당분이 세포 속으로 잘 흡수되지 않는다. 이렇게 되면 당분이 혈액 속에 계속 머물게 되고 결과적으로는 혈액 속에 당분의 함량이 높아지게 된다. 이로 인해 인체의 각 기관 및 조직으로의 영양공급에 문제가 생겨서 다양한 증상과 합병증을 유발하게 되는 것이다.

✻ 당뇨병의 진단 기준

당뇨병 여부를 판단하는 데 있어서 중요한 기준이 되는 것은 공복시 혈당 수치이다. 그 수치에 따라 당뇨병 여부와 위험도 여부를 따진다. 그렇지만 항상 이 수치가 기준이 되는 건 아니다. 음식을 먹게 되면 혈당 수치가 서서히 올라가게 되지만 식사 뒤 1시간에서 2시간이 경과하게 되면 정상적인 수치로 되돌아오므로 식사 경과 시간도 중요한 판단 기준이 된다. 과거에는 어린이와 어른의 당뇨병에는 근본적인 차이가 있다고 생각하여 소아 당뇨병과 성인 당뇨병 등 두 가지 형태로 구별하였다. 그리고 1970년대까지는 당뇨병을 인슐린 의존형, 인슐린 비의존형 그리고 이차성 당뇨병으로 분류해 오다가, 1985년에 이르러 세계보건기구에서 기존의 분류에다 영양실조형 당뇨병을 추가시켰다. 이러한 서양의학의 당뇨병 분류의 변화는 당뇨병 발생 과정과 환자 관리에 있어서 '인슐린'을 중심으로 이루어지고 있음을 알 수 있다. 그러나 단지 인슐린 수치에 의한 분류와 판단은 각각 다른 환자의 몸에 대한 근본적인 문제들을 해결해 주지 못한다는 한계가 있다.

▶ 국제 당뇨병센터 및 미국 당뇨병학회 기준

	공복 혈당(mg/dl)	식후 2시간(mg/dl)
정상	100 미만	140 미만
공복 혈당 장애	110~125	140 미만
내당능 장애	126 미만	140~199
당뇨병	126 이상	200 이상

✻ 당뇨병의 근본 원인

당뇨병 환자에게 가장 위험하고 걱정이 되는 부분은 합병증이다. 합병증은 말 그대로 '함께 병행해서 나타나는 증상'이다. 곧 기준 이상으로 혈당이 상승하게 된 몸의 원인이 있다면, 원인에 의해 당 수치 상승과 더불어 나타나는 증상이 합병증이다. 그러므로 당 수치만 정상 범위로 관리한다고 해서 합병증의 근본 원인이 제거되었다고 할 수는 없다. 당 수치를 상승시킨 생활 습관을 교정하고 몸의 이상 부분을 바로잡아야만 당뇨병의 근본적인 치료가 되고 합병증도 예방할 수 있다.

환자를 치료하다 보면 80세 할머니의 혈당이 400~500mg/dl로 올라도 합병증이 없는 경우가 있고, 30대 중반 여성의 혈당이 150~220mg/dl 정도인데도 망막 변성, 소변 불리, 신기능 저하 등의 심각한 합병증이 발생하는 경우가 있다. 곧 혈당이 높아진 원인이 제대로 관리되고 있느냐의 문제가 합병증 발병 여부와도 직결되는 것이다. 물론 혈당이 높아진 원인을 관리하고 합병증을 예방하는 것이 당 수치를 정상 범위로 관리하는 일일 것이다. 하지만 대부분의 당뇨병 환자가 양약으로 혈당 조절에만 신경쓰고 혈당이 상승하게 된 원인에는 주목하지 않기 때문에 시간이 지나면서 점점 합병증이 나타나게 되어 건강을 위협하게 된다.

근본원인 : 소아, 성인, 노인, 임산부의 생활 습관 및 몸의 문제

↓

현상원인 : 열(熱), 어혈(瘀血), 인슐린의 기능 이상 및 분비 저하

↓

증상 : 혈당 상승, 다음(多飮) 다뇨(多尿) 다식(多食)

↓

현상 원인만 제거하고 근본 원인에 대한 관리를 하지 않을 때 합병증 유발

※ 혈당 조절과 더불어 반드시 근본 원인을 치료해야 합병증 예방이 가능하다.

✱ 당뇨병의 주요 증상

❶ 다식(多食) - 체중 감소

당뇨병 환자는 많이 먹는데도 금방 배가 고프고 체중은 오히려 감소한다. 장부의 열로 인해 계속 음식을 섭취하지만 인슐린이 정상적으로 작동하지 못하여 간으로 에너지를 공급하지 못하고 혈액 속의 당분이 그대로 소변으로 빠져나가게 된다. 섭취한 음식으로부터 얻은 포도당을 소변으로 그대로 내보내는 것이다. 따라서 인체는 부족한 탄수화물을, 저장되어 있는 단백질과 지방으로부터 얻어가려 하기 때문에 체중이 급격히 감소하게 된다.

❷ 다뇨(多尿) - 야뇨

정상적인 사람의 경우 하루 1~2.5 l 의 소변을 보며, 소변 속에는 다양한 종류의 노폐물이 섞여 나오게 된다. 그런데 당뇨병이 있으면 소변에 훨씬 많은 포도당이 섞여 나오게 되는데, 신장은 정상적인 노폐물의 양보다 훨씬 많은 포도당을 내보내기 위해서 더 많은 소변을 배설하게 된다. 그래서 당뇨병 환자는 증상이 심할수록 소변을 더 자주 많이 보게 되는 것이다.

❸ 다음(多飮) - 갈증

다뇨 때문에 오줌을 많이 배설하려면 당연히 수분이 많이 필요해진다. 당뇨병 환자는 부족한 수분을 채우기 위해 자주 갈증을 느끼게 되어 물을 많이 마시게 된다.

이 외에도 당뇨병의 증상은 다양하게 나타난다 쉽게 피로감을 느끼기도 하고, 시력에 이상이 생길 수도 있다. 가려움증과 같은 피부 증상이나 손발저림, 현기증, 소화불량 등이 올 수도 있지만 별다른 자각 증상 없이 당뇨병이 한참 진행된 후에 뒤늦게 발견되기도 한다. 따라서 정기적인 검진을 통해 자기 몸의 상태를 살피는 것이 중요하고, 당뇨병 진단을 받게 되었다고 무조건 인슐린 처방을 받는 것보다 그렇게 된 근본 원인을 찾아 몸의 기능을 되살리는 것이 가장 확실한 해결책이 될 것이다.

한의학에서 바라보는 당뇨병, 소갈(消渴)

당뇨병 환자의 95% 이상이 인슐린 비의존형 당뇨병으로서, 인슐린 분비에 심각한 문제를 가지고 있지 않다. 그런데 서양의학에서의 당뇨병 치료는 모두 혈당 수치 조절에만 중심을 두고 있다. 그러다 보니 당뇨병을 초래한 생활습관의 개선과 장부의 문제를 해결하지 않은 채 치료가 이루어져서 결국 양약에 대한 내성과 함께 합병증이 발생하게 된다. 그리고 몸이 스스로 혈당 조절을 할 수 있도록 만들어주는 치료가 아니므로, 인위적으로 혈당 수치를 조절하는 과정에서 '저혈당 쇼크'가 오기도 한다. 또한 인슐린 저항성도 나타난다. 따라서 현재 서양의학적인 치료 방법인 경구 투여제재, 인슐린 주사제, 인슐린 펌프 등의 치료는 근본적인 치료가 될 수 없다. 그런 점에서 환자 개인마다의 몸의 문제를 정확하게 진단하여 환자가 당 수치를 스스로 조절할 수 있는 몸을 가질 수 있도록 해주는 한방 치료야말로 근본적인 치료이며 가장 확실한 치료라고 할 수 있다.

세계적으로 당뇨병 환자에 대한 기록은 아주 오래 전부터 있어 왔다. 우리나라의 경우, 13세기 중엽인 고려 고종 때 발간된 책『향약구급방』에도 '소갈(消渴)'이라고 해서 당뇨병에 대해 설명하고 있으며, 1433년에 세종대왕 때 완성된『향약집성방』에는 '오줌에서 단맛이 난다'고 당뇨병을 설명했던 17세기의 윌리스보다 수백 년 앞서서 이미 '소변이 달다'라는 기록을 하고 있다. 그 뒤 허준에 의해 쓰인『동의보감』에서는 '소갈증에는 당의 섭취 제한과 안정이 필요하다'는 내용이 기록되어 있다.

이처럼 한의학에서는 당뇨병을 소갈(消渴)로 표현하고 있다. 환자가 호소하는 증상들을 역학적 자료를 통해 분류하여 '병명'으로 집단군을 나눠 각 진단명에 관련된 치료 및 관리법으로 발달시켜 온 것이 오늘날 서양의학의 모습이라면, 한의학은 환자가 호소하는 증상을 통해 환자 몸의 어디에 문제가 있는지를 진단하고 변증하는 분류를 통해 발달해 왔다. '불편한 사람'을 진단함에 있어서 서양의학은 불편한 증상이 어느 병에 관련된 것인지를 보는 것이며 '병'

에 중심을 두고 있는 관점이다. 반면에 한의학은 불편한 증상이 환자의 어느 부분에 문제가 있고 개인의 생활에 어떤 문제점이 있는지를 진단의 중심에 두는 의학으로, 병든 '사람'에 중심을 두고 있는 관점이다. 따라서 당뇨병으로 고생하는 환자들을 치료할 때 혈당의 완화에만 중점을 두는 서양의학과는 달리 한의학에서는 환자의 몸의 회복과 더불어 생활환경의 문제점을 찾아봄으로써 그 문제를 해결하는 데에 중심을 둔다.

『황제내경』에서는 '2양(陽)이 맺히면 소갈이 생긴다'고 하고 있다. 2양이란 위와 대장에 열이 몰렸다는 것을 말한다. 살찐 사람이 기름진 음식을 많이 먹으면 살갗의 결이 막혀 양기가 밖으로 나가지 못하므로 살이 찌고 속에 열이 생기게 된다. 단것은 완화시키는 성질이 있으므로 발산이 잘 되지 못하게 한다. 그러므로 속에 열이 있으면 양기가 타오르는데 그렇게 되면 목이 말라 물을 찾게 되는 소갈이 생긴다고 설명하고 있다. 한마디로 너무 잘 먹어도 당뇨병이 올 수 있다는 것이다.

이처럼 잘 먹어서 생긴 소갈증을 앓았던 역사적 인물에는 세종대왕이 있다. 세종대왕은 식성이 좋아서 하루 네 번이나 식사를 했고, 끼니마다 고기가 올라와야 했다고 한다. 그러면서 운동은 거의 하지 않고 늘

앉아서 토론과 독서 위주의 생활을 하다 보니 비만해져서 27세 무렵부터 많은 약을 먹어야 할 정도로 건강이 좋지 않았다고 역사서에 기록되고 있다. 말년에는 가까운 사람도 알아볼 수 없을 만큼 만성적 안질을 앓았고 옆구리의 종창과 풍질로 보

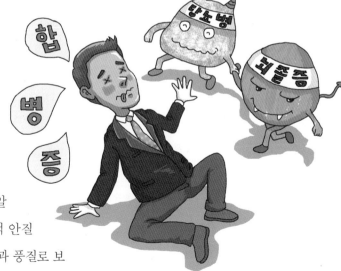

행도 쉽지 않았다고 한다. 현대의학에서는 세종의 이런 증상들을 소갈증(消渴症), 즉 당뇨병에 의한 합병증으로 보고 있다.

오늘날에도 당뇨로 인한 합병증은 여전히 당뇨병의 가장 위험한 요소로 받아들여지고 있다. 하지만 대부분의 환자가 양약에 의존해 혈당 조절에만 신경쓰고 혈당이 상승한 원인을 관리하지 않아서 합병증을 초래하는 일이 빈번하게 일어난다. '혈당이 높다'라는 것은 하나의 증상이다. 그렇게 된 데에 대한 서양의학적 현상적 원인은 인슐린의 분비저하 및 기능 이상이다. 하지만 한의학적 현상적 원인은 "열(熱)"이다. 그러므로 한방에서는 이로 인한 현상 즉, 인슐린의 분비가 왜 저하되었으며 왜 기능 이상이 생겼는지 하는 원인을 파악함으로써 당뇨병의 정확한 근본 원인을 찾는 것이고, 그것이 치료의 시작이다.

선 한의원의 치료법

당뇨병 환자의 치료 목표는 약물에 의한 혈당 안정화에 그치는 것이 아니라 심장과 췌장에 오래도록 쌓여 있는 열(熱)을 제거하고 인체의 영양분을 간과 근육 및 각 조직 기관들이 원활하게 사용할 수 있도록 기전을 회복시켜 주는 것이다. 이러한 치료 원칙을 바탕으로 환자 개인의 체질과 몸의 증상을 바탕으로 정확하게 진단하여 생활의 문제점을 교정해주고, 더불어 몸의 문제를 개인별 처방을 통해 치료하면 혈당은 자연히 안정화됨과 동시에 당 대사도 원활하게 정상화 된다.

앞에서 설명한 것처럼 서양의학과 한의학에서 바라보는 당뇨에 대한 관점은 많이 다르다. 간단하게 설명하면 서양의학에서는 혈당 수치를 통해 당뇨와 건강 여부를 판단한다. 그러다 보니 수치는 정상 범위에 머물러 있지만 건강이 악화되는 현상이 발생하기도 하는 것이다. 반대로 한의학에서는 '오줌이 달게 나오는 현상의 원인'을 찾고 그 원인에 대한 치료를 한다. 현상은 같으나 때로는 간이 원인일 수도 있고, 때로는 신장이 원인일 수도 있다. 하지만 대부분의 환자들은 몸이 건강해졌다는 것을 스스로 분명하게 자각하면서도 서양의학에서 정해 놓은 혈당 정상 수치 범위의 성적표를 받고 나서야만 자신의 몸이 정상이라는 것을 인정하려고 한다. 인간의 몸은 매우 복잡하다. 단순히 혈당 수치가 당뇨의 모든 지표가 되지 않는다는 인식 전환을 통해 당뇨의 완치 또한 어렵지 않다는 사실을 많은 사람들이 깨닫게 되기를 바란다.

선 한의원의 당뇨 치료법은 다음과 같은 내용으로 이루어지고 있다.

▉ TG(Three-Good) 치료법

① Good Glucose - 당 수치를 바로잡는다

혈당이 상승한 몸의 문제와 생활 습관을 교정해주면 혈당은 금방 안정화된다. 하지만 서양의학에 의한 치료를 받아온 환자나 급격히 혈당이 높아져서 문제가 생길 우려가 있는 환자의 경우에는 혈당을 인위적으로 조절해주면서 근본 원인을 바로잡는 치료를 해주어야 한다. 위장, 췌장, 간장 등의 열을 제거하여 탄수화물 요구량을 완화시켜주고 혈액 속의 포도당이 간세포로 원활하게 들어갈 수 있는 환경을 만들어주는 약물을 통해 혈당을 안정화시켜주는 것이다. 이때 선당환(善糖丸)을 쓰게 되는데, 선당환은 혈액을 맑게 해주고 대사 기능의 활성화를 유도하여 혈당 수치를 바로잡아주는 역할을 한다. 환자의 혈당 상승의 주된 원인이 열에 의한 것인지, 어혈에 의한 것인지, 담음에 의한 것인지에 따라 단계별로 처방하고 환자의 혈당이 안정화되는 정도에 따라 선당환의 양을 줄이거나 중단하게 된다.

② Good Body - 몸의 문제를 바로잡는다

당뇨병의 한의학적 명칭인 소갈은 상소, 중소, 하소로 나눠지는데, 상소는 심폐에 열이 있는 것, 중소는 위와 췌장에 열이 있는 것, 하소는 신장의 양기가 저하된 것으로 설명하고 있다. 환자마다 조금씩 다른 원인 및 문제가 되는 장부 조직 및 기관의 이상 증상을 제거하기 위한 맞춤 처방으로 정화단(正和丹)을 쓰고 있다. 정화단은 인체의 각 조직에 골고루 영양을 보강하고 기능을 향상시킬 수 있도록 만든 환약으로 초기 당뇨병에는 정화단 복용만으로도 혈당의 안정화를 찾을 수 있다.

③ Good Habit - 생활 습관을 바로 잡는다

모든 질환이 스트레스로부터 온다고 할 수 있을 정도로 현대인은 스트레스로 인해 몸에 손상을 받고 있다. 스트레스는 심장과 간장에 열을 초래함과 더불어 장기간 지속될 경우 다양한 위험을 초래한다. 또한 과잉영양 상태와 인공 조미료, 인스턴트 식품, 불규칙한 식사, 폭식 등도 질병을 유발하고 있다. 개인의 체질과 몸의 상태에 맞는 적절한 운동과 생활 습관의 개선을 통해 병의 기본 원인을 제거함과 동시에 몸을 더욱 튼튼하게 만들어서 당뇨병을 이겨낼 수 있는 몸을 만들어야 한다.

2 식이 요법

당뇨병 환자들에게 가장 중요한 것이 음식 관리다. 음식은 내 몸에 필요한 영양소를 외부에서 공급을 해주는 것이고, 운동은 내 몸에 가지고 있는 영양소가 잘 쓰여지고 순환이 될 수 있도록 도와주는 것이기 때문이다. 당뇨병 환자들은 다른 질병에 비해 음식에 대한 규제가 심하지 않는 편이지만, '먹어도 괜찮다'라고 해서 '조절을 필요로 하지 않는다'는 것은 아니다. 당뇨병 환자에게 있어서 섭취하는 음식은 혈당 수치와 밀접한 관련이 있다. 당뇨병 환자들은 대개 콜레스테롤 수치가 조금 높게 나오는 경향이 있으므로 식사 조절을 하면서 영양소를 골고루 섭취하여 영양의 균형을 유지하는 것이 좋다.

3 목욕 요법

당뇨병은 혈액 속의 포도당이 에너지로 사용되지 못하고 말초 혈관 및 각 조직으로 공급이 되지 못하고 있는 문제인데, 따뜻하게 목욕을 하면 피부나 근육 조직이 부드럽게 이완이 된다. 이는 평소 피부나 근육이 굳어져 있거나 건조한 상태를 풀어주는 효과가 있으므로 스트레스나 긴장감으로 인해 나타나는 근육의 경직이나 피로 등을 완화해줄 수 있는 것이다. 이로 인한 모세혈관 확장을 통한 혈류 증가로 혈액순환에 도움이 된다. 심장으로부터 가장 멀리 떨어진 조직 기관들의 혈류 공급을 통해 몸의 각 조직 기관의 활동을 도와주는 것이다. 따라서 목욕 요법을 통한 말초 혈관 확장 및 땀을 내는 관리는 피부 가려움증 예방 및 족부 질환 관리에도 도움이 된다. 특히 외부의 열감이 높아지면서 인체는 피부의 땀구멍을 통해 땀을 배출하게 되는데, 땀이 배출되면 체온이 조절되고 노폐물을 배설하는 효과가 동시에 나타나게 되어 인체의 다양한 병리적 상황을 해결할 수 있다.

❹ 운동 요법

규칙적인 운동은 당뇨병뿐 아니라 모든 사람들에게 꼭 필요하다. 특히 당뇨병 환자가 운동을 규칙적으로 하게 되면 체중이 조절되고, 혈액 속의 콜레스테롤과 중성지방 수치가 떨어지며, 혈압이 내려가 혈당이 조절된다. 뿐만 아니라 동맥경화증 발생을 예방하여 당뇨병 합병증 발생이 억제되는 효과가 있다. 또한 체력을 증강시켜 매사에 자신감을 갖게 하여 적극적인 생활을 할 수 있게 해 준다. 운동을 하기 가장 좋은 시간은 식후 30분~1시간 정도로 규칙적이고 지속적으로 해야 효과를 볼 수 있다. 그러나 모든 당뇨병 환자가 운동을 해야 하는 건 아니므로 운동을 시작하기 전에 의사에게 자신에게 맞는 운동을 처방받는 것이 좋다.

치료 사례 · 50대 당뇨병 환자

하루는 건설회사에서 근무하는 50대의 당뇨병 남자 환자가 찾아왔다. 환자는 내원 당시에 혈당 강하제(아침에 2알, 저녁에 1알)를 복용하고 있어서 혈당 수치는 '식후 3시간 혈당 113mg/dl, 당화 혈색소 6.4%'로 비교적 안정적인 상태였다. 그런데 당뇨 발병과 함께 어지러움과 이명이 심해져서 일상생활을 제대로 해나갈 수 없는 상황이었다. 선 한의원에 오기 전에 양방 병원에서 메니에르 병으로 진단을 받고, 2년여간 치료를 받았지만 별 차도가 없었다고 한다.

환자의 체중이 내원 당시 97kg이었는데 이런 증상들이 과체중 때문은 아닌가 해서 비만과 당뇨 전문 한의원인 선 한의원을 찾아오게 된 것이다. 50대이다 보니 건강에 대한 관심도 많아서 건강 관련 지식도 풍부하였고, 아는 만큼 욕구가 커서인지 건강식

품도 필요 이상 많이 먹고 있었다. 그런데 이 환자 분의 가장 큰 문제는 수면 부족과 건설회사라는 특성상 매일 마시게 되는 술이었다. 잠은 늘 부족하면서 어쩔 수 없이 술은 매일 마셔야 하는 날을 반복하다 보니 체중이 늘고 심장과 간 기능은 나빠진 상태였다.

진단을 해보니 환자의 건강을 위해선 혈당 수치가 조금 높아질 필요가 있었다. 어지러움과 이명 증상이 몸의 양기 저하로 인하여 발생하는 문제였으므로, 양기를 보강하고 순환시켜주는 한약 처방과 함께 치료가 시작되었다. 한 달 간 환자는 처방을 잘 따라주었다. 매일의 식단을 기록하는 것은 물론이고 혈당도 열심히 적어서 보여주었다. 환자의 노력 덕분에 한 달이 지나면서부터 현훈과 이명이 조금씩 줄어들고 체중 또한 눈에 띄게 감소하면서 몸의 컨디션이 좋아졌다. 3개월이 지나면서부터 몸의 제반 증상이 줄어들면서 기능이 회복되었기 때문에 혈당 강하제를 중지하고 한약만으로 치료를 진행할 수 있었다. 몸의 영양 공급을 위해 치료 초기에 올렸던 혈당 수치도 4개월이 지나면서 다시 내려가고. 몸의 조직에 영양이 충분히 공급된 이후에는 안정적인 수치를 유지하게 되었다. 그리고 조금 남아 있던 어지러움과 이명 증세도 모두 사라졌다.

치료를 마친 후, 건설회사의 특성으로 음주를 완전히 중단하지 못하면 조금만 마시라면서 처방해준 대로 음식 관리를 하고 충분한 휴식, 즐거운 취미 생활을 하면서 당뇨병을 완전히 극복할 수 있었다. 건강이 회복되자 환자가 가장 먼저 한 말이 "술을 다시 마실 수 있게 해주셔서 감사합니다"였다. 그만큼 그 환자에게 술은 비즈니스로 필요한 것이기도 했지만 본인 자신이 즐기는 거였기 때문에 치료 못지않게 기쁜 일이었던 것이다. 혹시 건강을 잃게 될까 하는 염려에서 나는 환자에게 이런 당부를 잊지 않았다.

"몸이 좋아졌다고 전처럼 과음하시면 안 됩니다. 가볍게 즐기는 정도로만 드세요."

최근엔 가끔 들러서 건강 상태를 체크하고 몸의 컨디션에 따라 가끔 보약을 먹는 정도로 매우 평안하고 안정된 삶을 살고 있다. 혈당의 안정적인 수치가 한 사람의 인생도 평화롭게 만든 것이다. 이런 변화는 선 한의원을 다녀간 환자들 중 드문 케이스가 아니다. 당뇨병은 이처럼 얼마든지 나을 수 있고 고칠 수 있는 질병이라는 걸 많은 사람들이 알게 되어, 자신들의 삶을 절망이 아닌 희망으로 변화시키기를 바란다.

담적과 담음을 잡아야 위장 질환이 낫는다

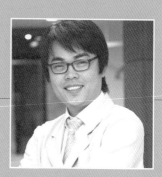

이승후 _ 소담 한의원 원장
http://www.sodam.co.kr

위장 질환의 가장 큰 원인은 담적과 담음에서 찾아볼 수 있는데, 덩치 큰 트럭은 소형차보다 기름도 많이 먹고 배기가스도 많이 발생하는 것처럼 위장이 튼튼하고 식욕이 왕성한 사람은 많이 먹고 음식의 연소에 따른 부산물도 많이 발생한다. 이런 형태의 부산물이 장 근육에 누적이 되어 단단하게 뭉친 것이 담적이다. 담음은 이와 반대로 작은 차인데 엔진이 낡고 약해서 효율이 떨어지는 상태로 비유할 수 있다. 효율이 떨어지는 차는 불완전연소를 하게 되어 같은 양의 연료를 쓰더라도 충분히 활용하지 못하고 연소되지 못한 연료가 남는 경우가 많다. 따라서 담적 치료는 식욕을 떨어뜨리고 담적을 푸는 치료가 주가 된다면, 담음 치료는 수분 형태의 담음을 따뜻하게 해서 말려주고 담음이 제거된 뒤에는 위장의 효율을 높이는 치료를 해주어야 한다.

담적과 담음을 잡아야
위장 질환이 낫는다

위장이 병들면 온 몸이 병든다

사람은 위를 통하여 영양을 공급받고 생명을 유지한다. 그래서 한두 끼만 굶어도 기운이 없고 계속 음식을 먹지 못하게 되면 3주 전후로 생존이 위태로울 정도가 된다. 그러니까 먹는 행위는 살아가기 위한 가장 기본적인 조건인 동시에 없어서는 안 될 과정인 것이다. 그래서 사람들의 식욕은 인간이 가진 여러 본능 중에서도 가장 원초적이며 솔직하다. 어떤 슬픔 앞에서도 어떤 고통 앞에서도 위는 배고픔을 감지하고 꼬르륵거릴 줄 알기 때문에 사람들은 먹고 또 다시 일어서 살 수 있는 것이다. 그래서 위장은 사람이 살아 있는 한 계속 바쁘게 일을 해야 하는 장기 중 하나이기도 하다.

위장은 온갖 음식을 인체가 흡수할 수 있게 만들어주고 외부의 오염원이 인체로 들어오지 못하도록 살균 작용을 하고 있다. 그런데 위장에 문제가 생기면 소화 기능뿐만 아니라 면역 기능도 약해져서 건강이 급속도로 악화된다. 그럴 때엔 아무리 좋은 걸 먹어도 잘 흡수가 되지 않지만 위장 기능이 좋으면 모든 음식이 보약이 된다. 사람을 생존하기 위해 늘 무언가를 먹어야 했으므로 위장 질환은 오래 전이나 지금이나 늘 있어 왔다. 그런데 예전에는 먹을 것이 부족해서 혹은 충분히 먹지 못해서 발생한 위장 질환이었다면 지금은 너무 많이 먹어서 발생하는 경우가 대부분이다. 이런 과잉 섭취는 사회환경과 생활습관과도 밀접한 연관이 있다. 어떤 점에서 오늘날의 생활환경은 '위장 질환을 부르는' 여건을 조성하고 있다고 할 수 있다. 여성보다 사회활동이 많은 남성들에게 위장 질환이 훨씬 많이 나타나고 있다는 사실만 보아도 잘 알 수 있다.

'대한 헬리코박터 및 상부위장관 연구학회'가 2006년 1월부터 2006년 6월까지 전국 40개 병원의 위내시경 검사를 받은 16세 이상의 검진자 2만5,536명을 대상으로 역류성 식도염, 위궤양, 위암 등의 유병률을 조사한 결과 모든 질환에서 여성보다 남성에게서 2배 이상 높은 유병률을 보였다고 한다. 조사한 남성 중에서는 역류성 식도염(11.2%)이 가장 많았다. 반면에 여자들은 3.1%가 역류성 식도염을 앓고 있었다. 남성에게서 위장 질환의 유병률이 더 높게 나타나는 이유로는 담배와 술, 비만, 스트레스 등의 위험 요소가 여성들보다 더 많기 때문이다.

불규칙한 생활습관과 잘못된 식습관을 유지하다 보면 위하수, 위무력, 기능성 소화불량, 역류성 식도염, 속쓰림, 소아 복통, 과민성대장 증후군, 탄수화물 중독증 등등의 다양한 위장 질환을 불러오게 된다. 이런 질환으로 인해 위장이 손상되면 파괴된 결합조직 틈으로 파고든 독소 등이 위장 외벽의 혈관이나 림프계를 통해 전신으로 퍼져서 결국엔 전신 질환을 유발하는 불상사가 초래할 수 있다. 위장은 음식물과 각종 유해물질로부터 우리의 몸과 신체기관을 보호하는 중대한 역할을 하는 만큼, 위장 질환이 발생하면 아무리 작은 것이라도 적극적으로 치료를 해주는 것이 바로 몸 전체의 건강을 지키는 길이 된다.

위가 처진 위하수(胃下垂), 건강도 처지게 한다

정상적인 위의 맨 아랫부분은 배꼽 부위 또는 이보다 2~3cm 아래에 있다. 그런데 X선 검사 상에서 위가 위의 운동과는 관계없이 배꼽 부위 아래로 처져 있는 상태를 위하수라고 한다. 대개 체격이 가냘프고 무기력하게 보이는 사람에게서 흔히 볼 수 있는데, 한국인의 약 3분의 1 정도가 이 증상을 가진 것으로 추정될 정도로 많다. 위하수를 가진 사람들은 소화불량, 대변 이상, 혹은 위무력증을 느끼지만 아무런 자각 증상이 없는 경우도 많다. 자각 증상으로는 식후에 명치 통증, 복부 팽만감, 복통, 메스꺼움, 구토, 식욕 부진 등이 있으며 이 외에도 등 부분의 통증, 피로, 권태가 심하다.

위하수는 일반적으로 여성에게 많으며 여러 가지 원인이 있지만 대표적으로 내장 하수 체질, 복벽근 이완, 개복 수술, 출산 등 복강 안의 압력의 저하에 의해서이다. 선천적으로 위장 기능이 허약한 체질의 사람이 인스턴트 식품과 인공첨가물 식품 등을 먹고, 지나치게 생각과 고민을 많이 하고 스트레스를 많이 받게 되면 위장의 기능이 허약해져 위하수 같은 질병이 발생하기도 한다. 인간은 직립보행을 하기 때문에 동물에게는 없는 내장 하수 증상이 생기는데, 몸의 기운이 저하되면 복막 조직도 고무줄 늘어지듯이 늘어지면서 위의 하수(下垂) 증상이 나타나는 것이다. 위장의 기능에 문제가 발생하면 비정상적인 소화로 인해 몸에서 노폐물로 작용하는 물질인 담음(痰飮)이 생긴다. 담음(痰飮)이 위장 안에 많이 고여 있게 되면 위장이 힘을 잃어 아래로 내려가는 위하수 증상이 나타나는 것이다. 마치 고무풍선에 물이 들어가 늘어진 모양이라고 생각하면 된다. 특히 몸매관리를 위한 불규칙한 식사와 폭식, 잘못된 다이어트 등으로 인해 20대 여성의 경우 10명 중 1명이 위하수에 해당할 정도로 흔하게 나타난다. 예쁘고 날씬해지는 것도 좋지만 건강을 위협할 정도의 다이어트는 삶 자체를 위태롭게 할 수 있다.

✳ 위하수의 증상

1 식후에 위장 부위의 팽만감이 심하다.

2 공복이 자주 나타나고 조금만 먹어도 배가 부르다.

3 몸이 항상 나른하고 식후에 잠이 오며 옆으로 누우면 편안하다.

4 권태와 피로가 심하다.

5 신경질이 잘 나며 우울증이 있다.

6 머리가 무겁고 어지러울 때도 있다.

7 기억력이 감퇴되며 작업능률도 떨어진다.

8 음식물을 먹고 난 뒤에 배에서 물소리가 난다.

9 체중이 점점 감소하거나 잘 먹어도 살이 찌지 않는다.

잘못된 생활습관에서 오는 역류성 식도염

역류성 식도염은 위와 식도 사이에 위치해 위산의 역류를 막아주는 밸브 역할을 하는 '하부식도 괄약근'에 문제가 생겼을 때 발생하는 증상으로, 식도 괄약근은 평소에는 닫혀 있다가 음식을 먹거나 트림을 할 때만 열리는 것이 정상이나 괄약근의 조이는 힘이 느슨해지면 위 속의 내용물이 식도로 역류하게 되고 위산이 식도 점막을 지속적으로 자극하면서 발생하게 된다. 초기일 때는 굳이 약을 안 쓰고 생활 습관만 개선해도 호전되지만 병이 진행된 뒤에는 적극적인 치료를 해야만 재발하지 않는다.

역류성 식도염은 잦은 음주, 피로, 스트레스, 서구화된 식습관에 젖어 있는 현대인들에게 피할 수 없는 질환이다. 그러다 보니 청소년을 비롯하여 주부, 직장인 등 많은 사람들이 역류성 식도염으로 고생하고, 일시적으로 나은 것 같다가도 또 다시 재발해서 일상생활에 제약을 받기도 한다. 국민건강보험공단에 의하면 2001~2008년에 이루어진 '역류성 식도염' 진료 실태를 분석한 결과, 8년간 환자 수가 4배 이상 증가한 것으로 나타났다.

역류성 식도염은 유발 원인에 따라 궤양성, 담즙성, 알칼리성 식도염으로 나누어진다. 보통 식후에 유문부 협착 혹은 위정체 증후군 및 위산 과다분비 상태로 위 안의 내용물이 증가된 경우나, 눕거나 구부린 위치에서 위 안의 내용물이 위 식도 연결 부위에 있는 경우에 음식물이 역류될 수 있다. 또는 비만, 임신, 복수 혹은 심하게 조이는 허리띠나 거들을 하여 위압이 증가된 경우에도 역류의 가능성이 있다. 역류성 식도염은 약물 치료와 함께 생활습관을 개선하지 않으면 만성이 되어 계속 재발하게 된다. 그러다가 심한 경우에는 식도 궤양, 식도 협착, 흡인성 폐렴 등을 유발할 수 있고 나아가 식도암으로 이어질 수도 있다. 따라서 역류성 식도염이 의심되면 잠시 증상을 완화시키는 치료에 그칠 것이 아니라 원인을 제거하는 보다 확실한 치료를 해야 한다.

✳ 역류성 식도염의 증상

1 식사할 때 흉부 통증이 있다.

2 수면 중에 흉부와 상복부의 답답함 때문에 잠이 깬다.

3 위산이 역류한다.

4 구역감이 있다.

5 입안에서 쓴맛이 느껴진다.

6 음식을 삼키기 어려울 때가 있다.

7 목에 뭔가 걸린 듯한 이물감이 자주 생긴다.

8 목에 가래가 잘 생기고 목이 잘 쉰다.

비만 체질을 만드는 탄수화물 중독증

요즘 젊은 세대들 중에는 끼니를 쿠키나 케이크, 도넛 등으로 대신하는 사람들이 많다. 간편하다는 것 외에도 한편으론 마치 그런 식습관이 남달라 보인다는 분위기도 있다. 그러다 보니 최근에는 카페에서 커피와 같은 차만 파는 것이 아니고 도넛과 조각 케이크를 함께 파는 것이 유행이 되었다. 이런 종류의 식품을 좋아하는 사람들은 정상적인 식사 여부와는 상관없이 이런 것들을 '자주' 먹어 주어야만 심리적으로 평안함을 느낄 정도이다. 일명 단맛 중독이라고도 하는 탄수화물 중독은 포도당, 액상 과당 등의 정제 탄수화물이나 흰쌀, 흰밀가루 등 도정 곡류로 만들어진 음식에 중독된 것을 말한다.

탄수화물은 우리 몸에서 에너지를 내는 필수 영양소로서 일일 섭취량이 부족해지면 몸이 쉽게 피로해지고 근육량이 감소하지만, 중독이 될 경우 비만,

성장 저하 같은 문제가 발생하게 된다. 또한 흰쌀, 흰밀가루, 설탕 등의 정제 탄수화물들은 포만감을 쉽게 유발하기도 하지만 위장에서 소화, 흡수되는 시간이 굉장히 짧기 때문에 음식 섭취 후 혈당치가 급격하게 올라간다. 이후 혈당을 조절하기 위해 인슐린이 과잉 분비되면 혈당치가 빠르게 내려가면서 무기력해지고 예민해지는 등 저혈당 증상과 함께 다시 단맛을 찾게 된다. 이 패턴이 반복되면서 과식을 하고, 인슐린의 과다 분비로 체내 지방이 쉽게 축적되는 비만 체질이 되는 것이다. 탄수화물 중독을 가볍게 여기다가 스스로 영양 불균형과 함께 비만이 오며 건강을 해치게 되므로 빠른 시간 내에 교정하는 게 좋다.

✳ 탄수화물 중독증 자가 진단

1 식사 후 얼마 지나지 않아서 금방 배가 고파진다.

2 식사 후 단맛이 도는 디저트를 찾는다.

3 스트레스를 받으면 초콜릿, 과자 등 단것을 먹어야 해소된다.

4 하루라도 과자, 빵, 인스턴트 커피 등 단음식을 안 먹으면 집중이 안 되고 일을 할 수가 없다 .

5 빵, 떡, 면 등을 한 번 먹기 시작하면 남기지 않고 배부를 때까지 먹는다.

6 잡곡밥보다는 흰쌀밥을 선호한다.

7 주위 사람이 '단 음식을 너무 많이 먹는다'고 지적하거나, 스스로 군것질을 많이 한다는 자책감을 느낀 적이 있다.

8 항상 다이어트를 하지만 금방 다시 살이 찐다.

위장 질환의 적, 담적(痰積)과 담음(痰飮)

담적은 구적(九積 ; 식적(食積), 주적(酒積), 기적(氣積), 연적(涎積), 담적(痰積), 벽적(癖積), 수적(水積), 혈적(血積), 육적(肉積))의 하나로 탁한 담(痰)이 가슴과 격막에 뭉침으로써 발생한 적증(積證)을 말한다. 소화기관은 소화 과정에서 노폐물이 많이 발생하고 소화관 자체가 근육으로 이루어져 있기 때문에 담적이 잘 발생하는 부위이다. 명치부터 배꼽 아래까지의 복부에 소화기관이 몰려 있는데 위에서부터 식도하부, 위장, 십이지장, 소장, 대장이 있다. 그 중에서 담적이 잘 발생하는 부위는 위장과 소장이다. 위장에 담적이 생긴 사람은 명치와 배꼽 중간 부위를 손으로 깊게 누르면 계란 크기의 덩어리가 만져지며 그 덩어리를 누르면 불쾌한 통증이 발생한다.

위장은 음식을 잘게 부수는 역할을 하는 장기이기 때문에 운동이 활발히 일어나는 부위이다. 따라서 근육층이 두껍고 근육의 운동량 또한 다른 장기 근육에 비해 많은 편이다. 불규칙한 식습관이나 과식하는 버릇을 가진 사람에게서 담적이 많이 보이는데 많은 양의 음식을 소화하는 과정에서 위장 근육이 피로해지기 때문이다. 담적이 자주 발생하는 사람들은 음식을 빨리 먹는 습관이 있으며 간식을 즐기는 편이다. 하지만 위장은 소화를 위한 운동을 하고 난 다음에는 쉬어야 하는데 한꺼번에 많은 음식이 들어오거나 쉬는 시간 없이 음식이 들어오면 피로가 누적되어 담적이 발생하게 된다.

담적이 있는 사람들은 위장이 쉽게 지치기 때문에 소화불량을 호소하게 되고 속이 답답하다고 호소하는 경우가 많다. 위장의 한 부위가 부어 있기 때문에 가벼운 느낌이 들지가 않는 것이다. 담적은 위장 근육이 두껍고 이것저것 가리지 않고 잘 먹는 태음인에게 잘 발생하며 담적이 있는 사람은 대장 독소도 함께 가지고 있는 경우가 많다. 담적을 제거하기 위해서는 담을 없애는 소담(消痰) 치료를 해주어야 한다.

담음(痰飮)은 사음(四飮 ; 담음(痰飮), 현음(懸飮), 일음(溢飮), 지음(支飮))의 하나로 위장에 수음(水飮)이 몰려 있는 것으로서, 몸 안에 진액이 여러 가지 원인에 의해 제대로 순환하지 못하고 일정한 부위에 몰려서 생긴 증상을 말한다. 특별한 질병이 있는 건 아닌데도 만성피로 또는 가슴 답답, 손발저림 등의 증상을 호소하는 사람을 쉽게 볼 수 있는데, 병원에서는 특별한 이상 소견이 발견되지 않는 사람들이 있다. 일단 담음증이 발생하면 안색이 어둡고 누렇게 뜨는가 하면 혀에 설태가 끼고 항상 어지럼증을 느끼며 사지가 저리고 통증이 발생한다. 또 목안에 마치 무언가가 있는 듯 답답하고 가슴이 두근거리며 마치 무언가에 놀란 듯하고 불면증과 함께 기억력 저하, 갑작스런 졸도, 경련 등의 증상이 나타난다.

한방에서는 이처럼 각종 검사상에서 특별한 이상 소견을 보이지 않으면서도 신체의 고통을 야기하는 증상을 담음에 의한 것으로 파악한다. 중국 청나라 때의 의학서인 『유증치재(類證治裁)』에 따르면 "담은 기를 따라 오르내려 전신에 두루 이르는데 폐에 있으면 기침을 하고, 위장에 있으면 구역을 하며, 심장에 있으면 가슴이 두근거리고, 머리에 있으면 어지럽고, 등에 있으면 냉증이 나타나며, 가슴에 있으면 속이 가득함을 느끼고, 옆구리에 있으면 창만증으로 그득함을 느끼고, 장에 있으면 설사하며, 경락에 있으면 잘 붓고, 사지에 있으면 저림증이 생긴다"고 기록하고 있다. 『동의보감』에도 "십중팔구는 담병이요, 체내와 체외 온갖 질병에 담으로 생기는 것이 백여 가지가 넘는다"고 기록하고 있다. 송나라의 역사서인 『송사(宋史)』는 "세상 사람의 질병 중에서 그 손상으로 인해 생명이 위급한 것은 담음보다 심한 것이 없다. 세상의 의원이 보고도 알지 못하거나 알면서도 치료를 하지 못하니 이처럼 불행하게 손상되어 횡사하는 사람을 이루 헤아릴 수 없다"고 적고 있다.

이처럼 담음증은 인체 곳곳의 장기에 영향을 미치며 각종 질병 발생의 근원이 되고 있다. 그럼에도 사람들은 담음증이 특별한 사람에게만 발생하는 것으로 생각하거나 아예 담음증 자체를 모르는 경우가 대부분이다. 흔히 발생하는 질병이라 해서 담음증이 결코 가벼운 질병은 아니다. 만성피로를 비롯해 각종 신체상 이상을 초래, 생활에 지장을 주는 것은 물론 갑작스레 혼절하여 언어 장애 또는 반신불수를 유발하고 심하면 사망에도 이르기 때문이다.

담음의 진단에는 환자의 몸과 정신의 상태를 정확하게 읽어내는 것이 중요하다. 어떤 부분에 왜 문제가 되었는지를 알아야 하고, 그 다음 병의 진행이 어느 정도 되었는가를 알아야 한다. 그 다음 환자의 신체적 건강상태를 판단하여 몸이 건강한 경우는 직접 병소를 치료하고, 몸이 허약한 경우는 몸을 먼저 건강하게 하여 병이 자연스럽게 치료될 수 있도록 한다. 담음을 치료하는 방법은 원인이 굉장히 많으므로 그 원인을 찾아야 제대로 담음을 치료할 수 있다.

소담 한의원의 소담(消痰)+소담(笑談) 치료법

위하수, 위무력, 기능성 소화불량, 역류성 식도염, 속쓰림, 소아 복통, 과민성대장 증후군, 탄수화물 중독증 등등의 다양한 위장 질환을 치료하는 소담 한의원의 치료법은 위장의 굳은 부위를 풀어 위장의 기능을 활성화시켜 주는 소담(消痰)치료이며, 그럼으로써 궁극적으로는 편안한 위의 상태로 웃고 즐길 수 있는 소담(笑談)의 치료가 되도록 하는 것이다.

앞에서 설명한 것처럼 위장 질환의 가장 큰 원인은 담적과 담음에서 찾아볼 수 있는데, 덩치 큰 트럭은 소형차보다 기름도 많이 먹고 배기가스도 많이 발생하는 것처럼 위장이 튼튼하고 식욕이 왕성한 사람은 많이 먹고 음식의 연소에 따른 부산물도 많이 발생한다. 이런 형태의 부산물이 장 근육에 누적이 되어 단단하게 뭉친 것이 담적이다. 담음은 이와 반대로 작은 차인데 엔진이 낡고 약해서 효율이 떨어지는 상태로 비유할 수 있다. 효율이 떨어지는 차는 불완전연소를 하게 되어 같은 양의 연료를 쓰더라도 충분히 활용하지 못하고 연소되지 못한 연료가 남는 경우가 많다. 연소되지 못하고 남은 연료는 엔진 안에서 더 이상 연료 역할을 하지 못하고 오히려 엔진 곳곳과 배기 라인에 끼어서 효율을 더 떨어뜨리는 역할을 한다. 위장에서도 음식이 완전 연소가 되면 좋은데 효율이 떨어지는 위장을 가지고 계신 분은 완전 연소가 일어나지 않고 음식과 위산 소화액의 잔류물이 위에 남게 된다. 이 잔류물의 형태가 주로 수분처럼 유동적인 상태이기 때문에 담음이 생기는 것이다.

담음과 담적은 이처럼 전혀 다른 특징을 가지고 있다. 따라서 담적 치료는 식욕을 떨어뜨리고 담적을 푸는 치료가 주가 된다면, 담음 치료는 수분 형태의 담음을 따뜻하게 해서 말려주고 담음이 제거된 뒤에는 위장의 효율을 높이는 치료를 해주어야 한다. 대개의 담음은 다른 치료보다 까다롭지만 소담 한의원에서의 위장 질환 치료는 오랜 경험으로 축적된 노하우로 처방을 함으로써 뛰어난 효과를 보여주고 있다.

특히 위하수 증세가 있는 위의 표면은 냉습으로 젖어 있기 때문에 음식물이 들어와도 잘 반응하지 못한다. 위하수는 주로 소음인에게 잘 발생하는 질환이다. 소음인은 기운이 아래로 처지는 경향이 있기 때문에 자주 피곤함을 느끼고 근육이 발달하지 않고 근력 또한 약하기 때문에 내장 근육도 약해서 중력의 영향을 다른 사람에 비해 많이 받아서 아래로 처지게 된다. 처방은 소음인의 약한 소화기 운동기능 강화와 소화개선, 소화기의 흡수력 증진에 초점을 맞춘다.

역류성 식도염의 치료의 목적은 위액의 역류를 줄이고 역류액의 자극 효과를 감소시켜 식도를 보호하는 데 있다. 역류의 원인은 위장이 경화되어 음식을 쉽게 받아들이지 못해서 생기는 경우가 많다. 역류성 식도염이 치료 후에 쉽게 재발하는 것은 원인이 되는 위장의 문제가 해결되지 않았기 때문이다. 소담 한의원에서는 역류성 식도염의 치료시 항상 위장을 함께 치료한다. 위장이 굳어 있어서 음식을 많이 받아들이지 못하는 사람이 쉽게 역류하는 경향이 있기 때문이다. 위장의 기능을 회복하게 되면 많은 양의 음식이 들어와도 쉽게 포만감이 느껴지지 않고 위장의 압력이 올라가지 않기 때문에 역류의 증상이 없어지게 된다.

탄수화물 중독증은 초기에는 음식 조절만으로 고쳐나갈 수 있지만 중증으로 진행되면 본인의 의지로 탄수화물에 대한 절제를 할 수 없게 된다. 나쁘다는 걸 알면서도 지속적으로 탄수화물을 찾게 되고 심한 경우 먹고 나선 후회하며 강제로 토해내기도 한다. 폭식증이나 거식증도 탄수화물 중독의 연장선상에 있다고 보면 된다. 소담 한의원의 단미환(斷米丸)은 중독성이 없는 비전분성 탄수화물을 포함한 한약재로서, 탄수화물에 대한 의존성을 없애고 혈당 조절과 호르몬 밸런스를 맞추어 건강하게 체중감량을 해준다. 또한 위소탕(胃小湯)을 함께 처방하여 탄수화물이 체지방으로 전환되지 않도록 하여 에너지원으로 쓰이도록 기초대사량을 올려준다. 또한 위소탕은 위장을 수축해주기 때문에 포만감이 빨리 와서 자연스러운 식사 조절이 된다. 그럼으로써 탄수화물에 대한 의존성이 없어지면서 신체 밸런스가 조화를 이루어 체중 감량 후에도 올바른 식습관이 형성되며, 그렇게 조절된 체중은 요요현상이 발생하지 않고 계속 유지된다.

✿ 위장 치료에 특화된 소담 한의원의 대표적인 처방

1 온장탕(溫腸湯)

적응 대상 : 장기간의 소화불량, 수족 냉증, 체력 저하, 아침 기상시 피곤, 배에서 물소리가 나시는 사람.

체내 신진대사가 저하되어 장내의 기혈 흐름이 느려지면 소화기의 기능이 저하될 뿐만 아니라 소화기에서 소화 흡수되는 영양물질들이 전신에 고루 퍼지지 못해 생활의 활력 에너지가 떨어지게 된다. 이런 상태는 주로 일시적인 식생활의 불량에 의한 원인보다 선천적인 요소에 의해서 많이 발생하는 경우가 많다. 온장탕은 장내로 열에너지를 공급하여 소화기 신진대사를 상승시켜 소화기능뿐만 아니라 전신의 기능까지 회복시켜 준다.

2 보위탕(保胃湯)

적응 대상 : 기력이 떨어진 노년층, 식욕 저하, 체력 저하, 소화장애, 아침 기상시 피곤, 위하수, 위무력.

나이가 들어감에 따라 인체 내부의 에너지가 저하되면서 소화기능도 떨어지게 된다. 에너지 대사의 중심인 소화기에서 불편이 생기면 그 영향은 전신의 피로, 활력 부족으로 나타난다. 보위탕은 소화기 계통에 부족한 에너지를 보충하여서 소화불량, 식욕 저하를 개선시켜 전신의 활력충전에 큰 효과가 있다.

🔳 소경탕(消硬湯)

적응 대상 : 내시경에 나타나지 않는 신경성 소화불량, 위경련, 위경직, 자율신경 실조증, 스트레스로 인한 소화장애.

인체는 별도로 신경쓰지 않아도 알아서 소화를 시켜서 에너지를 생성하고 혈액순환을 통하여 에너지를 적재적소에 보내주는 일을 한다. 이런 일을 하는 자율신경계가 지나친 긴장 상태나 스트레스, 강박증 등으로 문제가 생기면 소화불량, 두통, 피로감이 온다. 소경탕은 인체의 경락을 소통시켜 자율신경계의 혼란을 바로잡아줌으로써 소화문제뿐만 아니라 두통, 피로 등의 증상을 개선해 준다.

🔳 소담탕(消痰湯)

적응 대상 : 속쓰림, 소화 후 더부룩한 증상, 역류성 식도염, 신물이 올라오는 사람.

위산은 소화 과정에서 꼭 필요한 요소로 위장에서 분비되는데, 위장의 기능이 떨어져 산 조절 기능이 약해져 위산을 과다분비하게 된다. 과다분비된 위산은 위벽을 자극하여 속쓰림 증상을 일으키고 심할 경우 식도 쪽으로 역류하게 되면 가슴과 목 부위에 자극을 가하여 역류성 식도염 증상을 나타낸다. 소담탕은 위장의 산 조절 기능을 정상화시켜서 위산 분비를 제어하므로 위산에 자극받아서 생기는 증상들이 사라진다.

🔳 소적탕(消積湯)

적응 대상 : 식사 후 더부룩함 지속, 윗배가 나온 사람, 명치 쪽이 단단해진 사람, 윗배를 누르면 아픈 사람, 트림 과다, 피부의 과민반응.

위장의 운동성이 떨어지게 되면 음식 처리 능력이 저하되어서 식후 2~3시간이 지난 뒤에도 소장, 대장으로 음식물을 내려보내지 못하게 되고 위장 쪽에 음식물이 계속 정체되어 있다. 그러면서 기분 나쁜 더부룩한 느낌을 받게 되고, 위장이 위치하는 윗배(명치) 부분이 나오고 그 부분을 눌렀을 때 통증을 느끼게 된다. 소적탕은 위장의 운동성을 개선시키는 작용을 하여서 위장의 음식물 처리 속도를 높여주어서 음식물이 위장에 정체되지 않도록 한다.

6 위소탕(胃小湯)

적응 대상 : 내장 지방에 의한 소화불량, 갑자기 살이 찐 사람, 식생활이 불규칙한 사람, 체중감량이 필요한 사람, 신진대사 저하.

몸에 불필요하게 축적된 요소들은 체중 증가와 함께 인체의 신진대사를 떨어뜨리고 소화기에 많은 부담을 준다. 특히 내장 비만은 위장의 활동력을 떨어뜨리고 지속적으로 위장에 부담을 주어서 소화장애를 유발한다. 위소탕은 몸에 필요한 필수성분을 지속적으로 보충해주고 몸에 해를 끼치는 요소들을 배출시켜서 몸과 위장을 건강하게 만들어준다.

7 청장탕(淸腸湯)

적응 대상 : 과민성대장 증후군, 피부 예민, 이유 없이 변이 무르게 나오는 사람, 아랫배에 가스가 많이 차는 사람, 방귀가 많이 나오는 사람.

지속적인 과식과 과음은 위장에 부담을 주어 위장의 기능을 저하시키고 대장에도 영향을 준다. 그렇게 되면 대장이 배출 작용을 잘 못해서 변의 상태가 정상적이지 못하고 일부 찌꺼기는 장상피세포를 통해 혈액으로 흡수되어 피부에 알레르기나 여드름을 유발할 수 있다. 청장탕은 위장의 기능을 개선시킴으로써 대장에 걸리는 과부하를 감소시켜 대장이 제 기능을 발휘할 수 있게 한다.

마음의 병,
공황장애 · 우울증

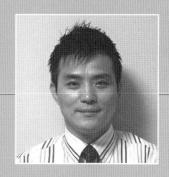

이제헌 _ 경화당 한의원 원장
http://www.경화당한의원.kr

공황장애나 우울증을 앓는다는 것 역시 그 사람의 오장육부의 어느 영역에 균형이 깨졌다는 걸 의미한다. 그리고 공황장애나 우울증을 앓는 사람은 반드시 심신이 허한 경우에 속한다. 비록 체격이 우람한 사람이라 할지라도 그 사람은 결코 실한 사람이 아니다. 형실기허(形實氣虛 : 형체는 실하나 기는 허함)에 해당하기 때문이다. 때문에 치료의 근간은 우선 허(虛)를 보(補)함에 기초해야 한다. 그 다음으로 장부의 균형에 중점을 두어야 한다.

마음의 병,
공황장애·우울증

마음은 왜 안녕하지 못한가

　현대인의 특징은 정신없이 바쁘다는 것과 몸이든 마음이든 늘 어디 한 군데
쯤 아프다는 것이다. 아침에 눈을 뜬 순간부터 잠들기 직전까지 쉴 새 없이 무
언가를 하느라 잠시도 몸과 마음이 쉬지 못한다. 심지어 잠을 자기 위해 침대
에 누운 그 순간까지도 그냥 편안히 누워 있질 않는다. TV를 켜놓고 여기저기
채널을 돌리는 한편 스마트폰으로 지인들과 카카오톡을 하고 그러는 짬짬이
문자메시지를 주고받는다. 그러면서 또 한편으로 이런저런 고민과 생각을 한
다. 뇌는 잠들기 직전까지 어떤 휴식도 취하지 못하는 셈이다. 그러다 다시 아
침이 되면 똑같은 하루를 정신없이 살고 있다. 학생은 학생대로, 직장인은 직
장인대로, 주부는 주부대로 복잡하고 치열한 경쟁구도 속에서 몸과 정신이 혹
사당한다. 그러다 보니 현대인의 몸과 마음은 작은 자극이 있거나 조금만 위
험한 환경이 되어도 그걸 극복해내는 저항력이 약하다. 허술하게 지은 집은
비가 조금만 와도 무너지듯이 약해진 현대인의 육체와 정신은 쉽게 질병에 걸
리는 것이다. 특히 정신의 과부하는 예전에는 없던 다양한 신경정신과 질환을
만들어내고 있다.

우울증, 공황장애, 강박장애, 불안장애 등은 현대인의 대표적인 정신 질환이다. 몸의 질병 못지않게 현대인은 이런 질환 때문에 고통을 겪고 있으며 심한 경우 삶을 포기해버리기도 한다. 미국의 영화배우 히스 레저를 비롯하여 장국영, 이은주, 최진실, 정다빈, 박용하 등 유명 연예인들이 최근 수년 사이에 우울증을 앓다가 모두 자살을 하였고, 2011년에 들어서선 송지선이란 스포츠 전문 아나운서와 그룹에서 솔로로 전향한 채동하라는 가수 역시 비슷한 이유로 자살을 하였다. 이들은 연예계란 특수 상황에서 자신만의 고민과 혼란 속에서 그것을 극복하지 못하고 우울증을 앓았다는 공통점이 있다. 알려지지 않은 일반인들의 우울증으로 인한 자살 사례는 상상하는 것보다 훨씬 많을 것으로 짐작된다.

왜 현대인들은 이처럼 다양한 신경정신과적 질환을 겪으며 고통받고 있는 걸까? 문화수준과 생활환경은 예전보다 훨씬 좋아졌는데 왜 현대인의 마음은 안녕하지 못한 걸까? 그건 바로 몸과 마음이 서로 원활하게 소통하지 못하고 있기 때문이며 과부하에 빠진 몸과 정신이 회복의 기회를 갖지 못했기 때문이다. 그나마 수년 전부터 공황장애나 우울증 같은 정신 질환에 대해 많이 알려지면서 사람들의 인식도 달라졌다. 더욱이 최근에 와서 자살과 관련하여 이런 질환들의 심각성이 대두되면서 적극적으로 치료에 임하는 사람들도 많아졌다. 그러나 아직까지도 많은 사람들이 이런 질환은 서양의학으로만 고칠 수 있을 거라는 편견을 가지고 있다. 한의학으로 공황장애나 우울증을 치료한다는 것이 쉽게 이해되지 않을지도 모르지만 몸과 마음을 둘이 아닌 하나로 보고 치료하는 한방 치료야말로 가장 효과적인 치료라고 할 수 있다.

세상과 멀어지게 만드는 공황장애

공황장애 환자와 우울증 환자를 따로 명확하게 분류하기란 그리 간단하지 않다. 왜냐하면 공황장애를 앓는 사람들은 우울증을 같이 가지고 있는 경우가 많으며, 우울증을 겪는 사람들 중에는 공황장애의 증상을 함께 보이기도 하기 때문이다.

공황장애나 우울증과 같은 질환은 그걸 겪는 사람들이 죽고 싶을 정도로 고통을 겪고 있는데 반해 주변 사람들로부터는 제대로 이해받거나 배려받지 못하고 있다는 데서 환자의 병이 더 악화될 수 있다. 사람들은 흔히 다리 뼈가 부러져서 깁스를 한 사람이나 질병 때문에 수술을 한 사람에겐 신경을 쓰고 조심하고 챙기려는 경향이 있다. 그렇지만 공황장애나 우울증처럼 마음의 병을 가지고 있는 사람들에 대해서는 환자라는 인식이 부족하다. 환자의 특이행동을 보면서 비웃거나 '성격이 이상한' 사람으로 몰아붙이기도 한다. 그러다 보니 주변 사람들로부터 상처를 받아 더 악화되기도 하는 것이다.

공황장애로 찾아오는 환자들 중엔 자신이 공황장애를 앓고 있는지도 모르는 사람들이 많다. 그저 일상생활을 제대로 할 수 없을 만큼 자신에게 문제가 있다는 걸 알고 양방 병원이나 신경정신과를 찾아다니다가 차도가 없자 혹시나 하는 마음으로 찾아오는 것이다. 그 중에는 주변에 비슷한 질환이 있었던 사람이 우리 한의원에서 치료를 받고 나았다는 말을 듣고 찾아오기도 한다.

공황장애는 전혀 불안하거나 걱정을 해야 할 상황이 아닌데도 갑자기 불안감이 엄습해오면서 수분 간 심장이 심하게 뛰거나 숨쉬기조차 어려울 정도의 고통과 어지러움을 느끼는 등 자신의 감정 상태에 스스로가 휘둘리는 행동을 보이는 신경정신과적 질환이다. 그러면서 호흡 곤란, 심계항진, 가슴의 통증이나 불쾌감, 질식감, 열감이나 냉감 등의 증상 때문에 환자는 일상생활을 할 수 없게 된다. 좀 더 심할 경우에는 증상이 엄습할 때 '나는 이제 이렇게 죽는구나' 하는 불안감 외에 다른 아무 의식도 존재하지 않는다. 이런 일이 반복되면 환자는 매사에 자신감을 잃고 세상과 벽을 쌓은 채 자꾸만 달아나 숨으려는 경향을 보인다. 미국 국립정신건강연구소에서 조사한 바에 의하면 사람이 일생 동안 공황장애에 걸릴 가능성이 2%나 되며, 전체 인구의 1%, 많게는 5% 이상이 공황장애 환자로 추산된다고 한다. 공황장애가 만성질환처럼 쉽게 낫지 않고 장기화되다 보니 이 질환을 갖고 있는 사람들의 40~80%는 우울증도 함께 겪는다.

　공황장애 환자의 특징은 정상적인 생활을 할 수 없을 정도로 다양한 증상에 시달리면서도 검사상에서는 아무런 문제도 발견되지 않는다는 점이다. 그래서 적절한 치료를 받지도 못하고 뾰족한 치료 방법도 없는 것으로 알려져 있다. 환자 자신은 차라리 죽는 게 더 나을 정도의 고통이지만 정작 주변 사람들은 환자를 어떻게 이해해야 하는지 혹은 어떻게 돌봐야 하는지조차 알지 못한다. 심한 경우 환자는 사람들 사이에서 공황장애 발작을 일으키고 그런 일이 반복될수록 외출과 대인 관계에 공포를 갖게 된다. 학생은 학교를 포기하고 회사원은 직장을 포기하고 주부는 정상적인 역할을 포기하게 만드는 것이다.

　그러나 공황장애는 얼마든지 치료가 가능하다. 가장 중요한 것은 증상이 처음 시작할 때 최대한 빨리 치료하는 것이고, 환자에 맞는 치료법을 적용하는 것이다. 하지만 병을 드러내지 않고 세상으로부터 달아나 혼자 겁먹고 있는 한 삶은 자기 의지와 상관없이 점점 어두운 터널 속으로 빨려 들어가게 된다.

삶도 포기하게 만드는 우울증

　우리나라 대표적인 아이돌 그룹이었던 H.O.T.의 멤버 중 하나였던 토니 안은 최근에 한 TV 프로그램에서 자신이 수 년 동안 우울증, 조울증, 대인기피증 등으로 힘든 시간을 보냈다고 고백하면서 이런 말을 하였다.

　"어렸을 때 불안정한 상황에서 낯선 이민생활을 해야 했고 어린 나이에 H.O.T. 활동을 하면서 엄청난 인기를 누리다가 그룹 해체 등을 겪으면서 갈등이 쌓여 속으로는 그것을 감당할 수 없던 상태에 이르렀던 것 같다. … 어떤 것을 가져도 같이 나눌 사람이 없다면 의미가 없다는 생각이 들었다. 약을 복용하지 않으면 생활이 안 돼 항상 약을 먹어야 했고, 약 4년 정도 항우울제를 복용하며 예능 프로에 출연했다. 그러면서 약과 술을 함께 먹으면 안 되는데 몇번 같이 먹고 난 후 부작용으로 엘리베이터 거울에 나도 모르게 머리를 박아 피가 철철 흐르는 사고도 있었다."

인기스타가 이런 고백을 하기까지는 많은 용기가 필요했을 것이다. 그러나 그는 군대생활을 하면서 강한 의지와 함께 동료들의 남다른 관심과 애정 덕분에 우울증을 이겨낼 수 있었다고 말한다. 사실 우울증은 벗어나고 나면 아무것도 아니다. 하지만 터널을 벗어나지 못하고 있는 사람에겐 우울증이란 병은 여전히 삶을 위협하는 공포가 된다.

우울증이 위험한 건 우울증으로 인해 정상적인 생활을 하지 못할 뿐더러 그런 데서 오는 상실감 때문에 공황장애나 불면증, 식욕 부진, 체중감소, 소화불량, 변비, 생리불순, 이명, 손발 저림, 집중력장애 등등의 다양한 신체증상이 동반된다는 것이다. 그렇기 때문에 우울증을 항우울제만으로는 치료할 수 없다. 흔히 양방에서는 항우울제인 이미프라민, 자낙스 등을 복용하게 되는데 환자들은 이때 머리가 멍해지거나 흐트러지는 느낌 때문에 자신이 처한 상태에 대해 더욱 민감해지고 자괴감에 빠지게 된다. 특히 호전과 재발을 반복하는 과정에서 습관성 또는 의존성에 대한 우려를 많이 한다. 항우울제는 약의 종류에 따라서 갈증, 현기증, 피로감, 위장장애, 시야 혼탁, 졸림, 두통, 근육통, 식욕 부진, 구토, 설사, 갈증, 다뇨, 피로감 등의 부작용을 초래하는 것으로 알려져 있다. 우울증의 근본 치료도 되지 않으면서 또 다른 부작용에 시달리게 되는 이중고를 안겨줄 수 있는 것이다.

우울증 환자들은 무력감에 빠져들면서 현재를 부정하고 미래에 대해서도 비관적인 생각을 하게 된다. 우울증이 심해지면 피해망상, 환청 등이 나타나면서 의지와는 상관없이 자신도 모르게 자살이나 죽음에 대해 지속적으로 생각하게 된다. 통계적으로 처음 우울증이 발생한 후 20년 동안 증상이 반복되는 횟수는 평균 5~6회 정도가 된다고 한다. 더욱이 재발할수록 증상이 심해지고 재발 사이의 간격도 짧아지는 것으로 나타난다. 따라서 우울증은 방치하면 심각한 사태를 초래하게 되므로 초기에 적극적인 치료를 받아야 한다.

우울증은 현대인들의 삶을 위협하는 여러 종류의 질환 중에서도 결코 소홀히 해선 안 되는 질환이다. 세계의 수많은 사람들이 우울증으로 인해 자기 자신의 삶뿐만 아니라 주변 사람들의 삶까지 피폐하게 만들고 있기 때문이다. WHO에서는 인류를 괴롭히는 무서운 질병 10가지 중에서 네 번째로 우울증을 꼽고 있다. 우리나라 전체 인구의 약 15%가 우울증을 경험한 적이 있는 것으로 조사되었다는 걸 보더라도 우울증은 이제 더 이상 특정 소수의 질환이 아니라는 걸 알 수 있다. 남성의 경우는 10% 정도, 여성의 경우는 20~25%의 발병률을 보이고 있다. 여성 4~5명 중에서 한 명은 우울증세가 있는 셈이다. 더욱이 우울증 환자의 10명 중 1명이 자살을 시도하거나 실제로 자살로까지 이어진다고 한다. 어떤 점에선 우울증이 암이나 다른 어떤 질병보다도 사람들의 건강한 삶을 위협하고 파괴시키고 있다고 볼 수 있다.

공황장애 · 우울증의 치료

신경정신과적 질환의 치료를 위해서는 환자의 마음과 정서를 안정시키고 삶에 대한 강박과 두려움, 사회로부터 회피하려는 의식을 떨쳐버릴 수 있도록 정신의 면역력을 길러줘야 한다. 그런 점에서 의사와 환자 간의 소통과 그 방법이 다른 어떤 질환보다 중요하다.

한의학에서는 공포나 공황장애를 경계 · 정충(驚悸 · 怔忡)과 심계항진(心悸亢進 ; 두근거림, 압박감, 흉통)으로 본다. 심계항진은 대개 일과성이며 간헐적인 것이 특징이고 심장 질환이 있는 경우에 주로 나타나기 때문에 처음엔 경계(공포)나 정충(공황)을 심장 질환으로 오해하기도 한다. 하지만 심계항진이 있는 경우의 심박동은 규칙성, 불규칙성, 빈박, 서박 등 여러 가지로 나타나고, 정상심에서도 심박동의 힘과 빈도가 많아지면 심계항진을 느낄 수 있다. 공황장애 환자에게서의 심계항진은 신체적이라기보다는 환자의 강박이나 과민성에서 기인하는 것으로 보고 있다.

한의학에서는 우울증을 탈영(脫營)이나 실정증(失精證)과 관련하여 본다. '희(喜) · 노(怒) · 우(憂) · 사(思) · 비(悲) · 공 (恐) · 경(驚)'의 감정을 7氣라고 하는데, 우울한 감정은 오장육부의 불균형에 의해서 발생하는 것으로 보고 있다. 그러므로 예로부터 한의학에서는 오장육부의 균형을 통하여 각종 신경정신과 질환을 치료해 왔다.

공황장애나 우울증을 앓는다는 것 역시 그 사람의 오장육부의 어느 영역에 균형이 깨졌다는 걸 의미한다. 그리고 공황장애나 우울증을 앓는 사람은 반드시 심신이 허한 경우에 속한다. 비록 체격이 우람한 사람이라 할지라도 그 사람은 결코 실한 사람이 아니다. 형실기허(形實氣虛:형체는 실하나 기는 허함)에 해당하기 때문이다. 때문에 치료의 근간은 우선 허(虛)를 보(補)함에 기초해야 한다. 그 다음으로 앞에서 언급한 장부의 균형에 중점을 두어야 한다.

한의학에서는 몸과 마음을 분리해서 보는 게 아니라 서로 연결선상에 있다고 본다. 각 장기에는 그에 해당하는 감정이 따로 존재한다. 예를 들어 성냄은 간에 귀속되고, 근심 걱정과 슬퍼함은 폐에 귀속되어 그 영향을 주고받는다. 따라서 몸(장부)의 균형을 조절함으로써 마음을 다스리고, 그 마음들이 균형을 이루면 몸의 질병도 자연히 낫게 되는 것이다. 몸을 잘못 써서 마음의 병을 만들고, 마음을 잘못 써서 몸의 병을 만드는 악순환이 계속되는 것이다. 몸으로 마음을 고치고 마음으로 몸을 고치는 것, 이상하게 들릴지 모르지만 이게 한의학의 핵심이다.

또 이런 환자들은 뇌로 들어가는 산소 공급로가 오랫동안 막혀 있었을 수가 있다. 이런 경우, 이를테면 '예풍' '천주' 등의 혈자리에 부항을 함으로써 산소 공급로를 열어주는 것이 급선무다. 그런 다음 환자 감정의 불균형 상태를 보고 장부의 불균형 상태를 파악한 다음, 그 과불급(過不及)을 조절할 수 있는 적의(適宜)한 탕약을 처방함으로써 완치에 이르도록 하는 것이다. 한의학에서의 신경정신과 질환 치료는 육체적, 정신적, 정서적 측면을 모두 고려한 전인적 인체관을 바탕으로 한 치료이다. 그래서 마음의 병이 깊어진 환자가 찾아오면 의사는 우선 그 환자에 대해 보다 많은 생각을 해야 하고 같이 아파할 수 있어야 한다.

이 사람은 왜 이런 병이 들었을까?
이 사람은 살아오면서 어떤 지점에서 어떤 상처를 입었을까?
이 사람의 삶을 가장 고단하게 한 문제는 무엇이었을까?
이 질환에 의해 지금 짊어지고 있는 고통의 무게는 얼마나 될까?

그러면서 환자들과 가능하면 많은 대화를 나누어야 한다. 약물 처방이나 침 치료, 부항 치료 외에 이런 환자들에게 정말 필요한 건 '진심을 다해 아픈 마음을 어루만져주는' 일이기 때문이다. 그런 점에서 '수기(手技) 요법'도 매우 중요하다. 고통을 호소하는 부위를 만져주고 울체된 경락을 수기로 풀어주면서 동시에 대화를 통해 내 마음의 손으로 환자의 상처나고 약해진 마음을 쓰다듬어주고 어루만져주어야 한다. 공황장애와 우울증을 가진 환자들은 살아오면서 어떤 식으로든 마음이 다치고 그게 병으로 깊어진 사람들이다. 그래서 그런 환자들을 대할 때엔 의사이기 이전에 마음의 이야기를 잘 들어주는 이가 먼저 되어야 한다. 잘 들어주는 것, 고통을 헤아려주면서 고개를 끄덕여주는 것만으로도 좋은 치료가 되기 때문이다.

또 하나의 치료법, 음악 치료

공황장애나 우울증 환자의 치료 방법에 대해서는 각 의사마다 특장의 무기(?)를 가지고 있겠지만 내가 환자들과 소통하기 위해 갖는 방법 중 하나는 노래와 음악이다. 환자를 치료하면서 이 방법을 쓰기 시작한 건 10여 년 전부터

이다. 하루는 한 할머니가 진료를 받으러 왔는데, 할머니의 무표정한 얼굴엔 '살아 있으나 죽은 것과 마찬가지인 사람'의 절망이 그대로 담겨 있었다. 할머니에게 어디가 아프냐고 묻지 않고 이렇게 말했다.

"할머니, 이렇게 어려운 걸음을 하신 김에 하고 싶은 이야기가 있으면 마음껏 해보세요. 하루 종일이라도 들어드리겠습니다."

그러자 할머니는 평생 시부모 시집살이와 가부장적이고 독선적인 남편과 살면서 고생한 이야기를 30분 이상 쉬지 않고 말씀하셨다. 그런 환경에서 참고 살다 보니 할머니는 삶에 대한 의욕상실, 불면, 만성피로, 두통, 안구통 등등으로 고생하고 있었다. 이야기를 듣고 있자니 가슴 깊은 곳에서부터 마음이 아프고 측은함이 밀려 왔다. 평생을 자기 하고 싶은 말도 못하면서 시부모와 남편의 시중만 들며 인격적으로 변변한 대우도 받아오지 못한 삶이니 그 원통함과 분과 서러움은 얼마나 크고 깊겠는가. 그래서 할머니에게 말했다.

"할머니, 이제부터 이렇게 같이 얘기나 해가면서 치료해 봅시다."

그리고 할머니를 진료 침대에 눕게 하고선 침을 놓은 뒤 옆방으로 들어와 구석에 놓여 있던 기타를 조용히 들었다. 아무에게도 위로받지 못한 채 살아온 할머니에게 음악을 들려주고 싶은 마음이 왜 생겼는지, 내 마음이 자연스럽게 우러나와서 한 행동이었다. 진료실에서 낮은 소리로 영화 〈서편제〉에 나오는 '천년학'을 휘파람과 기타로 연주하였다. 연주가 끝난 뒤 침을 빼기 위해 할머니에게 가 보니 베개가 흥건히 젖어 있을 정도로 눈물을 흘리고 있었다. 이심전심이라고 했던가. 할머니는 내 연주를 들으면서 내가 자신한테 전달하고자 하는 마음이 무엇인지 알아주었던 것이다. 할머니는 그렇게 치료를 받기 시작했다.

할머니가 오실 때마다 늘 할머니의 서러웠던 이야기를 들어주고 어떤 날은 기타 연주를, 어떤 날은 단소 연주를, 또 어떤 날은 직접 노래를 불러주기도 하였다. 물론 탕약 치료와 침 치료, 수기 치료, 부항 치료 등이 함께 이루어졌다. 그렇게 3개월쯤 되자 할머니를 괴롭혔던 대부분의 증상들이 사라지게 되었다.

삶의 무게에 짓눌려 어둡기만 했던 할머니의 안색은 마치 새살이 돋아난 것처럼 환해졌다. 그리고 어디서 그런 용기가 생겼는지 "이젠 할배도 나한테 꼼짝 못해. 내가 하고 싶은 말 다하거든"이라고 하면서 즐거워하셨다. 이때부터 '아, 음악이 치료에 많은 도움이 되겠구나!' 생각하게 됐고, 지금도 틈틈이 이를 치료에 병행하고 있다. 신경정신과 질환을 집중적으로 연구하게 된 것도 이때부터다. 이러한 질환으로 고생하는 분들은 활력을 불어넣는 경쾌한 음악, 나를 성찰할 수 있는 조용한 음악 등 여러 장르의 음악을 고루 들으면서 감정의 신축성을 최대한 높여서 조절해가는 것도 하나의 좋은 치료법이 되리라 본다.

또 한 가지 중요한 점은 마음의 병은 스스로 만드는 측면도 많다는 것이다. 무엇보다도 자기 감정에 지나치게 휩싸이지 않도록 해야 한다. 반성은 하되 후회에 집착하지 않도록 하고, 계획은 세우되 미래에 대한 불안감에 연연하지 말고 현재의 삶에 충실하라는 것이다. 어떤 감정이든지 지나친 것은 모두 병을 만든다는 걸 잊지 말아야 한다. 그래서 우리는 살아가면서 끊임없이 내 마음을 들여다보며 내 마음과 소통하고, 내 마음이 지금 어디로 향하고 있는지를 점검해야 한다.

"당신의 육체는 여기 있는데, 마음은 지금 어디에서 허둥대고 있는가?"

치료 후기 50대 중반의 공황장애 환자

나는 30년간 공직생활을 하다가 50대 중반인 1996년에 퇴직을 하였다. 오랫동안 공직생활을 하면서 빡빡한 일정과 과로에 시달리다 퇴직 후 새로 사업을 벌이면서 그 동안 마음껏 누리지 못했던 방만한 생활에 빠지고 말았다. 매일 사람들과 어울려 술을 마시고 무절제한 생활을 하였다. 그러자 하루가 다르게 체중이 늘고 아침이면 눈을 뜨기가 어려울 정도로 몸이 무거워졌다. 그래도 여전히 같은 생활을 하던 중 2001년 6월이었다.

하루는 차를 몰며 고속도로를 달리고 있는데 갑자기 목이 심하게 마르고 심장을 비틀어짜는 것처럼 통증이 느껴졌다. 그리고 눈앞의 물체가 빙빙 돌면서 어지럽고 숨쉬기도 어려웠다. 당장 죽을 것만 같은 공포가 엄습해 왔다. 차를 세우고 힘겹게 119로 전화를 걸었다. 응급차에 실려 구미에 있는 S병원에 도착해서 심전도, 맥박, 혈압검사 등 검사를 하였으나 모두 정상이라는 진단을 받았다. 나는 방금 전의 죽을 것만 같았던 상황을 의사에게 설명하며 그럴 리가 없다고 했지만 의사는 이상이 없으니 퇴원해도 좋다고 하였다.

그 후로도 비슷한 일을 계속 겪었다. 몸에 분명 이상이 있다는 생각이 들었다. 이번엔 대구 D병원으로 가서 MRI과 심혈관 검사 등을 해보았지만 역시 아무 이상이 없다는 것이었다. 나는 하루하루 생활하기도 힘들 정도로 이상 증세들이 나타나 괴로운데 병원에서는 아무 문제도 없다고 하니 정말 답답했다. 그 후 신경정신과에서 '공황장애'라는 진단을 받았다. 나는 이때까지만 해도 공황장애라는 병명이 있는지도 몰랐다. 의사는 신경과 치료로서 약을 먹어야 한다고 했다. 어쨌든 "아무 이상이 없다"고 하는 것보다는 확실한 병명이라도 듣게 되어 다행이다 싶었다. 병명이 나왔으니 고치는 건 어렵지 않을 거라고 믿었다. 그런데 약을 먹을 때뿐 시간이 지나면 증상은 호전되지 않았다. 오히려 점점 더 심해져서 비행기와 열차를 타는 것도 불안한 지경이 되었고 그토록 좋아하던 운전도 겁이 나서 할 수 없게 되었다. 사람들이 많은 곳에 가는 것도 싫고 집에 혼자 있는 것도 불안했다. 이런 생활을 6~7년 하다 보니 당연히 가족을 비롯하여 주변 사람들과의 관계가 다 망가졌다. 그러는 사이 얼굴은 비정상적으로 부어오르고 몸무게는 늘고 무기력하게 멍하게 앉아 있거나 잠을 자면서 하루하루를 보내게 되었다.

이 기간에 병원만 찾아다닌 건 아니었다. 정상적인 삶으로 돌아가고 싶은 생각에 기치료 하는 곳, 단학선원, 명상하는 곳 등등을 전전했다. 그런데 증상이 조금도 개선되지 않았다. 앞으로 남은 인생을 이런 고통 속에서 살아갈 걸 생각하니 차라리 죽는 게 낫겠다 싶을 때도 있었다. 그러던 중에 오랜만에 만난 후배에게 그간의 사정을 하소연하게 되었다. 그랬더니 후배가 대구 경화당 한의원을 소개시켜 주었다. 후배의 권유대로 나는 2008년 1월부터 치료를 받으러 다니게 되었다.

이제헌 원장님께서는 나를 보더니 "마음을 먼저 다스려야 합니다. 대부분의 병은 마음에서 오고 마음으로 치료할 수 있습니다"라고 하였다. 첫째 주부터 침과 부항으로 치료를 시작하였으며 한약도 동시에 복용하였는데 침은 어느 부위를 시술하든지 아무 감각도 느낄 수가 없었다. 부항도 목 주변 치료시 시원하다는 느낌 외에는 별 느낌이 없었다. 한약은 며칠 먹어 봤지만 금방 개선되는 것도 없었다. 후배의 말을 듣고 치료를 받긴 하면서도 과연 나을까 싶기도 했고 신경과 약을 복용하지 않으니까 불안한 마음도 들었다. 그런데 일주일이 지나면서 조금씩 호전반응이 나타나기 시작했다. 목 부분과 머릿속이 조금씩 시원하고 맑아지는 느낌이 왔으며 신경과 약을 복용하지 않아도 되겠다는 생각이 들었다.

그리고 셋째 주가 지나고 한 달쯤 되자 부어 있던 얼굴도 많이 가라앉았고 몸무게도 많이 줄었으며 처음엔 침 맞을 때 감각조차 없었는데 어느덧 자극을 고스란히 느낄 수가 있었다. 나도 모르게 내 안에서 삶에 대한 의욕이 꿈틀대기 시작했다. '이런 식으로 내 병이 나을 수 있겠구나' 하는 믿음과 희망이 생겼다. 안색과 혈색이 좋아지니 주변에서도 보기 좋다며 한마디씩 하자 더 힘이 났다. 한 달 후부터는 기차 여행도 가능하고 시내운전도 할 정도로 회복되었다. 2개월쯤 지나자 원장님은 이제 그만 와도 되겠다고 말씀하셨다. 그렇지만 나는 공황장애만이 아닌 내 몸의 건강을 좀 더 향상시키고 싶어서 조금 더 다니고 싶다고 말했다. 나는 하루하루 달라지는 나를 보면서 한의원에 다니는 것이 어느새 즐거운 낙이 되었다.

지금 이 순간에도 공황장애 때문에 점점 폐인이 되어가는 사람들이 있을 것이다. 이렇게 쉽게 고칠 수 있다는 걸 모른 채 캄캄한 방에 스스로를 가두고 세월을 낭비하고 있을 그 사람들을 생각하면 마음이 아프다. 내가 겪은 이 놀라운 치료 결과를 사람들에게 알려서 좀 더 많은 사람들이 고통으로부터 벗어나게 되기를 진심으로 바란다.

현대인의 적, 스트레스는 만병의 근원이다

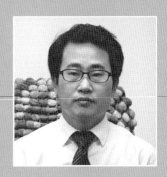

장진택 _ 삼대 한의원 원장
http://www.3samdae.com

인체는 수승화강(水昇火降)의 생리기전이 잘 유지되어야 건강한 삶을 살아갈 수 있는데, 지속적으로 스트레스를 받거나 신경을 많이 쓰게 되면 화(火)가 발생하여 상열하한(上熱下寒)의 병리현상을 일으켜서 여러 가지 증상이 나타나게 된다. 이러한 증상을 원인에 맞게 적절하게 치료해 줌으로써 또 다른 심각한 질병으로 발전하는 걸 예방할 수 있다. 따라서 과로나 스트레스로 짜증이 나고 화가 나서 간장의 화가 발생했는지, 스스로 노심초사하여 심화가 발생했는지, 기혈 부족으로 신장의 기능이 허약하여 신장의 허화가 발생했는지를 파악하여 적절한 치료를 해주어야 한다.

현대인의 적,
스트레스는 만병의 근원이다

스트레스란 무엇인가

스트레스로 인한 여러 질환들을 치료하다 보면 사람들은 가끔 이렇게 묻곤
한다. "스트레스로 정말 이렇게까지 사람의 건강이 나빠질 수 있습니까?" 그만
큼 사람들은 스트레스의 위해성에 대해 실감하지 못하고 있다. '그저 좀 마음
이 편치 않은 상태' 정도로 이해하는 것이 다이다. 그런데 다년간 수많은 환자
들을 진료하면서 매번 느끼는 건 스트레스야말로 현대인의 건강과 행복한 삶
을 해치는 가장 무서운 적이라는 것이다.

사람이 살아가면서 나이가 적든 많든 고민 없는 사람은 없다. 사회가 다변
화되면 될수록 인간은 사회와의 소통에서 끊임없이 갈등을 겪고 마찰이 생길
수밖에 없다. 눈을 뜬 순간부터 사람들은 크고 작은 다양한 고민, 즉 수많은 선
택의 순간과 갈등 상태에 놓이게 된다. 빠르게 변화하는 국제화, 정보화 시대
를 살아가면서 그런 고민과 갈등은 곧 수많은 스트레스를 야기한다. 크고 작
은 스트레스 상황에 지속해서 놓이다 보면 결국 정서적인 혼란뿐 아니라 질병
을 초래하게 된다.

그런데 면역력이 저하되어 있고 전반적으로 건강 상태가 좋지 않은 상태에

서 스트레스가 미치는 영향은 상상 그 이상이다. 그럼에도 불구하고 아직까지 우리 사회는 스트레스의 범위와 건강에 미치는 악영향에 대해서 관심이 부족하다. 그러다 보니 스트레스 상황에 현명하게 대처하지 못하고 방치하다가 큰 질병을 초래하게 된다. 그리고 질병으로 이어졌다 하더라도 질병 자체에만 관심이 집중될 뿐 병을 만들게 된 원인과 배경에는 소홀하다. 스트레스로 인한 결과는 상당히 위험한데도 불구하고 그것이 단지 감정 상태의 하나일 뿐이라는 편견 때문에 현대인은 점점 병들어가고 있는 셈이다.

어떤 점에선 스트레스는 문명이 가져온 병이다. 인류의 문명이 발달하고 사람의 욕망이 복잡하고 다양해지면서 갈등과 결핍감도 커지게 되었다. 스트레스는 그런 갈등과 결핍감이 만들어내는 정서이다. 현대에 올수록 사람들이 스트레스 상황에 많이 처하는 건 그 때문이다. 병이 발생하는 원인 중 70%가 스트레스에서 기인한다고 한다. 현대의 다양한 질병만큼이나 스트레스를 유발하는 원인도 그래서 다양하다.

스트레스(stress)라는 말은 라틴어에서 파생된 것으로 처음 영어로 사용된 것은 17세기이다. 당시엔 고뇌, 억압, 곤란이나 역경 등을 의미하다가 18~19세기에 이르러 스트레스의 일반적인 의미가 변해 물체나 인간에게 작용하는 힘, 압력, 강한 영향력을 가리키는 뜻으로 사용되었으며, 1936년엔 캐나다의 내분비학자 H. 셀리에가 처음으로 스트레스 학설을 발표하면서 스트레스에 대한 학문적인 정의를 내리게 되었다.

스트레스란 외부에서 가해지는 여러 가지 자극이나 내부에서 생리적으로 발생하는 자극 또는 마음속에서 일어나는 갈등 등으로 인해 일상생활을 해나가는 데 불편이나 지장을 초래하는 모든 형태의 방해 현상이라고 정의할 수 있다. 사람들은 스트레스 상황에 놓이면 평정심을 잃게 된다. 따라서 판단력을 잃게 되고 안 하던 실수를 저지르거나 안 하던 행동을 하기도 한다. 그러나 이런 증상들은 스트레스가 주는 다른 심각한 영향들에 비하면 매우 가벼운 것이다. 스트레스를 받거나 신경을 많이 쓰게 되면 인체의 상부는 뜨거워져서 신경은 예민해지고 정신은 맑지 못하며 가슴은 답답해지면서 심리적으로 안정을 찾을 수 없고 두통과 어지럼증이 생기게 된다. 그리고 인체의 하부가 차가워져서 기혈의 순환 장애를 초래하여 저리기도 하고 통증이 생기게 되며 복부와 하지 쪽에 여러 가지 증상이 나타나게 된다. 스트레스가 곧 신체에 이런 여러 가지 악영향을 준다는 것이다.

사람의 신체와 정서가 긴밀한 영향을 주고받는다는 건 새삼스러운 게 아니다. 일찍이 한의학에서는 사람의 마음 상태와 오장(五臟)이 각각 영향을 주고받는다고 보았다. 분노하면 간과 담이 상하고, 기쁨이나 쾌락이 지나치면 심장이 상하고, 생각이 지나치면 비장과 위장이 상하고, 슬픔이 지나치면 폐가 상하고, 공포심과 두려움은 신장을 상하게 한다고 하였다. 이렇듯이 사람이 스트레스와 화의 상태에 반복해서 노출되면 신체의 건강이 균형을 잃을 수밖에 없다.

스트레스를 부르는 사회

많은 현대인들이 과도한 스트레스로 인해 고통받고 있다. 오래 전 농경사회를 거쳐 기초산업사회시대에는 사회현상이 복잡하지 않고 단순해서 사회적 활동이나 대외 활동을 하면서 육체적, 정신적 스트레스가 지금처럼 심하지 않았다. 하지만 사회현상이 복잡하고 다변화되면서 스트레스의 강도와 유형이 심해졌다. 예전에는 병이 단순하고 종류가 수천 가지 정도였다면 지금은 병의 종류만 해도 수만 가지 이상이고 복잡하고 다양해졌다. 더욱이 예전에는 치료가 간단했던 것도 지금은 치료가 복잡하고 잘 치료되지도 않는다.

하루에 대하는 사람들의 수가 많아지고 처리해야 할 일의 내용이 복잡해지면서 스트레스를 받는 상태 또한 빈번해지고 있다. 직장인들은 경쟁구도에서 살아남아야 한다는 강박과 과도한 업무량에 시달리고, 아이들은 자신의 의지와 상관없이 여러 학원을 전전하는 일상과 컴퓨터와 인터넷 세계의 치열하고 복잡한 놀이방식에 빠져 있다. 그리고 부모들은 점점 더 컨트롤하기 어려워지는 자녀 문제와 다양한 부부 갈등, 가정 안팎에서 수많은 난관을 겪고 있다.

그 외에도 스트레스를 느끼게 되는 외적 원인으로는 소음, 강력한 빛과 열, 한정된 공간과 같은 물리적 환경, 타인과의 충돌과 같은 사회적 관계, 규칙·규정·형식과 같은 조직사회에서의 마찰, 친인척의 죽음, 직업이나 일에 있어서의 불만족한 상황 등이 있다. 내적 원인으로는 카페인, 불면, 과중한 스케줄, 과도한 분석과 같은 부정적인 생각, 비현실적인 기대, 독선, 과장되고 경직된 사고, 결벽 등이 있다.

이 외에도 수많은 스트레스 유발 요인이 발생하는 환경에서 사람들은 살고 있다. 스트레스는 여러 질병의 원인이 되기도 하지만 반대로 질병 상태에 처하면서 스트레스를 받기도 한다. 일단 스트레스 상황이 되면 신체의 신진대사가 나빠지면서 면역력이 떨어져서 건강을 위협하게 된다. 여성 암환자의 85%가 스트레스가 악화돼 화병을 앓고 있다는 조사 결과도 있다. 한국보건사회연구원이 지난 1998년에 실시한 국민건강조사에 의하면 한국인은 일상생활에서 80% 이상 스트레스를 느끼며 살고 있다고 한다. 현대 사회를 살아가는 누구든 스트레스로부터 완전하게 자유로울 수 있는 사람은 거의 없다고 볼 수 있는 것이다. 그러다 보니 다들 몸과 마음이 지쳐 있고 자신들도 모르는 사이에 몸과 마음이 병들어가고 있다.

세상에서 살아남아야 한다는 것. 경쟁에서 이기지 않으면 낙오된다는 것. 다른 사람의 것을 빼앗지 않으면 내 것을 가질 수 없다는 것. 앞에 서지 않으면 뒤처진다는 것. 현대의 모든 정보와 문명의 이기를 적극적으로 받아들이고 빠른 변화에 익숙해지지 않으면 인정받을 수 없다는 것…. 이런 강박관념이 현대인을 점점 더 불안하게 만들고 '휴식을 모르는' 긴장 상태로 몰아가고 있다. 이런 현상은 결국 사람들의 몸과 마음을 가열시켜서 육체적으로는 쉽게 지치고 정신적으로는 쉽게 짜증을 내고 화를 내는 체질로 만들고 있다.

스트레스로 인한 병리 현상은 오랜 세월을 걸쳐서 우리 몸에 누적되어 나타나지만 그러한 현상을 쉽게 인식하지 못하므로 병이 깊어진 후에야 알게 되고 스트레스에 대한 저항도가 낮아지면서 쉽게 여러 증상들이 나타나게 된다. 몸이 건강할 때는 스트레스가 많아도 몸에서 약하게 느끼지만 몸이 약해질수록 스트레스에 대한 저항도가 낮아져서 스트레스를 쉽고 강하게 느낀다. 스트레스를 받는다는 걸 의식적으로 느낄 수도 있지만 무의식적으로 어느 정도의 자극을 받는지는 알 수 없다. 의식은 10%, 무의식은 90%이므로 자신이 알지 못하는 범위에서의 스트레스는 상상 이상일 수 있다. 그러니 스트레스가 어떻게 나에게 오는지와 함께 어느 만큼의 스트레스 상태인지를 잘 아는 것도 중요하다.

스트레스는 왜 위험한가

스트레스는 한의학적으로 인체에서 화(火)를 조장하게 된다. 인체는 화가 발생하면 열을 발생하게 하여 인체를 조(燥)하게 만든다. 따라서 몸에 열이 발생되어 아무 이유 없이 온몸이 쑤시기도 하며 몸의 염증을 심하게 만들고, 아토피와 유사한 피부 질환을 발생하거나 몸이 가렵거나 두드러기가 생기고, 인체의 진액을 마르게 해서 관절을 뻣뻣하게 하고 목이 마르고 칼칼해지면서 염증이 자주 생기고, 입이 마르고 만성적으로 구내염이 생기기도 하고, 코가 건조해지면서 머리카락의 윤기가 줄어들고 눈은 건조해진다. 또한 정신적으로는 화나 열이 발생하면 사람이 조급해지고 불안해지며 가슴이 답답해지고 사소한 것에도 신경질적으로 반응하고 쉽게 흥분하고 마음이 불안해지면서 잠을 쉽게 못 이루고 잠이 들어도 깊은 잠을 못 자고 꿈을 많이 꾸게 된다.

또한 화(火)의 속성은 상승하는 성질이 있고 화의 상부에는 바람이 생기므로 머리 쪽으로 화가 상승하면 두통과 어지럼증이 생기고, 귀나 머리에서 소리가 나게 되고, 두피에 부스럼이나 탈모증을 생기게 한다. 한의학적으로 보면 화(火)에서 열(熱)로, 다시 열(熱)에서 조(燥)로 변하는 병리 변화 과정을 거치면서 수많은 증상들이 나타나게 되고, 이러한 증상을 적절한 시기에 치료하지 않으면 심각한 질병을 초래할 수 있다.

최근엔 뇌과학 연구를 통해서 스트레스는 신체뿐 아니라 뇌에도 손상을 준다는 것이 밝혀졌다. 일본대학 의학부 뇌신경외과 교수이자 공학박사인 아오

야마 나오키와 일본대학 뇌신경외과계 광양자 뇌공학 교수인 사카타니 카오루의 공동 연구에 의하면, 상습적인 스트레스를 받으면 뇌세포가 위축되고 이에 대응하기 위해 특정 호르몬의 분비량도 늘어난다는 것이다. 이런 호르몬을 스트레스 호르몬이라고 하는데 아드레날린, 도파민, 코르티솔 등이 대표적이다.

두 사람은 이번 연구를 통해 아드레날린이 혈압을 상승시키고 심장박동을 빠르게 하고 혈액 속 당분의 수치를 높여 당뇨병 유발을 촉진하며, 그 외에 과민성대장 증후군과 대장염 등의 소화기 질환, 천식과 호흡 증후군 등의 호흡기계 질환, 당뇨병 고지혈증 갑상선기능 장애 등 내분비계 질환, 편두통 관절염 신경통 요통 등 신경계 및 근골격계 질환도 스트레스와 관계가 있다고 설명하였다. 따라서 스트레스가 오래 지속되면 화병, 우울증, 공포증, 공황장애 등의 정신 질환으로도 연결된다는 것이다. 도처에 스트레스를 주는 시대를 살고 있는 현대인들이 다양한 질병에 시달리고 있는 건 어쩌면 당연한 결과인지도 모른다.

✳ 스트레스와 관련된 질환

수면장애(기면증, 불면증, 얕은 수면. 다몽, 악몽)

학습장애, 집중력장애, 주의력 결핍 과잉행동 장애(ADHD)

틱 장애, 투렛 장애, 게임중독, 약물중독, 건망증

만성 두통, 만성 근육통(어깨 · 목결림), 어지럼증

만성 인후염, 만성 위염, 만성 소화장애, 변비

만성 장염, 역류성 식도염, 갑상선 질환, 입마름

구내염, 안구건조증, 안통, 안피로, 이명

피부 질환(가려움증, 탈모증, 여드름, 두드러기 등)

우울증, 화병, 공황장애, 자율신경 실조증

불안신경증, 신경쇠약, 심계정충(가슴두근거림)

흉민 · 흉통, 안면홍조, 생리불순, 생리통

하복냉증, 수족냉증, 기타 자궁 질환(근종류)

관절염, 전신 관절통(쑤심), 수전증

두선증(머리 흔들림), 구안와사, 안면 마비

안면 경련, 다한증, 빈뇨, 신경성 기침, 협심증

부정맥, 중풍, 수족 번열감, 손발저림, 심인성 폭식 턱관절 장애, 피로 및
무기력, 섬유근통 증후군

외상후 스트레스 장애

✳ 스트레스로 인한 화병의 자각 증상

억울하고 분한 감정을 자주 느낀다.

입이나 목이 자주 마른다.

눈이 아프고 충혈이 자주 된다.

두통이나 불면증에 시달린다.

어지럼증이 자주 있다.

가슴이 뛰고 두근거린다.

온몸에 열이 달아오른다.

목이나 가슴, 상복부에 뭉친 것 같은 느낌이 든다.

가슴이 너무 답답하고 조이는 느낌이 든다.

간혹 한숨을 자주 쉰다.

입맛이 없고 자주 체하며 소화가 잘 안 된다.

가슴속에 응어리나 한이 맺혀 있다.

성격이 급해지고 쉽게 짜증이 난다.

화가 나는 것을 참지 못하고 표출한다.

삼대 한의원의 치료, 청화해울단(淸火解鬱丹)과 해울환(解鬱丸)

몸은 5% 나빠졌는지, 9% 나빠졌는지, 17% 나빠졌는지 망가진 정도에 따라 증상이 다양하게 나타나므로 오장육부의 상태를 잘 파악하여 부분만 치료하는 것이 아니라 전체를 바로잡는 치료를 해주어야 한다. 대체로 몸의 20~40%가 나빠지면 증상이 나타나고, 60~70% 정도 나빠지면 병이 된다. 증상이 나타나기 전에 관리(복구)를 해주어야 하고, 증상이 나타나게 되면 빨리 치료를 해주어야 하고, 병이 되기 전에 치료를 해주어야 만성적인 고질병이 되는 걸 예방할 수 있다. 또한, 몸만 망가지는 것이 아니라 정신적인 면도 같이 망가지므로 함께 치료를 해주어야 한다.

삼대 한의원에서는 육체와 정신을 동시에 치료하고 증상이 나타난 부분 치료만 하는 것이 아니라 오장육부를 바로잡고 전체를 치료하여 몸 전체를 정상적으로 회복시켜주는 근본적인 치료를 하고 있으며 특히, 스트레스로 인한 다양한 정신적·육체적 증상을 효과적으로 치료하고 있다.

인체는 수승화강(水昇火降)의 생리기전이 잘 유지되어야 건강한 삶을 살아갈 수 있는데, 지속적으로 스트레스를 받거나 신경을 많이 쓰게 되면 화(火)가 발생하여 상열하한(上熱下寒)의 병리현상을 일으켜서 여러 가지 증상이 나타나게 된다. 이러한 증상을 원인에 맞게 적절하게 치료해 줌으로써 또 다른 심각한 질병으로 발전하는 걸 예방할 수 있다. 따라서 과로나 스트레스로 짜증이 나고 화가 나서 간장의 화가 발생했는지, 스스로 노심초사하여 심화가 발생했는지, 기혈 부족으로 신장의 기능이 허약하여 신장의 허화가 발생했는지를 파악하여 적절한 치료를 해주어야 한다.

몸은 유기적으로 연결되어 있다. 부분만 치료한다고 해결될 일이 아니다. 삼대 한의원에서는 스트레스로 인해 발생하는 여러 질환을 치료하기 위해 스트레스의 원인 및 정도를 진찰하여 기혈 순환을 돕고 과열되어 있는 심신을 식혀줄 수 있는 침 치료와 한약재에서 추정제, 추출한 한약을 경혈에 극소량을 주입하여 치료하는 약침 요법을 실시한다. 심해지기 전에 스트레스에 대한 저항도를 높여주면 스트레스로 인한 다양한 증상들이 서서히 없어지게 된다.

스트레스의 심각성은 성인에 한정된 것이 아니다. 소아와 청소년들에게도 심각한 후유증을 유발할 수 있다. 요즘 학생들은 성적과 입시, 부모의 불화나 이혼, 사회 환경에 대한 두려움, 불만족한 현실 등등의 이유로 성인들 못지않은 스트레스를 받고 있다. 그럼에도 적절한 해소 방안이 마련되지 않기 때문에 아이들의 몸과 마음의 균형이 깨져 학습장애, 틱 장애, 과잉행동 장애와 같은 이상현상으로 이어지게 된다. 이런 아이들에겐 스트레스를 주는 근본 원인을 찾아내 해소시켜줌과 더불어 몸의 기능을 회복시켜주는 치료를 해주어야 한다. 삼대 한의원에서는 장애를 나타내는 원인에 따라 심장의 기운을 맑게 해주고, 간장의 화기를 내려주며, 정신을 안정시켜주기 위해 침, 약침, 환약 등 복합적인 치료를 하고 있다.

특히 삼대 한의원의 스트레스 전문 치료약인 청화해울단과 해울환은 스트레스로 인해 발생되는 우울증, 화병, 만성두통, 소화장애, 불면, 다몽(多夢), 어지럼증, 가슴 답답함, 가슴 두근거림, 집중력장애, 공황장애, 틱(TIC), 과잉행동 장애(ADHD), 신경쇠약 등의 스트레스 관련 질환을 치료하는데 효과적인 약으로 산조인, 원지, 황련 등의 20여 가지의 약재로 개발한 것으로, 그 동안 많은 환자들이 청화해울단과 해울환의 탁월한 효과 덕분에 건강한 일상을 되찾았다. 청화해울단과 해울환은 심장의 화를 맑히고 간장의 울결된 기운을 풀어주는 뛰어난 효과가 있고 남녀노소 누구에게나 고른 약효를 가지면서 자연스럽게 스트레스를 완화시켜주고 있다. 신경을 많이 쓰는 전문직 종사자, 수험생, 집중력이 약한 사람, 자주 짜증이 나는 사람, 우울증, 화병, 불면증, 신경쇠약, 가슴이 답답하거나 두근거리는 사람, 갱년기 장애, 신경질적이고 짜증을 자주 내는 아동 등에게 탁월한 효과가 있다.

스트레스와의 화해만이 답이다

오랜 스트레스 상황으로 인해 두통, 만성피로, 우울증, 화병, 안구통, 불면 등등의 증상으로 고생하다 내원하는 환자들에게 "가급적 스트레스를 받지 않으려고 노력해야 합니다" 하면 대부분 이렇게 말한다. "원장님, 그게 말처럼 쉬운 일인지 아세요? 내 마음이 생각처럼만 움직여 준다면 제가 왜 스트레스를 받겠어요? 세상이 온통 스트레스를 주는데 제가 어떻게 스트레스를 안 받을 수 있겠어요?" 그 말이 사실 틀린 말도 아니다. 현대를 살아가면서 전혀 스트레스를 받지 않고 살아갈 수는 없다. 그렇지만 그렇다고 해서 매번 스트레스를 주는 상황에 민감하게 반응하고 나를 괴롭히다가 건강을 해치는 지경에 이르도록 자신을 몰아가야만 하는 걸까?

스트레스를 받는 상황에 닥쳤을 때, 환경 자체를 완전히 바꾸거나 스트레스 원인을 없앨 수 없다면 적절한 운동과 휴식, 평정심 회복 등과 같은 방법으로 타격을 완화시켜주어야 한다. 그리고 스트레스가 쌓여 몸에 여러 증상들이 나타나기 시작하면 빨리 치료를 받는 것이 좋다. 증상을 가볍게 생각하여 치료를 빨리 받지 않으면 심각한 정신적, 육체적 질환을 유발하기 때문이다. 그러나 무엇보다도 가장 중요한 건 스트레스를 덜 받을 수 있도록 자신의 몸과 마음을 건강하고 최적의 상태로 만드는 일이다. 사람들은 똑같은 환경에서 누구는 감기와 폐렴에 걸리기도 하고 누구는 아무렇지도 않다. 몸의 면역력이 좋으면 그만큼 위해 환경으로부터 자신을 지키는 힘이 강해지기 때문이다. 스트레스도 마찬가지이다. 어떤 상황에 놓였을 때 한 사람은 극심한 스트레스를 느끼면서 "도저히 견딜 수가 없어. 차라리 죽는 게 나아!" 하고 극단적인 경우 삶을 포기하는가 하면, 또 다른 사람은 "뭐, 이까짓 일쯤이야!" 하고선 담담하게 받아들이기도 한다. 어떻게 받아들이느냐에 따라서 그 사람의 건강에 미치는 영향은 금방 나타나기도 하고 시간이 지난 후에 나타나기도 하면서 밀접한 영향을 주게 된다. 그래서 스트레스와 같은 상황을 잘 견딜 수 있도록 자신의 몸과 정신의 면역력을 길러줘야 하고, 전문의와 전문가의 도움을 받아 닥친 스트레스 상황을 잘 극복할 수 있도록 몸과 마음의 힘을 보강해야 하는 것이다.

베스킨라빈스의 상속자에서 유제품과 축산물에 대한 진실을 세상에 알리는 환경운동가로 변신한 존 로빈스는 그의 저서 『존 로빈스의 100세 혁명』이란 책에서 세계 최고의 장수마을인 에콰도르의 빌카밤바, 파키스탄의 훈자, 일본 오키나와 등을 예로 들면서 그곳 사람들이 건강하게 오래 사는 비결에 대해 적당한 운동량과 스트레스를 잘 받지 않는 낙천적인 삶의 태도에 대해 강조하고 있다. 어떤 환경에서 살아가느냐도 중요하지만 어떤 삶의 철학과 어떤 생활 습관을 가지고 사느냐가 중요하다는 걸 알 수 있다. 이 얘기는 바꿔 말하면 스트레스 상태에 오래 노출되고 그대로 방치하는 삶을 살면 결코 건강한 삶과 장수를 보장할 수 없다는 말이 된다.

의학은 나날이 발전하고 있지만 사람들의 질병은 더 많아지고 아픈 사람들은 계속해서 늘어나고 있다. 질병은 단지 질병의 문제만이 아니라는 사실에 주목할 필요가 있다. 몸과 마음은 긴밀하게 연결되어 있다. 몸이 통증 없이 편안하기 위해서는 마음이 안정되어야 하고, 마음이 평안하고 최적의 상태에 놓여 있을 때 몸은 조용히 침묵한다. 그러므로 사람들은 자신의 마음이 어떤 상태인지, 내 마음이 주는 메시지가 무엇인지 혹은 내 마음이 나도 모르는 사이에 비명을 지르고 있지는 않은지 귀를 기울이고 자주 들여다보아야 한다. 내가 내 마음의 상태를 모를 때, 내 마음이 오래 불편한 상태에 놓여 있는 걸 모른 척할 때 내 몸 또한 건강과 불화를 겪는다는 걸 잊지 않기를 바란다.

✳ 스트레스를 극복하고 예방하기 위한 마음 소통법

1 인내심을 가진 장기적인 치료가 필요하다.

2 하나의 현상이나 부분 치료가 아닌 전체적(근본적) 치료가 우선된다.

3 생활 습관(음식, 수면, 감정)을 개선한다.

4 무산소 운동과 유산소 운동을 병행하여 심신의 면역력을 높인다.

5 명상, 뇌호흡, 단전호흡, 참선, 기공 등을 통한 정신건강에 관심을 갖는다.

6 규칙적인 생활 습관을 갖는다.

7 지나친 경쟁심과 이기심, 탐욕 등에서 벗어나려는 노력을 한다.

8 즐겁고 행복해지기 위한 취미활동을 찾는다.

9 자연환경을 자주 접하고 휴식을 통해 스트레스를 주는 현장과 거리를 갖는다.

10 스트레스와 화가 쌓이면 주변사람들과 대화를 하거나 전문가와 상담을 한다.

즐겁고 건강하게 살을 빼는 신개념 다이어트

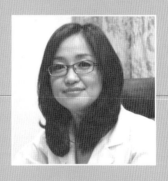

정윤섭 _ 미소진 한의원 원장

http://www.msjdiet.com

한의학에서는 사람이 태어날 때부터 다른 체질과 오장육부 상태를 가지고 태어난다고 본다. 한의학 치료의 포인트는 선천적으로 약한 부분을 강화시키고 강한 부분을 눌러주면서 조화를 만드는 것이다. 다이어트에도 사람마다 이런 타고난 체형의 특징이 큰 요소를 차지한다. 살이 찔 때도 사람마다 찌는 부위가 다르고, 빠지는 부위 역시 다르다. 따라서 몸의 구성 성분과 체중에 미치는 영향 등을 정확하게 알고 있어야 더 확실한 다이어트 처방을 줄 수 있는 것이다.

즐겁고 건강하게 살을 빼는 신개념 다이어트

살을 빼려면 고통을 감수해야 한다?

나는 첫아이를 서른여섯 살에 가졌다. 출산 전후에 찐 살은 빼기 어렵다는 걸 알았기 때문에 임신 기간 내내 몸매 관리를 해서 8개월까지도 과도하게 체중이 불지 않았었다. 그런데 9개월에 들어섰을 때, 태반이 정상적으로 올라가지 않고 산도를 막고 있어서 자연분만이 어려울 거라는 말을 의사로부터 들었다. 출산일까지 집에서 절대안정을 취해야 하는 신세가 된 것이다. 그렇게 남은 시간을 보내고 수술로 아이를 낳은 뒤 퇴원해서 집에 돌아왔을 때였다. 무심코 거울을 보는데 거울 안에 배가 나오고 등이 굽고 팔이 두껍고 엉덩이가 큰 낯선 여자가 서 있었다. 늘 날씬한 몸을 유지하며 살 수 있을 거라고 자신하던 나는 그 모습에 적지 않은 충격을 받았다.

'이대로 펑퍼짐한 아줌마로 살아가야 한단 말인가?'

우울감이 밀려오며 집 밖으로는 나가고 싶지도 않았다. 며칠을 불편한 마음으로 보내고 난 나는 다이어트 전문 한의사로서 그 순간 나에게 필요한 것이 무엇인지 깨달았다. 자신감 회복을 위한 다이어트였다. 늘 적정 체중을 유지한 덕분에 그 동안은 다른 환자들을 위해서만 다이어트 처방을 주었다면 이

번만큼은 오로지 나를 위한, 나만의 다이어트를 하게 된 것이다. 출산 후 14일째 되던 날부터 체계적인 다이어트에 돌입했다. 그리고 나 자신이 직접 내 다이어트 프로그램을 체험하면서 그 동안 내가 진료해왔던 비만 환자들의 고충과 깊은 우울증에 대해 머리가 아닌 가슴으로 이해할 수 있게 되었다. 그 일을 계기로 비만 환자들에게 좀 더 좋은 조언자와 제대로 된 비만 관리자가 되어주고 싶다는 각오도 다지게 되었다. 그런 점에서 내 다이어트 체험은 환자의 요구를 좀 더 정확하게 읽을 수 있게 해준 의미 있는 경험이었다. 나 자신의 살을 빼고 몸매를 다시 만들어가는 과정을 통해 얼마나 뺐느냐보다 더 중요한 게 어떻게 빼느냐에 있다는 걸 다시 한 번 확인할 수 있었기 때문이다.

살을 빼는 과정이 지나치게 고통스럽다거나 그 방법이 좋은 것이 아니라면 결국 어떤 식으로든 후유증을 남기게 된다. 또한 빼고 싶은 부위의 살을 얼마나 정확하게 잘 뺐는가도 다이어트의 핵심이다. 출산 후 나도 살이 찌긴 했지만 그렇다고 몇 군데 특정 부위에 유독 살이 찐 것이었기 때문에 그 부위만 조절하면 충분한 다이어트가 될 수 있었다. 그런 점에서 천편일률적으로 체중 감량에만 목표를 두고 있는 지금의 다이어트 방법들은 분명 한계가 있다. 더욱이 병원을 포함하여 다이어트를 취급하는 모든 곳에서 환자에게 한결같이 "살을 빼려면 이 정도의 고통을 감수해야 합니다. 죽을 만큼 힘들어도 이 기간을 잘 버티고 이겨내야 날씬한 몸매를 얻을 수 있습니다" 한다는 건 스스로들 다이어트 방법이 잘못 되었다는 걸 인정하는 셈이다.

정말 살을 빼는 일은 이토록 고통스럽고 괴로운 과정을 거쳐야만 하는 것일까? 이런 고통 없이 살을 빼면서도 효과가 좋고 건강도 해치지 않는 살빼기는 가능하지 않는 걸까? 물론 아니다. 잘못된 방법으로 살을 빼려고 하기 때문에 그만큼 고통이 따르고 효과는 적으면서 나중엔 요요도 오게 되는 것이다. 오래 전에 『공부가 가장 쉬웠어요』란 책이 출간된 적이 있는데, 아이큐 105의 막노동꾼 출신의 청년이 쓴 서울대 수석 합격기였다. 고등학교 때까지 거의 꼴찌만 하던 그가 공부하는 방법을 깨닫고 나서부터는 오히려 공부하는 게 즐겁고 재미있어졌고 그래서 짧은 시간에 학습 능률도 높아져서 서울대 수석합격까지 하게 되었다는 자전 수기였다. 공부가 세상에서 가장 하기 싫고 어렵다고 생각하는 사람들에게 '공부가 가장 쉬웠다'는 저자의 말은 말도 안 되는 소리였을지 모르지만, 반면에 공부하는 방법만 제대로 터득하고 있다면 공부가 즐겁고 재미있을 수 있다는 데에 동의하는 사람들도 많았었다.

다이어트도 마찬가지이다. 내가 사람들에게 '즐겁고 고통 없는 다이어트'를 주장하면 사람들은 "그런 다이어트가 어디 있어요?" 한다. 하지만 몸의 원리와 사람마다의 특성을 정확하게 파악하고 시작한다면 다이어트가 고통스럽게 이루어질 필요가 없다. 가장 좋은 방법으로 다이어트를 함으로써 가장 좋은 효과를 얻을 수 있기 때문이다. 그런 점에서 내가 추구하는 가장 좋은 다이어트란 바로 이런 조건을 모두 만족해야 하는 걸 말한다.

다이어트 과정이 즐거워야 한다.
고통이 없어야 한다.
부작용이나 후유증이 없어야 한다.
시간이 오래 걸리지 않아야 한다.
다이어트 효과가 커야 한다.
원하는 부위의 살이 빠져야 한다.

살, 어떻게 빼야 하는가

비만에 대한 의학적인 정의는, 체지방이 체중에 비해 과다한 상태를 말하며 체질량 지수(BMI)가 25 이상이면 비만, 30 이상이면 고도비만으로 본다. 그런데 사람들은 대개 어디가 아프거나 하면 병원부터 찾으면서도 비만을 병이라고 생각하는 사람은 드물다. 그러나 이미 세계보건기구에서는 1996년에 비만을 치료해야 할 질병으로 발표한 바 있다. 비만을 질병의 범주로 분류하는 것은 질병 그 자체보다 비만으로 인한 합병증이 심각하기 때문이다. 비만에 의한 질병으로는 고혈압, 당뇨병, 뇌혈관 질환(중풍), 고지혈증, 심장 질환과 같이 혈관에 기름기가 축적되어 발생하는 합병증과 그 외에 관절염, 통풍, 호흡기능 장애, 불임, 월경불순, 정력 감퇴 등과 같은 내분비 기능 이상을 초래하는 질환들이다. 무엇보다도 비만 당사자의 입장에선 이런 성인병에 대한 경고 못지않게 비만한 자신의 몸에 주는 사람들의 시선이 당장은 더 큰 상처일 수 있다.

비만은 우리 몸의 체중과 체지방을 일정하게 유지해주는 조절 기능이 제대로 작동되지 않으면서 체중 조절점이 상향 조정되어서 체중 조절 기능 이상으로 생긴 질병이다. 비만 치료를 한다고 무조건 섭취량을 줄이기보단 몸에 해가 되는 콜레스테롤, 포화지방, 염분 등의 칼로리가 과잉 함유된 음식은 줄이고 필수영양소를 섭취하면서 식이요법을 해야 요요 없는 다이어트를 할 수 있다.

그런데 기존의 다이어트는 체지방을 줄이는데 포인트가 맞춰져 있고 근육은 많을수록 좋다는 인식이 팽배해 있다. 흔히 몸짱이라고 불리는 국내외 연예인들의 몸을 보면 살을 빼고 근육량을 잔뜩 늘린 상태를 가리킨다. 물론 비만과 다이어트를 바라보는 관점이 한의사라고 해서 전혀 다르지는 않다. 그러나 해석하는 방법은 분명 차이가 있다. 따라서 다이어트 방법도 차원이 다를 수밖에 없다. 근육의 양을 늘리는 것에 중요한 포인트를 주는 일반적인 다이어트에 비해 나는 과체중을 초래하게 된 근육의 과다와 체수분의 과다까지 고려해야 한다고 주장하는 사람이다. 과체중을 치료하면서 과다한 근육량을 없애지 않고서는 체지방을 없애는 것이 불가능하다. 그런데 많은 사람들은 체지방만이 비만의 적이라고 인식하고 근육은 무조건 많아야 된다고 생각하는 경향이 있다. 하지만 정상 범위를 초과한 체지방과 근육량 그리고 체수분이 이상적으로 조절되어야만 보기에도 좋고 본인 만족도도 높은 다이어트 효과를 가져올 수 있다.

그럼에도 다이어트 전문서적들과 소위 다이어트 전문가라고 하는 사람들은 모두 체지방 중에서 내장지방의 문제를 성인병과 연관하여 중요하게 다루고 있다. 그런데 실제로 찾아오는 환자 중에 내장지방 과다로 인한 건강을 염려해서 다이어트를 하려고 온 사람은 전체 환자의 10% 정도밖에 되지 않는다. 오히려 잘못된 다이어트로 몸이 망가졌음에도 불구하고 다이어트를 포기하지 못하는 사람들이 더 많다. 건강을 위해서 살을 빼려고 하는 사람보다 살을 빼기 위해 건강까지 해치고 있는 사람들이 훨씬 많다는 것이다. 그러다 보니 몸에 안 좋은 잘못된 다이어트 방법들이 해법으로 제시되고 있는 실정이다.

운동이 다이어트에 좋다고 알려져 있지만 때에 따라서는 근육을 키우는 잘못된 다이어트 방법이 될 수도 있다. 따라서 단백질 섭취와 운동 조절을 해서 근육을 줄이는 방법을 고려해야 한다. 체수분 역시 다이어트에 중요한 영향을 끼친다. 적게 먹어도 살이 찌는 사람들은 하루에 물 2리터 이상 마시는 사람들이다. 이런 경우 체내에 필요 이상의 수분이 있는 과수분인 경우가 많다. 이런 경우에는 필요 이상의 갈증 유발 원인을 없애고, 수분 섭취를 줄이면서 부종을 치료해야 한다. 물을 무조건 많이 마신다고 좋은 것이 아니라 자신에게 적당한 양의 물을 마셔야 다이어트에 긍정적인 영향을 미치는 것이다. 안 그러면 필요 이상의 수분을 몸에 축적하게 되는 과수분 과체중의 체형을 만들 수 있다.

한의학에서는 사람이 태어날 때부터 다른 체질과 오장육부 상태를 가지고 태어난다고 본다. 한의학 치료의 포인트는 선천적으로 약한 부분을 강화시키고 강한 부분을 눌러 주면서 조화를 만드는 것이다. 다이어트에도 사람마다 이런 타고난 체형의 특징이 큰 요소를 차지한다. 살이 찔 때도 사람마다 찌는 부위가 다르고, 빠지는 부위 역시 다르다. 따라서 몸의 구성 성분과 체중에 미치는 영향 등을 정확하게 알고 있어야 보다 확실한 다이어트 처방을 줄 수 있는 것이다.

『동의보감』에 보면 비백인(肥白人)과 흑수인(黑瘦人)이라는 말이 있다. 살결이 흰 사람은 습이 많으며 살이 잘 찌는 반면에, 살결이 검은 사람은 화가 많으며 마른 편이라는 내용이다. 현대에는 너도 나도 잘 먹기 때문에 피부가 희고 검고를 떠나서 비만이 많지만, 다이어트를 하면 피부가 희고 부종이 많은 사람은 체중이 잘 빠지지 않는 걸 알 수 있다. 그리고 피부가 검고 잘 붓지 않는 사람은 체중이 잘 빠지는 걸 볼 수 있다. 이것은 개인의 타고난 체질적인 부분이기 때문에 근본적으로 개선되기는 어렵지만 살이 찌는 체질인 경우는 늘 체중 관리에 신경써서 비만이 되지 않도록 관리해야 한다. 평소 살이 잘 찌고 잘 붓는 사람은 수분 섭취도 적당히 하고 소식을 하면서 하루에 활동량을 늘리고 몸을 순환시키는 운동을 자주 해줘서 혈액순환이 잘 되도록 해야 한다.

하체에 비해 상체에 살이 더 많은 상체 비만형

상체 비만은 하체인 다리는 가는 데에 비해 상체가 비만한 경우를 말한다. 이런 사람들의 체질적인 특징은 피부가 희고 고운 편이며, 목이 굵고 가슴과 등이 발달해 있다. 열이 많고 땀이 많으며 먹는 것을 좋아하고 운동을 싫어하는 특징이 있다. 체성분 분석을 해보면 지방이 과다하며 근육 중 하체 근육이 부족한 경우가 많다. 질병으로는 천식이나 얼굴에 열이 많은 증상, 두통, 가슴 답답함을 호소하는 등 가슴과 머리 쪽에 병이 많이 나타나고, 갑상선과 유방 질환도 발생하기 쉽다. 살이 물렁하고 잘 처지며 살이 찔 때는 상체가 주로 찌지만 살이 빠질 때는 다리는 지나치게 가늘어지며 상체는 잘 빠지지 않는다. 이런 사람들은 지속적인 근력 운동과 하체 운동을 통해서 근육을 키우고 하체를 강화시켜줄 필요가 있다.

상체 비만의 첫 번째 원인은 유전이다. 부모 중의 한 사람이 상체가 비대하고 하체가 빈약한 경우라면 상체 비만은 타고난 체질일 가능성이 많다. 그 다음은 잘못된 운동 습관의 결과이다. 헬스를 할 때 상체를 발달시키는 운동을 많이 하거나 유도나 역도 등의 운동을 한 사람은 등과 어깨, 양 팔뚝의 근육이 발달되어 상체가 비만해지기 쉽다. 운동을 할 때는 지방이 없어서 근육질의 멋진 몸매이지만 운동을 중단하면 근육은 늘어지고 지방이 쌓여서 상체가 비대한 체형이 된다. 그 다음은 과식도 원인이 된다. 상체가 비만한 사람들은 운동을 싫어하고 먹고 노는 것을 좋아하는 경향이 많다. 변비가 많고 몸에 열도 많으며 소화력도 비교적 좋은 편이다. 그러나 간혹 식사량이 적은데도 몸이 부으면서 살이 안 빠지는 사람들 중에 상체 비만인 경우가 있다. 출산한 여성들 역시 상체 비만이 되기 쉽다. 출산한 후 아이를 안고 업고 기르다 보면 팔뚝이 굵어지고 등에 살이 찌면서 등이 굽고 어깨는 넓어지게 된다.

❋ 상체 비만의 대표적인 유형

1 가슴 비대형

전형적인 상체 비만의 유형으로, 몸매를 보면 하체는 마르고 빈약한 데 비해 상체가 크며 특히 가슴, 겨드랑이, 팔뚝 상부가 큰 특징이 있다. 특히 턱 아래 부분에 살이 많고 목도 굵은 편이다.

2 팔뚝과 등 비만형

가슴 사이즈는 작은데 팔뚝과 등이 발달되어 등이 약간 굽어 있고 어깨가 넓으며 팔뚝이 굵고 단단한 것이 특징이다.

3 등과 복부 비만형

등의 브래지어 선 아래 양쪽으로 살이 도톰하게 잡히고 늘어져 있으며 복부도 탄력 없이 물렁하면서 사이즈가 큰 것이 특징이다. 주로 출산 후 여성이나 50대 이후 여성들이 폐경 이후 복부가 나오고 살에 탄력이 떨어지면서 많이 나타난다.

4 유방 비대형

살이 별로 없는데 유독 가슴만 커서 전체적으로 몸에 균형이 맞지 않는 경우로, 가슴의 사이즈를 줄이는 한방 시술을 통해 몸매의 균형을 맞춰 준다.

상체에 비해 하체에 살이 더 많은 하체 비만형

하체형 비만은 얼굴과 상체는 마른 편이면서 엉덩이부터 허벅지, 종아리가 상대적으로 비대한 신체를 가지고 있으며, 살이 찔 때는 골고루 찌는 반면 살이 빠질 때는 상체만 빠지고 하체는 잘 빠지지 않는 경우를 말한다. 하체 비만의 원인에는 선천적으로 골반이 넓고 다리 쪽으로 살이 찌는 체형을 타고난 경우가 있는데, 부모가 하체 비만이면 자녀가 하체 비만인 경우가 많다.

초경을 기점으로 갑자기 배꼽 아래쪽으로 엉덩이 부위가 잘 부으면서 굵어지는 건, 생리불순이나 다리의 혈액순환이 안 돼서 부종이 살이 된 경우이다. 주로 앉아서 일을 하는 화가나 사무직 종사자들은 운동 부족으로 엉덩이가 퍼지면서 허벅지가 부채 모양으로 넓어지고 허벅지에 지방이 집중된다. 서서 오래 일을 하는 사람은 하체 근육의 피로가 많고 수분이 많이 정체되면서 하체 부종이 많아져 하체 비만이 된다. 허벅지와 종아리에 물이 찬 것처럼 굵어진다. 지나치게 하체 위주의 운동을 하는 사람도 하체 비만을 부른다. 매일 2시간 이상 걷기, 뛰기, 자전거 타기, 등산 등을 하는 사람은 상체는 빠지고 허벅지와 엉덩이는 빠지는 것 같다가 허벅지가 단단해지고 종아리는 점점 굵어지게 된다. 다리 운동을 너무 많이 해서 근육이 오히려 발달한 경우이다.

✻ 하체 비만의 대표적인 유형

１ 복부와 엉덩이 비만형

복부부터 엉덩이, 허벅지까지가 커서 마치 항아리 모양의 몸매를 가지게 된다. 이런 몸매는 과식 문제보다는 초경 때부터 생리불순이 심했던 아가씨들이나 임신 중에 찐 살이 출산 후에도 빠지지 않은 경우이다. 체성분 분석을 해보면 체지방이 과다하고 근육량은 적다.

２ 힙과 허벅지 비만형

주로 얼굴은 갸름하고 팔과 가슴은 말라 있으면서 복부도 비교적 날씬한데, 엉덩이부터 허벅지까지가 커서 옷을 입으면 허리는 남고 허벅지는 끼는 경우가 많다. 타고난 체형인 경우가 많으며 생리불순, 변비, 하체 부종 등이 있는 사람들이 많다. 또한 골반이 큰 체형이나 앉아서 일을 많이 하는 사람에게도 흔하게 나타난다.

❸ 허벅지와 종아리가 소시지처럼 일자로 굵은 경우

엉덩이는 크지 않은데 허벅지와 종아리가 일자로 굵은 경우이다 무릎 위가 볼록하게 나와 있고 종아리에 물이 찬 것처럼 물렁하며 하체 부종이 심해서 다리가 굵어진 경우이다. 허벅지와 종아리가 단단하면서 허벅지 양 측면이 울퉁불퉁하고 종아리 비복근이 굵고 볼록하다면 근육이 지나치게 발달한 근육형 하체 비만이다.

❹ 종아리 근육 발달 비만형

다른 부분은 날씬한데 종아리 중간쯤부터 사이즈가 커지면서 흔히 장딴지라 불리는 비복근이 유독 발달한 경우이다. 운동을 좋아하거나 걷기를 좋아하는 사람에게 많으며 어떤 방법으로도 날씬해지기가 쉽지 않은 부위이다.

내장에 지방이 과도하게 축적된 복부 비만

복부 비만이란 내장 부근에 지방이 축적돼 생기는 걸 말한다. 여성들에겐 허벅지나 엉덩이를 중심으로, 남성들은 배에 분포해 복부 비만으로 나타난다. 복부 비만의 기준은, 엉덩이 둘레를 1로 했을 경우 허리둘레 비율로 따져서 여자는 0.86 이상, 남자는 0.95 이상이면 해당된다. 출산 여성에게 복부 비만이 많이 나타나는 이유는, 임신을 하게 되면 배가 많이 나오게 되는데 커가는 태아를 보호하려는 본능 때문이다. 복부에 지방이 쌓이면서 복부 근육이 팽창되고 지방이 늘어지게 되는 것이다. 소화기능이 좋지 않아도 복부 비만이 된다. 위장이나 장, 그리고 대장이 운동을 잘못하게 되면 배에 가스가 차 있으며 복부의 근육 운동과 혈액순환이 나빠져 살이 붙게 된다. 과식을 하면 몸에서 필요로 하는 양보다 칼로리 섭취가 과다해져 남은 잉여 음식물이 위와 장의 사이 사이에 지방의 형태로 쌓이면서 복부 비만이 된다.

복부 비만의 또 다른 원인인 알코올은 탄수화물이나 단백질보다 배나 많은 열량을 가지고 있으면서 마시는 즉시 90% 이상이 몸에 그대로 흡수가 된다. 복부의 근육층이 이완되면서 복부 중심으로 칼로리가 쌓이게 되기 때문이다. 노화도 복부 비만의 주원인이다. 나이가 들면서 인체가 필요로 하는 칼로리가 적어지고 활동성이 떨어지면서 복부에 지방이 쉽게 축적된다. 운동 부족도 복부 비만의 대표적인 원인이다.

✳ 복부 비만의 유형

1 단지형

배와 허리 전체가 불룩하게 살찐 형으로 배 부위 피하에 지방이 축척된 피하층 비만이다.

2 붕어형

배만 앞으로 나온 형으로 내장 사이사이에 지방이 많이 차 있는 복강형 복부 비만이다. 붕어형 복부 비만은 단지형 복부 비만보다 훨씬 더 위험하다. 내장에서의 지방세포는 피하지방에 비해 혈액 속으로 쉽게 흘러들어가 혈중 콜레스테롤의 수치를 높이기 때문이다.

미소진 한의원의 Body가 미소 짓는 다이어트

미소진 한의원에서는 다이어트를 필요로 하는 환자가 방문하면 가장 먼저 체지방과 근육량, 체수분의 비율을 통해 체질, 음식 습관, 운동 정도를 파악한다. 그리고 각 부위별 사이즈를 통해 체지방과 근육이 인체에 분포된 비율을 보고 타고난 체형을 분석한다. 그 다음으로 건강진단을 통해 환자의 체질과 건강 상태, 비만의 원인 등을 진단한다. 이 세 가지의 검사 결과를 종합하여 전체 체중의 감량 중에서 체지방과 근육량, 체수분의 감량 정도를 파악하고 어떤 부위의 지방 또는 근육을 집중적으로 제거해서 인체를 조화로운 체형으로 만들 것인지에 대한 각 개인에게 맞는 일대일 처방과 개별 프로그램을 세운다.

한약의 장점은 여러 약재들을 섞어서 다양한 질환을 치료할 수 있다는 것이다. 이런 방법을 통해 다이어트로 인해서 오는 부작용을 최소화하고 몸을 힘들게 하지 않으며 나중에 요요가 발생하지 않도록 한다. 다이어트 환자들에게 "건강을 원합니까. 예뻐지기를 원합니까?"라고 물으면 10대부터 40대까지는 예뻐지는 것이 더 중요하다고 하고, 40대 중반부터 50대 분들은 건강이 더 중요하다고 말한다. 이처럼 많은 사람들이 다이어트를 하는 목적으로 아름다운 몸을 만들어 자신감을 얻으려는 욕구가 강하고, 이를 위해서라면 건강을 해치는 다이어트나 수술 요법도 마다하지 않는 것이 현실이다.

그런 점에서 다이어트의 가장 큰 목적은 신체의 콤플렉스를 극복하는 것에 있다고 본다. 그래서 미소진 한의원에서는 아름다운 몸매를 만들어주기 위한 노력을 기울이고 있다. 지금까지 다이어트는 인체 속을 치료하는 것에 초점이 맞춰져 있었다면 미소진에서는 선천적인 신체의 불균형을 없애고 조화로운 몸을 만들어서 마음속의 우울증을 극복하는 데 치료의 주안점을 주고 있다. 그래서 예쁘지 않은 몸매 때문에, 출산으로 망가진 몸매 때문에, 운동 때문에, 남자같이 돼버린 몸매 때문에 더는 상처받지 않도록 도와주는 것이 치료의 중요한 포인트가 된다.

앞에서도 말했지만 사람들은 다이어트는 즐거운 것이 아니라고 생각하고 그렇게 할 수도 없다고 생각한다. 먹고 싶은 걸 참으면서 최소량만 음식을 섭취해야 하고, 하루에 많은 시간을 꾸준히 강도 높게 운동을 해주어야 하고, 식욕억제제를 먹거나 지방흡입술과 같은 위험한 수술을 감수해야 하기 때문이다. 그러나 다이어트는 즐거워야 한다. 반면에 고통은 최소한이어야 한다. 그래야 오래 할 수 있고 잘 유지할 수 있다. 그리고 어떤 환경에서도 할 수 있어야 한다. 하루하루 바쁘게 살아가는 현대인들에게 매일 현미밥을 챙겨 먹고 채식을 하면서 하루 2시간씩 운동을 하라고 처방한다면 이걸 지킬 수 있는 사람이 얼마나 되겠는가. 매일 야근하고 일주일에 두세 번은 회식과 접대를 해야 경쟁에서 살아남을 수 있는 현대인에게는 그야말로 꿈 같은 이야기이다.

266

그래서 다이어트를 매번 실패하고 다시 도전하기를 반복하면서 처방대로 운동을 하지 못하고 있다는 죄책감에 늘 시달리게 된다. 살찐 것 자체가 스트레스인데 그걸 빼기 위해선 그 이상의 스트레스를 받아야 하는 것이다. 그렇기 때문에 요즘과 같은 환경에 딱 맞는 다이어트 방법이 필요하다.

그런 점에서 본인의 체질과 체형에 맞춘 다이어트는 그 어떤 다이어트 방법보다 정확한 목적에 빠르게 도달하게 해준다. 물론 고통도 없고 효과는 크다. 나는 그 동안 다이어트 분야를 진료하면서 사람마다 타고난 체형의 특징이 있다는 것을 발견하였다. 그래서 살이 찔 때도 사람마다 찌는 부위가 다르며 빠질 때도 빠지는 부위가 다르다는 것을 알게 되었다. 그래서 이것을 크게 상체 비만형, 하체 비만형, 팔다리가 굵은 체형, 몸통이 굵고 팔다리가 굵은 체형 등으로 분류하게 되었다. 그리고 이 분류의 특성을 감안해서 안 빠지는 부위가 잘 빠지도록 유도를 해서 인체의 균형을 맞추어 주는 다이어트 치료를 하고 있다.

사람마다 살이 찌는 원인이 다르고 가지고 있는 체질과 증상이 다르다. 개인마다의 비만의 원인을 분석하고 현재 가지고 있는 증상과 살이 집중된 부위들을 고려하여 치료 처방, 다이어트 처방, 식욕조절 처방이 결합된 멀티 처방이 이루어지는 것이다. 한약 처방은 체질별, 증상별로 처방이 다를 수 있고 또한 지방과 근육이 집중된 부위와 감량 체중별로 다를 수 있다. 그래서 남녀, 연령, 체형별로 처방이 다르고 한 사람도 그때그때마다 처방이 다르게 구성된다. 한약은 처방에 따라 약재의 종류가 달라지고 다양한 질환들을 동시에 치료할 수 있는 장점이 있다. 비만의 원인이 되는 부종, 변비, 생리불순, 생리 전 식욕당김, 갱년기 증상들을 치료해서 안 빠지는 살이 잘 빠지도록 하고 요요가 발생하지 않도록 한다. 청소년 다이어트는 키를 키우는 한약을 복용하면서 체지방만을 분해시키도록 한다. 다리에 근육과 부종이 많아서 다리가 굵은 사람은 근육을 부드럽게 하고 부종을 없애주면서 다리살이 잘 빠지도록 한다. 이처럼 미소진 한의원의 다이어트 최종 목적은 체중 감량과 함께 몸매 교정도 이루어지는 것이다.

✻ 미소진 다이어트의 특징

1 살이 예쁘게 빠진다.

미소진 한의원의 다이어트는 본인의 유전적으로 타고난 신체의 불균형을 고려하여 몸매를 다듬어서 완벽한 바디라인을 만들어준다.

2 과학적인 다이어트이다.

하루에 필요한 칼로리와 본인에게 필요한 영양분을 고려하여 몸이 영양균형을 잃지 않도록 균형 잡힌 식생활을 교정하면서 진행한다. 치료 단계별로 중간 체성분 분석과 사이즈 측정을 통해 감량이 체계적으로 진행되면서 바디라인이 균형을 잡도록 만들어 간다. 체지방이 집중되기 쉬운 부위를 골라서 시술하므로 체지방은 효과적으로 줄고 근육량은 적절히 유지되어 체성분의 균형을 잡아 다.

3 건강한 다이어트이다.

혈액 검사와 체질 진단을 통해 일주일 단위로 내 몸에 맞는 한약을 처방하여 몸의 안 좋은 부분을 치료하면서 효과적으로 감량이 되도록 한다. 굶으면서 하는 다이어트가 아닌 규칙적인 식사를 하면서 진행하므로 몸이 힘들지 않고 스트레스가 적어 감량 후에도 요요가 많이 발생하지 않는다. 다이어트의 적인 부종과 변비를 치료하면서 진행하므로 감량 후 몸이 더 건강해진다.

4 즐거운 다이어트이다.

개인마다의 체질과 체형에 맞는 정확한 처방으로 이루어진 다이어트 방법이기 때문에 감량 효과가 빠르게 나타나고 식이요법과 운동요 법을 최소화하기 때문에 고통 없는 다이어트가 된다. 살이 빠지기까지 걸리는 시간이 짧고 빠지는 체중은 많으면서도 몸의 건강 상태는 점점 좋아지기 때문에 다이어트가 즐거워진다.

디스크와 협착증을
수술 없이 고친다

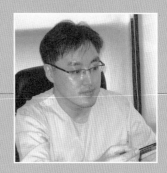

조희찬 _ 노메스 한의원 원장
http://www.nomesdisc.com

디스크와 협착증 환자를 수술하지 않고 고친다는 건 한의학에서는 자연스러운 일이다. 사실 수술이 필
요한 환자는 전체 디스크 환자 중에서 5% 정도이며 나머지 95%는 수술이 필요하지 않다는 것이 전문가
들의 중론이다. 물론 모든 수술 판정 환자가 수술 없이 치료되는 것은 아니지만 수술 판정을 받아 하늘
이 무너지는 것같이 두려움을 느끼는 환자 중에서도 10명 중 8명 정도는 수술을 하지 않고도 치료가 가
능하다. 다만 경부척수증이 심한 사람, 마미증후군(馬尾症候群) 같은 증상이 나타나면 수술이 필요하
다. 그러나 디스크로 인해 이 정도로 심한 환자의 빈도가 높지는 않다.

디스크와 협착증을
수술 없이 고친다

척추는 인체에서 대들보와 같다

비보이나 댄스가수에게 가장 흔한 질환은 뭘까? 그건 척추 관련 질환이다. 격렬한 춤을 많이 추어야 하는 이들은 젊은 나이임에도 불구하고 '추간판 탈출 증'이라고 하는 허리 디스크에 시달리고 있다. 춤을 추면서 허리에 반복해서 무리를 주기 때문에 노화로 인한 퇴행 현상이 나타나는 것이다.

허리는 허리의 척추뼈인 요추, 척추뼈 사이의 디스크인 추간판, 척추와 디스크 주위의 인대, 척수와 신경, 요추의 근육, 골반과 복부 내의 기관들로 구성되어 있다. 허리는 인체에 있어서 대들보와 같은 역할을 하지만 구조가 매우 복잡하고 불안정한 데다가 많이 사용하기 때문에 전 인구의 약 80% 정도가 평생 한 번은 허리 통증을 경험하게 된다고 한다. 척추의 중요성은 사람들이 상상하는 그 이상이다. 척추는 뼛속의 골수를 보호하고 머리와 몸통 사이의 정보 교환을 원활하게 하며, 무엇보다도 몸통과 꼬리뼈 부위 간의 생명기능이 잘 작동되도록 돕는 역할을 한다.

그런데 사람들은 일상에서 척추를 지키고 관리하는 노력은 별로 하지 않는다. 척추에 무리가 가는 행동이나 자세를 하는 건 다반사이고 젊은 세대들은 심한 춤동작 등으로 척추를 혹사시킨다. 이렇게 척추를 과도하게 사용하는 것도 문제지만 너무 사용하지 않는 것, 한 자세로 오래 있는 것도 문제이다. 한 자세로 오랫동안 앉아서 인터넷과 컴퓨터 게임에 몰두하고, 하루의 대부분을 학교와 학원의 불편한 의자에 앉아 있고, 쉬는 시간엔 책상에 엎드려 잠을 자고, 스마트폰과 같은 디지털 기기에 장시간 매달려 있으면서 오랫동안 비뚤어진 자세를 취하는 등 척추에 무리를 주기 때문이다. 그러다 보니 최근엔 척추 관련 질환 때문에 고생하는 아동과 청소년들이 늘어나고 있다. 그런데도 연령대가 낮다는 이유로 병원 치료가 적극적으로 이루어지지 않고 있다. 본인이나 보호자나 대수롭지 않게 생각하기 때문이다.

디스크 환자의 가장 많은 부류는 사무실에서 업무량도 많고 대부분의 시간을 컴퓨터 앞에 앉아 있어야 하는 30~40대의 직장인들이다. 이들은 대부분 허리 디스크와 목 디스크를 앓고 있으면서도 바쁜 일상에 쫓기다 보니 증상이 악화될 때까지 방치한 채 지내는 경우가 많다. 그러다가 한 발자국조차 움직이는 것도 어렵게 된 다음에야 부랴부랴 병원을 찾는데, 그때 양방 병원에서는 대부분 디스크 수술을 권하게 된다. 하지만 디스크 수술은 알려진 대로 척추 질환의 완전한 해결책이라고 볼 수 없으며 수술 후 후유증 혹은 부작용도 적지 않다.

디스크와 협착증 환자를 수술하지 않고 고친다는 건 한의학에서는 자연스러운 일이다. 사실 수술이 필요한 환자는 전체 디스크 환자 중에서 5% 정도이며 나머지 95%는 수술이 필요하지 않다는 것이 전문가들의 중론이다. 물론 모든 수술 판정 환자가 수술 없이 치료되는 것은 아니지만 수술 판정을 받아 하늘이 무너지는 것같이 두려움을 느끼는 환자 중에서도 10명 중 8명 정도는 수술을 하지 않고도 치료가 가능하다. 다만 경부척수증이 심한 사람, 마미증후군(馬尾症候群) 같은 증상이 나타나면 수술이 필요하다. 그러나 디스크로 인해 이 정도로 심한 환자의 빈도가 높지는 않다.

척추 관련 질환의 한방 치료에 있어서 환자들이 가장 궁금해 하는 점은 디스크를 잘라내지 않고 어떻게 디스크를 치료한다는 것인가와, 신경이 내려오는 구멍을 넓히지 않고 어떻게 협착증을 치료한다는 것인가이다. 그런 논리라면 지구상의 모든 디스크와 협착증 환자는 꼭 수술을 해야만 한다는 전제인데, 치료의 원리를 알고 보면 이 궁금증은 쉽게 해소될 수 있다. 디스크가 있으면 디스크가 붓게 되고 염증 유발 물질이 신경에 염증과 부종을 일으켜 통증이나 저림, 운동 약화를 초래하는데, 디스크의 부기를 가라앉히고 신경의 염증이나 부종을 가라앉히며 손상된 디스크를 아물게 도와주면 수술하는 것보다 예후가 더 좋다. 협착증의 경우도 예전의 공간을 완전히 확보하지 않더라도 뼈나 인대로 인한 신경학적 증상만 없애주고 여유 공간만 남아 있다면 아무런 문제가 없으며 수술로 인한 2차적 문제를 예방할 수 있다.

심각한 통증을 초래하는 허리 디스크

사람이 똑바로 서 있거나 걸을 수 있는 것은 목에서 꼬리뼈까지 일직선으로 형성되어 있는 척추 덕분이다. 척추가 일직선상으로 되어 있지 않고 S자형 모양을 이루고 있는 것은 외부로부터의 충격을 흡수하기 위해서이다. 척추는 경추(목뼈) 7개, 흉추(등뼈) 12개, 요추(허리뼈) 5개, 천추(엉치뼈) 및 미추(꼬리뼈)로 구성되어 있다. 척추들은 경추 1, 2번을 제외하고는 디스크(추간판)라는 구조물이 각 척추들 사이에 존재하며 척추에 작용하는 충격을 흡수하고 굴곡, 신전, 회전 및 측방 굴곡을 가능하게 하는 역할을 한다. 디스크는 중앙의 젤 형태로 되어 있는 수핵(mucleus pulposus)과 이를 둘러싼 원판 모양의 섬유륜(annulus fibrous)이라는 조직으로 구성되어 있다. 수핵은 젊은 나이에는 수분이 80% 정도이나 나이가 들어가면서 수분이 감소되어 디스크의 크기와 탄력성이 감소된다. 그래서 나이가 들면 허리가 뻣뻣해지고 유연성이 줄어드는 것이다.

허리 디스크의 원인은 그래서 디스크 자체 탄성이 떨어지기 때문인 경우와 디스크가 척추뼈 밖으로 밀려나오거나 섬유 테가 찢어져 수핵이 터지는 경우이다. 요통과 좌골 신경통이 허리 디스크의 대표적인 증상이지만 정도와 돌출 방향에 따라 증세는 다양하게 나타난다. 하지방산통(下肢放散痛)의 경우, 다리가 당기거나 저리며 기침이나 배변시에 통증이 악화되기도 하고, 심해지면 발가락의 힘이 빠지거나 다리의 감각 이상을 호소하기도 한다. 그리고 요추 3번과 4번 사이의 신경이 눌리면 엉치에서 무릎 안쪽을 감싸면서 통증이 나타난다. 요추 4번과 5번 사이의 신경이 눌리면 엉치에서 엄지발가락까지 저리고 통증이 나타난다. 요추 5번과 선골 사이의 신경이 눌리면 엉치에서 오금을 타고 발뒤꿈치까지 저리고 당기며 통증이 나타난다. 한마디로 허리 디스크가 제때 치료를 받지 못하면 정상적인 생활에 지장이 올 만큼 몸이 불편해진다는 것이다.

요통이 오면 안정을 취하고 치료를 빨리하는 것이 급선무지만 그와 함께 관절 운동의 가동성 측정, 골밀도 측정 등 환자의 상태에 따른 과학적인 검진을 기반으로 면역기능 향상을 위한 근본적인 치료가 이루어져야 한다. 수술 없이 한방 치료만으로도 일상생활로의 복귀가 가능하므로 허리 디스크 판정과 수술을 권유받았다고 해서 낙담하거나 두려워하지 않기를 바란다. 디스크 환자들은 당장의 통증 때문에 병원의 말만 믿고 수술만 하면 통증이 말끔히 없어질 걸로 기대한다. 하지만 수술에는 부작용이 따른다는 것을 알아야 한다. 기능 약화와 감염, 신경유착 가능성, 수술시 신경손상 가능성, 재발의 위험, 수술에 따른 2차적 퇴행, 수술 후 척추관이 좁아져 생기는 척추관 협착증, 인접한 척추분절의 불안정성, 수술실패 증후군 등과 같은 여러 문제점을 안고 있다. 요즘 유행하는 특수한 약물(스테로이드)을 이용한 꼬리뼈를 통한 신경성형술 또한 시술 후 6개월~1년 후 재발 확률이 높다는 문제점을 안고 있다.

허리 디스크 수술 판정 환자

치료
후기

본인의 나이는 59세로 사무직에 종사하여 왔으며 40세 전후부터 1시간 이상 서 있을 경우 허리가 끊어지는 듯한 통증으로 앉으면 통증이 없어지는 경험을 반복해 왔습니다. 최근 들어 허리 통증이 생기면 일반 한의원에서 침을 맞는 식으로 지내다가 2007년 가을부터 통증이 심하게 나타나 다른 한의원에서 침을 맞거나 추나 치료를 받았으나 호전되지 않고 오른쪽 엉치와 오른쪽 종아리에 저림 현상이 나타나 MRI 촬영 결과 디스크 판정을 받고 수술을 권유받았습니다. 그러나 사무실 출근 등 여러 가지 사정으로 수술을 포기하였다가 어린이 TV 채널(케이블)에서 노메스 한의원 원장님이 출연한 방송 프로그램을 보고 내원하여 치료를 받게 되었습니다. 2008년 3월12일부터 한약, 약실, 봉침 등의 치료를 받은 후 2개월이 경과된 후 허리 부분의 통증은 없어지게 되었으며 3개월이 지난 지금은 완쾌되어 일상생활에 아무런 불편이 없으며 치료를 맡아주신 노메스 한의원 원장님께 한없는 감사를 드립니다.

2008년 6월16일, 남OO(59세, 남)

현대인의 질환, 목 디스크

경추는 요추, 흉추와 함께 척추를 구성하는 중요 부분으로 7개의 목뼈로 구성되며 각각 앞쪽의 디스크와 뒤쪽의 관절에 의해 일정한 범위 내의 운동이 가능하도록 구성되어 있다. 뒤쪽의 관절은 퇴행성 변화가 일어나기도 하는데 염증으로 인하여 골극(spur)이 형성된다. 자라난 골극은 결국 팔로 내려가는 신경이 통과하는 추간공을 좁아지게 하므로 팔이 저리거나 감각 이상, 운동 약화 등의 증상으로 이어진다.

목 디스크는 크게 둘로 나누어지는데 골극의 형성 없이 디스크 탈출에 의해서 신경을 압박하는 연성 디스크와 퇴행으로 골극이 자라나 신경을 누르는 경성 디스크로 나누어진다. 경성 디스크는 나이에 따른 퇴행성 변화로 주로 중년 이후에 잘 발생하지만, 연성 디스크는 어느 연령대에나 발생할 수 있다. 연성 디스크가 발생하는 원인은 디스크의 점진적 탈수에 의한 변화 혹은 외상과도 관계가 있다.

목 디스크의 주요 증상으로는 뒤쪽 중앙으로 디스크가 튀어나올 경우는 척수가 직접 압박을 받아 양측 팔다리의 운동 약화, 배뇨·배변 장애가 일어나기도 하고 여러 가지 척수병증이 나타난다. 뒤쪽 측방으로 튀어나올 경우에는 목뒤 통증과 함께 어깨, 견갑부 쪽으로 통증이 나타나며 팔이 저리거나 당기는 듯한 통증을 보인다. 처음에는 목에만 국한되고 간헐적으로 나타나다가 어깨가 팔 위쪽만 불편하고 팔꿈치를 넘어가지 않으며 저린 증상은 없다. 그 다음 단계로 손목, 팔꿈치 아래 팔부터 손가락까지 퍼지면서 저린 증상이 나타나게 되는데 목이 아픈 사람은 목 디스크일 수도 있겠다는 추측을 쉽게 할 수 있지만, 목에 통증 없이 팔과 어깨와 등에서만 이상을 느끼는 경우는 다른 곳에서 원인을 찾다가 목 디스크가 악화되기도 한다. 그런데 목 디스크는 목의 통증 없이 나타나는 경우가 더 많고 두통, 현기증, 이명, 메스꺼움 등의 증상이 주로 나타나기도 한다.

신경 분포에 따라 대개 5번 신경이 눌리면 어깨가 저리고 아프고, 6번 신경이 눌리면 어깨에서부터 팔을 지나 엄지손가락까지 저리고 아프며, 7번 신경이 눌리면 어깨에서부터 팔을 지나 가운데 손가락까지 저리고 아프며, 8번 신경이 눌리면 어깨에서부터 팔꿈치를 타고 내려오면서 새끼손가락까지 저리고 아프게 된다. 최근 국민건강보험공단의 발표에 따르면, 2005년부터 2009년까지의 경추통 진료 자료를 분석하였을 때 목, 어깨 부위 통증으로 진료한 사람이 2005년의 49만7,000명에서 2009년엔 76만9,000명으로 55%나 늘어났다고 한다. 이런 정황으로 미루어 볼 때 앞으로 목 디스크 환자는 계속해서 늘어날 것으로 보인다. 치료를 잘 받는 것도 중요하지만 이런 질환이 걸리지 않도록 예방하고 관리하는 것이 최선이라고 할 수 있겠다.

치료 후기 　목 디스크 수술 판정 환자

처음에는 숨이 차고 힘들어서 심장 쪽에 의심이 되어서 작년에 병원에서 심장혈관 조영술 검사를 받았으나 심장 쪽은 문제가 없다는 진단이 나왔습니다. 그리고 2007년 여름부터 몸도 피곤하고 왼쪽 새끼손가락에 마비 증상이 나타나기 시작했습니다. 처음에는 별것 아니라고 생각했습니다. 그런데 중풍 오는 것처럼 왼쪽 팔에 힘이 없고 뒷목이 긴장성 두통처럼 경직되고 통증이 동반되었습니다. 낮에도 밤에도 잠을 못 이룰 정도로 통증이 심해지자 걱정도 되고 불안해지기 시작했습니다.

그래서 MRI 촬영을 해보니까 목 디스크란 판정이 내려졌습니다. 그리고 병원에서는 수술 얘기까지 나왔습니다. 그러나 수술을 받을 여건이 안 되고 몸은 아프고 갈등하며 지내다가 TV에서 지금 치료 받는 노메스 한의원 원장님의 비수술적 디스크 치료 방법 설명을 보고 바로 내방하였습니다. 원장님과 상담을 했더니 아주 편안하고 친절하게 듣고 설명해 주셨습니다. 대개 환자들은 상당히 불안해합니다. 그래서 많은 것을 물어봅니다. 그래도 싫은 내색하지 않고 친절하게 묻는 말에 대답해주었고 치료 과정을 설명했기에 원장님을 믿고 치료받은 결과 지금은 몸과 마음 등 호전되어서 통증도 사라지고 잠도 잘 자고 일상생활을 불편함 없이 지내고 있습니다. 좀 더 치료 받으면 완치될 수 있다는 말씀을 믿고 열심히 치료받고 있습니다. 그 동안 치료해준 원장님께 감사드립니다. 그리고 친절한 간호사 분들께도 감사드립니다.

2008년 7월2일, 최OO(44세, 남)

척추 퇴행성 질환, 척추관 협착증

척추관 협착증이란 척추의 대표적인 퇴행성 질환으로, 척추뼈 안에는 척추 신경이 자나가는 통로인 척추관이 있는데 디스크나 척추의 노화로 인해 인대가 두꺼워지거나 뼈가 자라 신경을 압박해 통증을 유발하는 것을 말한다. 척추관은 뇌에서 시작하여 척추를 따라 지나가면서 사지 말단에 도달하는 척수 및 말초신경이 들어 있는 관으로서, 이 관은 뼈가 자라 좁아지거나 인대가 부어서 좁아져서 신경을 압박하면 통증을 일으킨다. 이 관이 선천적으로 좁은 사람도 있으나 대부분은 나이가 들면 발생하게 되는데 최근에는 평균 수명이 늘어남에 따라 척추관 협착증의 발생도 늘어나고 있다.

척추관 협착증은 자연스러운 노화 과정의 일부이기 때문에 증상 자체를 아예 막을 수는 없지만 척추의 퇴행 시기를 늦추는 것은 가능하다. 평소에 무거운 걸 많이 나르거나 허리를 너무 많이 쓰는 등의 행동을 피하는 것이 좋으며 척추의 자세를 올바르게 유지하는 것도 중요한 방법이다. 척추관 협착증의 주요 증상으로는 만성적 요통과 함께 다리가 저리고 아프기 때문에 디스크로 오인할 수 있지만 디스크는 주로 앉아 있을 때 다리가 저리는 것에 비해 협착증은 오래 서 있거나 걸으면 한쪽 및 양쪽으로 다리가 아프거나 저리며 그럴 때 주저앉아 쉬면 편해진다. 증상이 심해지면 감각의 마비 또는 다리에 힘이 빠지기도 한다.

치료 후기 | 척추관 협착증 수술 판정

2006년 1월경 허리가 아프고 엉덩이 밑이 아프고 발이 저릿저릿했습니다. 특히 전철이나 버스에 서 있을 때는 10분도 못 서 있을 정도로 증상이 악화되어 무척 힘이 들었습니다. 1년 지나 2007년 1월께 OOO병원에서 MRI를 찍었는데 협착증이라는 진단이 나왔습니다. 그래서 인터넷을 검색해보니 노메스 한의원이 수술을 하지 않고 협착증 치료를 완치한다기에 4개월 동안 치료를 받고 완치되었습니다. 다른 병원에서 물리치료도 받고, 다른 한의원에서 침도 맞았지만 별로 효과를 못 봤습니다. 또한 다른 병원에서는 수술을 권했지만 부작용이 많다는 말을 듣고 비수술 치료 전문병원인 노메스 한의원에서 한약과 매선 요법, 봉독 요법, 면역 약침 등을 2개월 정도 받고 나니 서서히 좋아지는 느낌이 들더니 4개월 정도에 완치가 되었습니다. 치료받은 후 예전에는 차에서 10분을 서 있기도 힘이 들었는데 요즘은 조금의 아픔 없이 등산이나 걷기 등 몇 시간씩 해도 아무 지장이 없을 정도입니다. 지금은 허리 아픈 사람이 있으면 노메스 한의원을 권합니다. 내게 건강을 찾아준 조 박사님께 감사드리며 노메스 한의원의 무궁한 발전을 빕니다.

2007년 6월2일, 한OO(60세, 남)

젊은 세대들, 척추를 앓는다

디스크는 이제 더 이상 노인성 질환이 아니다. 병원에 오는 디스크 환자 중에 20대가 적지 않다는 것만으로도 요즘 젊은 세대들의 척추에 문제가 많다는 걸 알 수 있다. 노년층에서 생기는 디스크가 노화 현상에 따른 것이라면, 젊은 층에게 생기는 디스크는 잘못된 자세로 인한 척추 변형이 주요 원인이다. 특히 컴퓨터를 사용하는 인구가 많아지면서 목 디스크에 시달리는 사람들이 급증하고 있다. 특히 젊은 세대들은 공부 때문에, 취업 준비 때문에, 인터넷 사용 때문에, 컴퓨터 게임 때문에, 회사 업무 때문에 늘 책상에 앉아 있게 된다. 그러다 보니 경추의 정상적인 커브인 C자 모양이 아닌 일자목이 되어 목에 무리가 가는 것이다.

잘못된 자세로 인해 목뼈가 일자 형태로 변하게 되면, 충격 흡수 능력이 떨어져 목뼈 사이에 쿠션 역할을 해주던 디스크도 지속적인 압박을 받게 된다. 이럴 경우 디스크가 납작하게 찌그러지면서 목 디스크로 발전해 목뼈의 퇴행화가 촉진되는 것이다. 게다가 학업에 대한 과도한 스트레스와 운동 부족으로 근력과 면역력이 함께 떨어지면서 디스크에도 쉽게 영향을 주는 것이다. 또 이와는 다르게 젊은 남성들 사이에서 몸짱 신드롬이 불어 자신에게 맞지 않는 과도한 운동을 하다 척추에 무리를 주기도 한다. 잘못된 운동이나, 운동을 지나치게 하지 않는 것이나, 나쁜 자세 등은 모두 척추 건강을 해치는 행동이 된다. 그래서 요즘 젊은 세대 중에서는 척추 관련 부위의 통증을 호소하는 이들이 많다. 하지만 근본적인 생활 습관을 바꾸지 않으면 치료 후 재발할 수 있으므로 자신이 무엇 때문에 '아픈 척추'를 갖게 되었는지를 알아야 한다. 그리고 젊은 세대들의 척추 치료는 시기를 놓치게 되면 통증으로 인해 집중력 저하, 두통, 소화기 장애, 만성피로 등을 유발하여 정상적인 생활을 물론이고 학습장애로도 이어지게 된다. 여학생의 경우 골반이 비뚤어져 생리통과 생리불순의 원인이 되기도 한다.

노메스 한의원의 'no mes' 치료법

모든 병이 그렇겠지만 아프고 나서야 절실하게 후회하게 되는 병이 있다. 척추 관련 질환도 그렇다. 특히 허리는 인체의 지지대인 만큼 허리에 문제가 생길 경우 걷고 일어서는 등의 가벼운 움직임도 힘들어질 수 있다. 하지만 조기에 증상을 알아차리고 치료를 시작하면 회복 역시 어렵지 않다. 그러나 그중 디스크 질환은 증상이 서서히 나타나는 경우도 많아 자각이 쉽지 않아 적절한 치료 시기를 놓치는 경우가 많다.

노메스 한의원에서는 기간과 예후를 정하여 치료에 임하는데 청핵탕과 강근환, 약실을 이용한 매선 요법, 섬수, 지네 추출물을 이용한 요법, 봉독과 약침을 이용한 면역 요법, 디스크 추나 요법, 물리 요법 등으로 디스크 치료인 경우는 2~4개월 정도의 시간이 소요되며 그 후에는 통증 없이 정상적인 생활이 가능해진다. 허리 디스크와 척추관 협착증의 치료도 각각 기간과 예후를 정하여 치료를 하고 있다. 특히 전통적인 한방 치료를 접목한 특화 치료를 통하여 수술과 부작용 없는 'no mes' 치료를 하고 있다. 대표적인 방법은 다음과 같다.

1 오공(蜈蚣) 약침 요법

조선 성종 때 만들어진 민간용 한의서 『구급간이방(救急簡易方)』에서는 지네를 오공(蜈蚣)·토충(土蟲)·백족(百足)이라고 언급하면서, 오공은 풍을 진정시켜서 경련을 멎게 하고 해독시켜서 맺힌 것을 풀어주고, 경락을 통하게 하여 통증을 멈추게 하는 효능이 있다고 기록하고 있다. 지네를 추출하여 액상으로 만든 뒤 약침으로 시술한다. 주기적으로 맞게 되면 지네의 효능이 몸에 누적되면서 근골격계 질환이 개선된다.

2 섬수(蟾酥) 요법

두꺼비 진액을 이용한 치료법으로 통증의 완화, 통증의 치료, 경락의 원활한 흐름을 돕는 효과가 있다.

❸ 계족을 이용한 한약

닭발과 노메스 한약재를 10 대 1로 고압 농축시켜 만든 환으로써 디스크나 오십견, 퇴행성 관절염 치료에 효과가 있다.

❹ 매선 요법

특수 고안한 인체에 무해한 약실을 일정 기간 혈자리에 삽입하는 방법으로, 지속적인 경혈 자극을 통해 신진대사와 면역력을 증진시키며 국소적으로는 주변 조직의 강화를 통해 근골격계 질환에 유용하다.

❺ ICA 요법

기존의 벌침 요법을 발전시켜서 봉약침액을 객관화, 표준화, 규격화하여 질병을 치료하는 약침요법이라 할 수 있다. 서양의학의 진통제와는 달리 사람마다 체질과 면역체계가 각각 다르므로 시술량과 시술 농도 또한 사람마다 다르고 같은 사람이라도 시술할 때마다 시술량과 농도를 다르게 산정하여야 효과가 나는 것이 ICA 요법(증분조절 봉독(蜂毒) 요법)이다. 그러므로 시술자의 전문화된 지식과 숙련도에 따라 효과가 극대화되기도 하고 전혀 효과를 보지 못하기도 한다. 질병에 대한 저항 기능 또는 자생력이라고 할 수 있는 인체의 면역기능을 단련시켜 질병을 치료하는 근원적인 치료 방법이다.

❻ 디스크 추나 요법

디스크 추나 요법은 척추와 사지의 골 관절 및 근육, 인대, 근막 등 골 관절을 둘러싸고 있는 연조직으로 구성되는 인체 근골격계의 기능적 불균형으로 인하여 발생된 증상과 질병들을 손이나 지체의 다른 부분을 사용하여 바로잡는 치료법이다. 손이나, 팔, 다리 등 지체를 이용하여 어긋나거나 비뚤어진 골관절을 바로잡아주고, 딱딱하게 뭉치거나 굳어진 근육을 바로잡아서 울체된 기혈을 정상적으로 순환시켜줌으로써 통증을 개선시켜주거나, 질병의 원인을 해소해줌으로써 인체의 자연 치유력을 회복시켜주거나 질병이 발생되지 않도록 미리 예방하는 치료법이다.

7 IPS 요법(가열식 화침 요법)

인대나 건, 섬유성 관절낭이 이완되었을 때 사용하는 치료법으로 주로 척추 분리증이나 척추 전방전위증 같이 척추 불안정증이 있을 때 도움을 받을 수 있는 치료법이다. 인대나 건의 이완된 부위에 침을 정밀하게 삽입한 후 침체를 적당량의 불의 세기와 시간으로 가열하는 정밀한 시술법으로 시간이나 강도가 미진하면 효과가 나타나지 않으며 지나치면 화상을 입을 수 있으므로 숙련된 기술과 전문화된 지식이 있어야 하고, 정확한 자리를 찾아 시술하여야 효과를 기대할 수 있다. 기존의 뜸(moxibustion) 시술은 치밀 결합 조직의 이완에 효과적이긴 하나 피부 화상을 일으킬 수 있다는 단점과 열의 심부 전달이 어려워 척추 및 골반의 심부에 위치하는 인대에 적용하기 어려웠는데, 이를 보완한 치료법이라고 할 수 있다. 척추 불안정증이 수반된 척추 분리증, 척추 불안정증 그리고 환자들이 만성통증으로 고생하는 원인 중의 하나인 천장인대 이완에 이용하여 좋은 결과를 얻고 있다.

8 그 외

환자의 증상과 체질에 따른 맞춤 치료를 위해 약물 요법과 함께 환자의 면역 기능을 회복시켜주는 면역 약침, 산양삼 또는 산양산삼을 초미분화 공법으로 증류하고 추출하여 만든 산삼 약침, 자하거(紫河車)의 기미를 추출하여 만든 자하거 약침, 중요 부위 혈자리를 이용하여 오장육부의 기능을 조절하여 주는 팔강 약침, 경혈과 경락을 위주로 한 경락 약침, 체질 약침 등을 적재적소에 활용하고 있다.

끈질기게 괴롭히는 전립선염, 한방 치료가 답이다

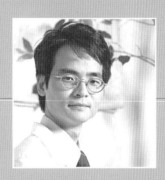

최유행 _ 영도 한의원 원장
http://www.ydh.kr

한의학에서 전립선염을 바라보는 관점이 서양의학과 크게 다르거나 상이한 건 아니다. 다만 전립선 부위에 국한되어 보는 것이 아닌 몸 전체의 조화와 균형의 문제로 파악하고 문제 해결을 한다는 것이 한의학적 해석이다. 한의학에서는 전립선염을 요탁(尿濁), 임병(淋病), 산병(疝病), 고병(蠱病) 등으로 부르고 있는데 문란한 성생활, 부적절한 생활 습관과 과도한 음주 및 음식을 알맞게 조절하지 못하는 무절제한 생활에 원인이 있다고 보았다. 불규칙적이고 무절제한 생활을 오래 하게 되면 간 기능이 약화되고 습열(濕熱)이 생겨 간은 물론 신(腎) 기능까지 약화되면서 전립선염이 발생하기 쉬운 몸 상태가 된다. 그 외에도 포경 수술을 하지 않아 성기에 소변 찌꺼기가 많이 남아 있거나 비위생적인 성관계를 갖는 경우와 사정을 참는 행위도 전립선염의 원인이 될 수 있다.

끈질기게 괴롭히는 전립선염, 한방 치료가 답이다

전립선염 앞에서 무너지는 남성들

"저는 만성 세균성 전립선염으로 12년째 고생 중인 사람입니다. 비뇨기과에서 치료를 받았는데도 대부분의 증상이 그대로입니다. 도대체 왜 그런 걸까요? 현재 증상은 초기 때와 별 차이가 없고 밤에도 수시로 깨서 소변을 봐야 하고 끊임없이 소변이 마려워 정상적인 삶을 살 수가 없습니다. 자살까지 생각해 봤을 정도입니다. 이렇게 증세가 심각한데 과연 호전이 될까요? 한약으로도 치료가 가능한 건가요?"

최근에 한의원 홈페이지에 올라온 상담 내용이다. 전립선염 때문에 내원을 해서 직접 물어오는 내용이나 홈페이지 상담란에 올리는 글의 내용은 거의 비슷하다. 아무리 병원을 다녀도 전립선염이 좀처럼 낫지 않는다는 것과 전립선염 증상 때문에 고통스러워서 죽고 싶은 심정이라는 것, 그리고 한방으로 치료하면 나을 수 있느냐는 것이다. 이 세 가지는 전립선염을 앓고 있는 대부분의 남성들이 갖고 있는 생각이라고도 할 수 있다. 무엇보다도 가장 주목해야 사실은 남성들의 삶을 피폐하게 만든다는 것이다.

사실 남자들은 몸이 아플 때에도 여자들에 비해 표현을 잘 하지 않는다. 여자들보다 감정이 둔해서나 덜 통증을 느껴서가 아니라 남자로 태어나 자라면서 남자다워야 한다는 교육을 받았기 때문이다. 그래서 웬만한 일에는 의연한 태도를 보인다. 그런데 그런 남자들도 전립선염 앞에서는 한없이 무너지게 된다. 통증의 문제 때문이 아니라 성기능 장애를 동반하기 때문이다.

전립선염은 전립선 질환에서 가장 높은 비중을 차지하는 질환으로 성인 남성의 약 50%가 일생 중 한 번은 전립선염 증상으로 고통을 받고 있는 실정이다. 비뇨생식기계 문제로 병원을 찾는 환자의 25%가 전립선염 때문이라는 통계도 있다. 우선 전립선염이 생기면 다양한 증상과 함께 성기능 장애도 동반하므로 일상생활에서 많은 불편과 상실감을 갖게 된다. 그런데도 치료는 적극적으로 이루어지지 않고 있다. 여성들이 자궁 질환에 소극적으로 임하다가 병을 키우는 이유와 마찬가지로 남성들도 전립선염 증상에 소극적으로 대처하고 남몰래 전전긍긍하다가 치료 시기를 놓치게 되는 때문이다. 그러다가 심각한 성기능 장애로 이어졌을 때엔 질환 자체에 대한 상심보다 자신의 남성성이 무능해졌다는 상실감 때문에 삶 전체에 위기감을 갖게 된다. 그렇게 사느니 죽는 게 낫겠다는 극단적인 갈등에 휩싸이게 되는 것이다.

요즘에는 전립선염에 걸리는 연령층이 낮아져서 20~30대에서도 증상을 많이 호소하고 있다. 그 이유는 동료애, 학연, 지연 등을 중요하게 생각하는 한국 사회의 특성과 현대의 치열한 경쟁 구도 때문이다. 한국 남성들은 집단에서의 소속감과 유대감을 중요하게 생각하는 관습 때문에 모임으로 인한 술자리가 늦게까지 이어지고, 한편으론 경쟁에서 살아남기 위해서는 과중한 업무와 스트레스를 피할 수 없게 된다. 그로 인해 전립선염에 걸리기 쉬운 몸 상태가 되는 것이다.

무기력증도 전립선염의 대표적인 증상인데, 전립선의 염증이 신경계를 자극하거나 염증에 대항하기 위해 면역체계 쪽에서 에너지를 지나치게 소비했기 때문에 나타나는 현상이다. 이런 전신무력감이 지속되면 매사에 의욕이 떨어져 결국 우울증으로까지 이어지게 된다. 또한 음식을 소화시키기도 어렵고 가슴이 답답하여 배변에도 문제가 생기는 등 몸에 복합적인 변화가 나타난다. 여기에서 심해지면 우울증으로까지 이어지게 된다. 실제로 만성 전립선염을 겪고 있는 환자들의 대부분은 우울증을 겪고 있다는 통계가 있다. 그러다 보니 남성들은 자신만은 전립선염에 걸리지 않았으면 하는 바람이 강렬하고, 만약에 불행하게도 이런 질환에 걸렸다면 다른 사람들이 눈치채지 않게 조용하고 신속하게 완치하려는 욕구가 크다. 그런 점에서 한방 치료는 가장 확실하고도 근본적인 치료가 될 것이다.

남자들을 남 몰래 울게 만드는 전립선염 증상들

회음부, 성기 끝, 허리 이하의 치골 부위 통증

소변을 볼 때 요도 부위의 통증과 작열감

소변을 본 후에도 소변이 방광에 남아 있는 잔뇨감

소변을 본 뒤 2시간이 채 지나기도 전에 다시 소변을 봐야 하는 빈뇨

자다가도 수시로 소변을 보기 위해 깨야 하는 야뇨, 혈뇨

아랫배와 골반 부위 통증, 허리의 만성적인 불편감이나 통증

조루증, 성욕 감소, 사정시 불편감이나 통증

다리와 사타구니, 허리 등이 당기는 듯한 통증

전립선염 증상으로 인한 의욕 상실, 불안감, 우울증, 불면증, 두통 등등

이 모든 증상들이 전립선염에 걸리면 나타나는 대표적인 증상들이다. 이 증상들이 한꺼번에 모두 나타나기도 하고 부분적으로 나타나기도 하고 번갈아 돌아가면서 나타나기도 한다. 이 외에도 크고 작은 다양한 증상들이 수반된다. 한마디로 남성들의 전립선 부위에 생긴 염증 하나가 이토록 엄청난 몸의 이상을 가져온다는 것이다. 남자들은 태어나면서 처음 울고 그 후 부모가 돌아가셨을 때와 나라를 잃었을 때를 제외하고는 울면 안 된다는 옛말이 있다. 하지만 일단 전립선염에 걸려서 이런 복합적인 증상을 겪다 보면 남몰래 눈물

을 흘릴 수밖에 없게 된다. 그만큼 전립선염은 여성들의 자궁 질환 이상으로 엄청난 고통을 안겨주는 질환이다. 그러다 보니 진료실에 들어서는 얼굴만 봐도 '난 지금 사는 게 사는 게 아니에요' 하는 표정을 담고 있는 전립선 환자들이 상당수이다.

전립선은 남자의 방광 바로 밑에 있는 약 15g 정도 되는 밤톨 모양의 부드러운 조직체를 말한다. 전립선은 고환, 정낭과 함께 생식기능을 가능하게 하는 성 부속기관 중의 하나로 정액의 30%를 생산하고 정자에 영양을 공급해주며, 정자의 운동성을 높이고 여성 나팔관의 강산성 농도를 중화시켜서 수정이 잘 되도록 돕는 역할을 한다. 그런데 이 전립선이 비대해지거나 염증이 생기면 소변을 보는 데에도 이상이 있으며 성기능에도 문제가 생기게 된다.

전립선염은 보통 급성 전립선염, 만성 세균성 전립선염, 만성 비세균성 전립선염, 전립선통, 무증상 전립선염으로 구분된다. 세균성 전립선염은 전립선염의 약 10~20%를 차지하며 갑작스럽게 심한 증상이 나타나는 경우를 급성 세균성 전립선염이라고 하고 급성기 후나 3개월 이상 심하지 않은 증상이 지속되는 경우를 만성 세균성 전립선염이라고 한다. 비세균성 전립선염은 전립선염의 약 80~90%로 요즈음은 만성 골반통 증후군으로 명명하여 전립선액 내에 백혈구 존재 유무에 따라 염증형과 비염증형으로 나눈다.

무엇보다도 전립선염은 치료가 쉽지 않다. 증상이 일시적으로 좋아지더라도 근본적인 원인을 해결해주지 않으면 곧 재발되기가 쉽기 때문이다. 『동의보감』 등의 한의학서에서는 전립선염의 증상에 대해 '수풀 속의 나무에서 이슬이 맺혀 물이 한 방울씩 떨어지듯이 소변이 시원치 않고 골반통, 배뇨통, 뇨의 혼탁 등을 동반하는 병'이라고 표현하고 있다. 전립선에 염증이 생기면 가장 먼저 나타나는 증상이 빈뇨와 요의를 참을 수 없는 급박뇨이다. 울혈에 의해 방광이나 요도의 괄약근이 제 역할을 하지 못하기 때문이다. 그리고 전립선 염증이 외요도 괄약근이나 요도를 심하게 압박해 경련을 일으키고 요도의 내압이 증가하기 때문에 대다수의 전립선염 환자들은 소변을 볼 때 통증을 느낀다. 통증이 없다 하더라도 소변 줄기가 가늘고 약해지며 투명하거나 갈색 혹은 노란 분비물이 팬티를 젖게 하는 곤란한 증상도 나타난다. 이 외에도 음경, 고환, 하복부, 항문 등에 통증을 느낄 수 있으며 상당수의 환자가 요통을 호소하기도 한다. 그리고 방광과 신장에 염증이 반복되면 혈뇨가 보이기도 하며 악취와 함께 음경 끝이 간지럽고 소변에 모래 같은 이물질이 나타나는 경우도 있다.

이런 증상들은 누구한테 선뜻 털어놓기도 어려운 것이기 때문에 전립선염을 겪는 남성들은 가족에게조차 털어놓지 못하고 혼자서 속앓이를 하면서 삶의 의욕이 저하되기도 한다. 그래서 어떤 질환보다도 확실하고 빠른 치료가 필요한 것이다.

다음은 미국 국립보건원에서 제시하고 있는 '전립선염 자가진단 체크 리스트'이다. 체크를 해 보고, 결과에서 전립선염이 의심된다면 지체하지 말고 전문가에게 치료를 받아야 한다.

❉ 전립선염 자가 진단

(전립선염 주요 증상을 중심으로 만들어진 미국 국립보건원의 만성 전립선염 자가진단 체크리스트로, 각 항목의 괄호는 해당 점수이며 자신이 해당하는 항목에 체크하여 점수를 합산하면 자신의 상태를 알 수 있음)

▣ 통증 혹은 불쾌감

1. 지난 일주일 동안 아래의 부위에서 통증이나 불쾌감을 경험한 적이 있습니까?

가. 고환과 항문 사이(회음부) (예 1점, 아니오 0점)

나. 고환 (예 1점, 아니오 0점)

다. 성기의 끝(소변 보는 것과 관계없이) (예 1점, 아니오 0점)

라. 허리 이하의 치골(불두덩이) 혹은 방광 부위(아랫배) (예 1점, 아니오 0점)

2. 지난 일주일 동안에 다음 증상이 있었습니까?

가. 소변을 볼 때 통증이나 뜨끔뜨끔한 느낌 (예 1점, 아니오 0점)

나. 성관계 시 절정감을 느낄 때(사정) 또는 그 이후 불쾌감 (예 1점, 아니오 0점)

3. 위의 부위에서 통증이나 불쾌감을 느낀 적이 있다면, 지난 일주일 동안 얼마나 자주 느꼈습니까?

전혀 없음(0점)　　　　드물게(1점)　　　　가끔(2점),

자주(3점)　　　　아주 자주(4점)　　　　항상(5점)

4. 지난 일주일 동안에 느꼈던 통증이나 불쾌감의 정도를 숫자로 바꾼다면 평균적으로 어디에 해당됩니까? (0은 전혀 없을 때이고, 10으로 갈수록 심한 통증)

0　　1　　2　　3　　4　　5　　6　　7　　8　　9　　10

▣ 배뇨

5. 지난 일주일 동안에 소변을 본 후에도 소변이 방광에 남아 있는 것처럼 느낀 경우가 얼마나 자주 있습니까?

전혀 없음(0점)　　5번 중에 한 번 이하(1점)　　반 이하(2점)

반 정도(3점)　　반 이상(4점)　　거의 항상(5점)

6. 지난 일주일 동안에 소변을 본 뒤 2시간이 채 지나기도 전에 다시 소변을 본 경우가 얼마나 자주 있습니까?

전혀 없음(0점)　　5번 중에 한 번 이하(1점)　　반 이하(2점)

반 정도(3점)　　반 이상(4점)　　거의 항상(5점)

■ 증상으로 인한 영향

7. 지난 일주일 동안에 위의 증상들로 인해 일상생활에 지장을 받은 적이 어느 정도 됩니까?

  없음(0점) 아주 조금(1점) 어느 정도(2점) 아주 많이(3점)

8. 지난 일주일 동안에 얼마나 자주 위의 증상들로 고민하였습니까?

  없음(0점) 아주 조금(1점) 어느 정도(2점) 아주 많이(3점)

■ 삶의 질

9. 만약에 지난 일주일 동안의 증상이 남은 평생 지속된다면 어떤 생각이 드시겠습니까?

  매우 기쁘다(0점) 기쁘다(1점) 대체로 기쁘다(2점) 반반이다(3점)

  대체로 불만족스럽다(4점) 불행이다(5점) 끔찍하다(6점)

■ 자가진단 결과

경증(Mild) 0~14점, 중증(moderate) 15~29점, 위험(severe) 30~43점

전립선염, 왜 한방 치료가 더 효과적인가

양방에서는 전립선염의 원인을 크게 세균 감염, 면역 이상, 전립선 내 요의 역류, 전립선 주위 정맥의 순환 장애와 그 외 정서적 요인으로 들고 있다. 앞에서도 언급한 것처럼 만성 전립선염의 약 10%는 세균이 원인이며 이 중에 대장균에 의한 것이 가장 흔한 원인이고, 성병의 원인균인 클라미디아, 유레아플라즈마, 트리코모나스 균이 많은 비중을 차지한다. 또한 면역 기능이 약해지면 전립선에 균이 침입하여 전립선염으로 발현되기도 한다. 신경이 예민한 남성

은 쉽게 놀라고 흥분하고 긴장하게 되는데 이때 전립선 주변 괄약근과 회음부 근육을 조이는 일이 잦아지면서 전립선 주변의 회음부 근육이 만성적인 긴장 상태가 되고 전립선 부위의 압력이 높아지게 된다. 그로 인해 소변이 관을 따라 거꾸로 스며들어 염증을 일으키게 되는 것이다. 그리고 정서적으로 불안정 하거나 스트레스가 심한 남성도 비염증성 전립선염에 잘 걸린다고 양방에서는 설명하고 있다.

한의학에서 전립선염을 바라보는 관점이 서양의학과 크게 다르거나 상이한 건 아니다. 다만 전립선 부위에 국한되어 보는 것이 아닌 몸 전체의 조화와 균형의 문제로 파악하고 문제 해결을 한다는 것이 한의학적 해석이다. 한의학에서는 전립선염을 요탁(尿濁), 임병(淋病), 산병(疝病), 고병(蠱病) 등으로 부르고 있는데 문란한 성생활, 부적절한 생활습관과 과도한 음주 및 음식을 알맞게 조절하지 못하는 무절제한 생활에 원인이 있다고 보았다. 불규칙적이고 무절제한 생활을 오래 하게 되면 간 기능이 약화되고 습열(濕熱)이 생겨 간은 물론 신(腎) 기능까지 약화되면서 전립선염이 발생하기 쉬운 몸 상태가 된다. 그 외에도 포경수술을 하지 않아 성기에 소변 찌꺼기가 많이 남아 있거나 비위생적인 성관계를 갖는 경우와 사정을 참는 행위도 전립선염의 원인이 될 수 있다. 하지만 반대로 성행위를 지나치게 억제하거나 무리하게 자위를 해 습독(濕毒)이 발생하는 것도 영향을 미친다.

뿐만 아니라 과도한 스트레스에 노출되거나 선천적으로 허약체질인 경우엔 작은 자극에도 면역체계가 교란을 일으켜서 전립선염을 발생시키는 원인이 되기도 한다. 자전거와 승마처럼 회음부를 압박하는 운동을 심하게 하면 전립선이 충혈되어 순환 장애가 일어나 전립선염이 생기기도 한다. 차갑고 습한 곳에 오래 머물거나 햇볕을 많이 쐬지 않아 신장 기능이 떨어지는 경우에도 전립선염이 나타날 수 있다.

결론적으로 전립선염의 발병 원인은 어느 하나로 단정할 수 없을 만큼 다양하고 복잡한 배경을 가지고 있다는 것이다. 분명한 건 이 모든 원인군들이 몸에 악영향을 미쳐서 결국 간이나 신장, 방광의 기능을 약화시킴으로써 전립선염을 만들었다는 것이다. 이것을 한의학에서는 하초(下焦)의 습열이 방광에 몰리거나 신기(腎氣)가 허하여 방광의 기화(氣化) 작용이 잘 되지 않게 된 것으로 해석한다. 소변 역시 신기와 하초 부위에서의 기혈 순행이 잘 이루어져야 시원하게 볼 수 있는데, 그렇지 않은 경우 간의 경락에 습열이 쌓이고 방광에 열이 쌓이게 되면서 전립선 질환이 유발되는 것이다. 이처럼 전립선염은 그 원인과 증상 등이 아주 다양하기 때문에 각각의 체질과 증상에 맞는 맞춤 치료와 몸의 전체적인 면역력을 회복시켜주게 되는 한방 치료가 필요한 것이다.

전립선염 치료제, 시원쾌통탕

여러 병원을 전전하며 신통한 효과를 보지 못한 환자들에게 전립선염은 난치성 질환으로 인식되고 있다. 환자에게 완치의 가능성을 언급하면 "정말입니까?"를 반복하는 건 그 때문이다. 사실 많은 남성들이 전립선염 치료에 소극적인 태도를 갖고 있다. 하지만 세균성 전립선염을 방치하다 보면 정낭염, 부고환염, 고환염으로 이어질 가능성이 있고 성병균으로 인한 경우에는 재차 감염을 주고받으면서 전립선이 심하게 손상받을 수 있다. 더욱이 치료 시기를 놓치게 되면 세균을 치료해도 영구적인 후유증을 남길 수 있다. 따라서 증상이 악화되기 전에 확실한 치료를 받는 것이 가장 중요하다.

인간의 몸은 스스로 치유해 내고자 하는 자가치유 능력이 있다. 면역체계라든가 백혈구라고 하는 것이 그런 역할을 하는데 한의학에서는 이 과정을 정기(正氣)를 북돋워서 사기(邪氣)를 몰아내는 치유방법인 '부정거사(扶正祛邪)'로 설명하고 있다. 전립선염도 사기가 요도 등을 통해 전립선에 침범한 것이다. 그래서 백혈구나 아연 등 우리 몸을 방어할 수 있는 모든 기제들이 동원돼 세균과 전투를 벌이고 그 결과 생기는 염증이 차츰 배출되는 과정을 겪게 된다. 그런데 우리의 자연치유력, 즉 방어기제가 어떤 문제를 일으켜 사기를 올바르게 치유하지 못하여 전립선염이 발생하고 그것이 악화되면서 만성 비세균성 전립선염으로 발전하는 것이다. 따라서 이것을 치료하는 근본 원리는 부정거사(扶正祛邪)가 되어야 한다.

부정(扶正)이란 정기를 도와주는 약물이나 치료법으로 체질을 개선시키고 병에 대한 저항력을 증가시켜 질병을 이기는 방법이다. 그리고 거사(祛邪)란 나쁜 기운을 공격하고 내쫓기 위해 약물 등의 치료로 병의 기운을 제거하는 것이다. 즉 부정으로 떨어진 면역력을 높이면서 거사로 염증을 제거하거나 줄이는 방법이다. 그러기 위해선 환자의 특성과 환경, 체질을 고려하여 환자 개인마다 다른 맞춤식 치료를 펼친다. 영도 한의원에서의 전립선염의 치료는 한약 처방과 함께 침 치료, 부항 치료, 심리 치료도 함께 들어가지만 전립선과 관계된 간, 신장, 방광을 모두 다스려주는 '시원쾌통탕'이 핵심 치료약이 된다.

시원쾌통탕은 숙지황, 산약 등을 사용한 순수 한약 처방으로 부작용이 전혀 없으며, 전립선과 관계된 장기인 간, 신장, 방광을 모두 다스러서 치료하기 때문에 근본 치료가 가능하며 재발 가능성을 현저하게 떨어뜨리는 장점이 있다. 약을 복용한 환자들에게서 평균적으로 7일 전후면 효과가 나타내기 시작하며 배뇨 및 소변 기능, 통증, 성생활 횟수 등에 대하여 전반적으로 탁월한 개선 효과를 보여주고 있다. 침, 약침 요법을 병행하면 치료 효과가 더욱 높아진다. 전립선염 환자들은 대부분 소화상태가 좋지 않은데 치료 과정에서 소화력이 좋아지고 컨디션도 좋아지면서 만성피로도 개선되는 등 보약을 먹은 것과 같은 효과가 나타난다.

그러나 전립선염을 치료받고 있거나 완치한 사람들에게 무엇보다 중요한 것은 생활태도이다. 전립선염은 재발이 자주 반복되기 때문에 자신의 건강을 위해 평소의 자세와 운동에 더욱 신경을 써서 원칙을 지켜야 한다. 생활에서 전립선이 압박을 받으면 그만큼 증상이 심해지고 치료가 길어지게 된다. 의자에 오래 앉아 있거나 장시간 전립선(회음부)을 압박하는 자세는 좋지 않다. 업무 때문에 어쩔 수 없다면 40분에서 1시간마다 일어나 간단한 골반 체조로 전립선의 긴장을 풀어주어야 한다. 전립선을 효과적으로 풀어주는 운동으로는 걷기가 가장 좋다. 하루에 만 보 이상 걸으면 비아그라 못지않게 발기부전에 효과가 있다는 보고가 있을 만큼 걷기는 전립선과 성기능 향상에 좋은 운동이다.

어떤 질환이든지 마찬가지지만 전립선염 역시 아무리 훌륭한 의사라 해도 환자가 생활습관을 개선하지 않은 채 의사의 치료만으로는 병을 고칠 수 없다. 자신의 몸을 병들게 했던 기존의 나쁜 생활 습관을 교정하고 의사의 정확한 처방이 함께 이루어질 때 '치료'라는 소중한 시간이 찾아오는 것이다. 그런 점에서 영도 한의원의 시원쾌통탕은 환자에게 적시의 치료약이 될 것이라고 믿어 의심치 않는다.

✳ 시원쾌통탕의 대표적인 우수성

1 치료 효과가 좋다.

시원쾌통탕을 1일 3회 전립선염 환자 투여 후 배뇨 및 소변 기능, 통증, 성생활 횟수 등을 조사했을 때 모두 탁월한 효과를 보여주고 있다. 환자의 체질과 병증에 맞게 청정 한약재만으로 처방하기 때문에 어떤 내성에도 문제없다.

2 부작용이 없다.

숙지황, 산약 등을 사용하여 순수 한의학 이론에 따른 처방으로 항생제의 과다 복용과 항생제 내성 등에 대한 염려가 없으며, 다른 부작용이 없는 순수 한약이다.

3 근본 치료가 가능하다.

외치법에 비해 내복약을 복용함으로써 전립선과 관계된 장기 즉, 간과 신장과 방광을 모두 다스려서 치료하기 때문에 근본 치료가 가능하며 재발을 잘 하지 않는 장점이 있다.

❹ 한약 복용만으로 치료가 가능하다.

한약을 복용하는 것만으로도 치료가 가능하기 때문에 처음 진단 시에만 내원해도 지속적인 치료 과정을 거칠 수 있다.

✲ 전립선염을 예방하는 10계명

❶ 小怒多笑 ; 화를 적게 내고 많이 웃어라.

❷ 少煩多眠 ; 고민을 적게 하고 잠을 많이 자라.

❸ 小慾多施 ; 욕심을 적게 내고 많이 베풀어라.

❹ 小言多行 ; 말을 적게 하고 행동으로 많이 보여라.

❺ 少乘多步 ; 차를 적게 타고 많이 걸어라.

❻ 小衣多浴 ; 옷은 적게 입고 자주 목욕하라.

❼ 小食多定 ; 음식을 적게 먹고 많이 명상하라.

❽ 小肉多菜 ; 고기는 적게 먹고 채소는 많이 먹어라.

❾ 少糖多果 ; 단것을 적게 먹고 과일은 많이 먹어라.

❿ 小厚多薄 ; 진한 음식은 적게 먹고 담백한 음식은 많이 먹어라.

치료 사례

38세 남성 비세균성 전립선염 치료

펀드매니저를 하고 있는 38세의 환자는 비세균성 전립선염으로 고환과 허리 부위의 통증이 있었고 만성피로도 심한 상태였다. 돈을 다루고 수익에 민감한 직업이다 보니 스트레스가 심했고, 2010년 초에 주식 투자로 큰 손실을 본 후 더 예민해져서 불면증과 함께 전립선염 증상이 나타나기 시작했다. 발병 초기에 비뇨기과에서 비세균성 전립선염 판정을 받고 항생제를 복용하였지만 복용할 때는 호전되었다가도 약을 중단하게 되면 재발하기를 6개월 이상 하여서 영도 한의원에 찾아오게 되었다. 2010년 8월에 처음 내원하였고 11월까지 프리미엄 시원쾌통탕을 4개월 복용하였다. 이 기간에 어혈환도 3개월 복용하였다.

심리적 요인에 의해 발병된 전립선염인 점을 감안하여 마음의 안정을 돕는 상담이 함께 이루어졌다. 1차로 프리미엄 시원쾌통탕과 어혈환을 복용한 후 약 10% 호전되었고, 2차로 프리미엄 시원쾌통탕과 어혈환 복용 후 약 50% 정도 호전을 보였으며, 3차 복용 후엔 70%, 4차 복용 후엔 90% 이상의 치료율을 보이면서 모든 치료를 마칠 수 있었다.

치료 사례   29세 남성 성욕부진 전립선염 치료

29세의 이 환자는 주야간 교대 근무를 하는 직업에다 술을 즐겨서 매일 맥주 1~2병씩 마시는 생활을 하였다. 비만한 편이긴 하지만 평소 감기 한 번 걸린 적 없을 정도로 건강했다고 한다. 2011년 2월10일에 처음 내원했는데, 두세 달 전부터 우측 하복부와 우측 고환에 경미한 통증이 있었고, 우측 하부의 당기는 듯한 불쾌감과 함께 빈뇨 증상이 있었다. 그리고 성욕이 전보다 많이 줄고 발병 무렵부터 성관계를 시도하면 발기가 잘 되지 않아 위축된 상태였다. 특히 소변을 보아도 시원하게 안 나오고 계속 잔뇨감이 있어서 화장실에 자주 들락거려야 하는 상태였다.

병원에 오기 전에 인터넷 정보를 뒤진 결과, 전립선염에는 술이 쥐약이라고 해서 그날부터 술을 마시지 않았더니 빈뇨감은 상당히 개선되었다고 했다. 내원 직전까지도 발기엔 여전히 문제가 있어서 비뇨기과에서 비아그라를 처방받아 사용해야만 정상적인 성관계를 할 수 있었다면서, 자신이 아직 30살도 되지 않았는데 벌써부터 약 없이는 성관계도 할 수 없는 지경이 되었으니 어찌 하면 좋겠느냐면서 절망스러워 했다. 진료와 함께 전후 상황을 보니 잦은 성관계로 인한 체력 저하도 주요 발병 원인이었다. 20대라는 젊은 나이인데다 발병 시기가 오래 되지 않아 치료는 어렵지 않았다. 시원쾌통탕 15일분과 프리미엄 시원쾌통탕 15일분으로 처방을 하였고 모든 증상이 깨끗이 사라졌다. 더불어 세상의 모든 짐은 혼자 지고 있는 것처럼 절망스러워 하던 환자의 표정도 언제 그랬냐는 듯이 환해졌다.